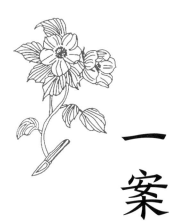

一案一得手记

——诊余思辨录

◎ 匡武 编著

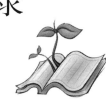

人民卫生出版社

图书在版编目（CIP）数据

一案一得手记：诊余思辨录 / 匡武编著 . —北京：
人民卫生出版社，2020

ISBN 978-7-117-29720-2

Ⅰ . ①一… Ⅱ . ①匡… Ⅲ . ①中医临床－经验－中国
－现代 Ⅳ . ①R249.7

中国版本图书馆 CIP 数据核字（2020）第 025536 号

人卫智网	**www.ipmph.com**	医学教育、学术、考试、健康，
		购书智慧智能综合服务平台
人卫官网	**www.pmph.com**	人卫官方资讯发布平台

一案一得手记——诊余思辨录

编　　著：匡　武
出版发行：人民卫生出版社（中继线 010-59780011）
地　　址：北京市朝阳区潘家园南里 19 号
邮　　编：100021
E - mail：pmph @ pmph.com
购书热线：010-59787592　010-59787584　010-65264830
印　　刷：北京铭成印刷有限公司
经　　销：新华书店
开　　本：710×1000　1/16　印张：14
字　　数：267 千字
版　　次：2020 年 5 月第 1 版　2024 年 12 月第 1 版第 4 次印刷
标准书号：ISBN 978-7-117-29720-2
定　　价：48.00 元
打击盗版举报电话：**010-59787491**　E-mail：**WQ @ pmph.com**
质量问题联系电话：**010-59787234**　E-mail：**zhiliang @ pmph.com**

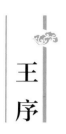

王序

　　匡武，系北京中医药大学东方医院心内科医生，好学求进，利用周休与余共同忙于诊务。其间，发现其基本功扎实，才智过人，且能虚心求教，非一般之学子，实乃中医队伍中的青年才俊也。

　　匡武出身于中医药之家，其先祖父为执业中医。在先祖父的教育及影响下，立志于医，凭借自己的努力考入北京中医药大学。大学期间，经中医名宿的培育及个人的刻苦研读，学识日丰。毕业后就职于北京中医药大学东方医院，屈指已届十年有余。临床中，严谨务实，勤于笔耕；诊务中，认真对待病者的病情变化，一丝不苟。加之北京中医药大学东方医院得天独厚的医疗环境，为其提供了展现才华的平台。经过打磨，开了鲜花，结了果实——《一案一得手记——诊余思辨录》一书，即将面世。书，要有序言，作者希望余能为之。余已虚度八十三个春秋，慢病缠身，且文笔生疏，虽此，亦欣然受命。

　　是书，收录疑难医案百余首，以散文纪实的体裁，一案一个故事，一案一种方略，成功者有，失败者有，行文潇洒，喻比客观，有俗有雅，内容极其丰富，读之为快！

　　通读是书之后，可知作者是位谙练中医药经典，又博览群书的学者。在其医案诠释中，分别运用了或内、难学说，或仲景学说，或东垣学说，或丹溪学说，或明清时代一些先贤们的学说。有根有据，融古今中外各家学说为一体，分解不同案例的出入。作者在治疗中多以经方为主，经方中又以仲景祖师的方药为首选，如用大黄甘草汤的呕吐案，桂枝加桂汤的奔豚案，芪芍桂酒汤的黄汗案等。对唐代以后的方药使用，则以东垣先师之方为主，如"桃花源中流连忘返"中案例的治疗，"又见东垣之升阳散火汤案"等，不一一赘述。

　　时年三十六岁的匡武，临床十载就结出了可喜可贺的果实。之后，在医路上，显露身手的机遇良多，一定要全方位把握。谦虚谨慎，戒骄戒躁，脚踏实地，更上一层楼，为中医药事业开创新天地！

王焕禄

己亥年秋

自序

　　我出生在湖南省的一个偏僻小山村里，那里虽然谈不上是人杰地灵、龙盘虎踞之地，也算是水光山色、绿树环绕之所吧。儿时因为爸爸妈妈在城里打工，我跟随爷爷奶奶一起生活，也跟大多数孩童一样，挖着泥鳅、玩着泥巴、捞着小鱼，终日里毫无烦恼，自得其乐。忽一日，我和同伴们正玩着老鹰捉小鸡的游戏，爷爷问我们要不要一同去采药。同伴们玩得正起劲，都没搭理我爷爷。只有我这只"小鸡"，倒是觉得这个好像从没有玩过，就撇下了伙伴，一同随爷爷采药去了。刚开始去的时候，还觉得很新鲜，毕竟能挖土挺好玩的。可是没一会工夫，因为也没个同伴，挖着挖着就有点烦了。爷爷见状，笑嘻嘻地给我讲起了草药治病的故事，记忆中是关于车前草治疗水肿的故事。爷爷边讲还边比画，我头一次听说这种小小的草药居然还能给人治病，甚是好奇，不停地追问着爷爷问题。那一下午很快就过去了，不到半天工夫，我们爷俩就采回了一大筐草药。

　　爷爷是自学成才，我经常听爷爷辈的邻里夸我爷爷，说我爷爷那真是聪明。虽然家里穷，没上过私塾，但是挡不住一颗好学的心。听老人们说爷爷住在地主家旁边，他的父亲在地主家做长工，因为这个便利，爷爷经常去旁边地主家借书抄看。据说爷爷记忆力好，抄一遍就都记住了，记住之后就跟那些小伙伴们说各种书里面的知识，我们当地说是各种时文。爷爷通过自学研究，掌握了打猎、淘金、捕鱼等技艺，其中最擅长的还是医学。记忆中爷爷最善治的是肝炎、肾炎以及跌打损伤等疾病，他经常自己上山采药配药，每天常有不少患者慕名前来就诊，医名也算是满誉乡野了。我有时候就跟着一旁听听，有时候就跟着一块切割加工草药。

　　儿时的耳濡目染，使我从小便悄悄立下志向，将来也学爷爷一样当一名医生。渐渐长大后，我开始主动帮爷爷采药切药，并问一些医学知识。爷爷善于眼诊，通过望诊眼睛，能诊断出一些内伤疾病。我对这个很感兴趣，老是追着爷爷问能不能教我一下，爷爷总是笑着对我说："等你长大点再教你，这个不能马虎，先学好基本功再说。"就这样，在我 10 岁那年，我被家里安排去了外地读书，爷爷担心我的安危，终于第一次教了我一些点穴术，用来防身，还有一些治病知识，现在想想也就记得一点点穴术了，当时的治病知识早已还给爷爷了。

初中三年级那年，爷爷病重，浑身水肿，心肺功能很差，眼看病情越来越重，乡下医生怎么治也不见好。有一天爷爷病情突然好转，有点精气神了，他叫我去大姑父家挖一些犁头草，爷爷说这个能治他的水肿。因为我上学的地方离我大姑父家很近，所以就叫我去办这事。可是我那天回家的时候竟然给忘了。我以为爷爷一定会很失望，可是当我回家见到爷爷的时候，感觉他明显没有白天精神了。我跟爷爷说："我今天忘了去采药了，您没事吧？"爷爷还是平时那样和蔼地说："没事，明天再取回来就行，你去写作业吧。"第二天放学，我早早地去了姑父家，在姑父的帮助下，在他们家小院里挖了一些犁头草，之后我就急匆匆地赶回了家。可是回家一看，家里来了很多人，都是伯伯姑姑辈的，我拎着草药去看爷爷，爷爷躺在床上已经奄奄一息了。我一边止住眼里的泪水，一边懊恼昨天没能把爷爷的药采回来。后来听大人们说，爷爷昨天那种情况可能是回光返照。到了凌晨，爷爷真的就此离开了我们。

我总觉得要是我早点去给爷爷采药就好了，因此心里很是内疚。虽然丧事办完一段时间了，我的心情仍然不能平复，直到快要期末考试我才慢慢醒悟，我想我只有努力学习，才能不辜负爷爷对我的厚爱。于是更坚定我的学医志向，默默地给自己加油，终于考上了大学。

开始填报志愿的时候，爸爸问我想学什么专业，我说当然是学医了，一个学中医的伯父也对我的选择表示非常赞同。我们当时是先出高考分数，然后根据分数填报志愿。我和父亲选了几所医学院校，一直犹豫第一志愿填哪个学校。父亲就给我做了几个签，"你抽吧，抽到哪个就报哪个，大不了再给你复读一年。"可能是爷爷的在天之灵，也可能是冥冥之中的宿命，我抽到了北京中医药大学。爸爸说那就填这个吧，好好学。拿到沉甸甸的录取通知书后，我去爷爷坟头磕了几个头，并在心底暗暗地跟爷爷说"我将来一定要当一名好大夫"。后来我就顺利地入了学，然后就有了我后来学习中医近20年的故事了。

进入大学后，我刚开始对阴阳五行很不认同，因为一路学习过来都是数理化，有道是"学好数理化，走遍天下都不怕"，可没想到了中医这似乎不太管用了。一个老师说：以前学医最好的是那帮秀才，"秀才学医，犹如笼中捉鸡"，你们现在至少也是个举子，应该很快就能学好的。老师的鼓励，使我更坚定目标。我暂时摈弃了之前的数理化思维，开始潜心学习阴阳五行知识，虽然刚开始觉得很枯燥，但是学着学着就跟着了魔似的，以至于后来对于各种事物我都能讲出其中的阴阳五行道道来。我终日泡在图书馆，研究各种新奇诊病治病法和《易经》等，自以为学有所得，然后一有人向我问诊，我就开始试着自己组方下药，有的确实是有些效果，大多时候是石沉大海的。那时真有种

"读书三年，便谓天下无病可治；治病三年，便谓天下无方可用"的感觉。一次寒假放学回家，我去请教伯父问怎么按理论来治病没有啥效果，他告诉我说：理论再好，不会治病那都是假把式，你应该多读读医案，特别是那种疑难病诊治思路。于是我开始潜心研究各种医案，慢慢地我学会了依葫芦画瓢，终于能简单地治些小病了。后来通过读医案我也慢慢明白，分析病情实际跟数学建模思维一样，关键是找到解决方法。

大学毕业后，我有幸被留在实习的北京中医药大学东方医院心血管内科工作。心内科的疾病向来以急危重为特点，所以虽然我们是中医院，西医的各种诊疗设备我们也都具备，也有一批优秀的西医大夫。因为工作分配原因，我的上级医师就是一名西医大夫，中医方面我就只能自己摸索学习。于是我白天对着一些病证，晚上就回去查经典，第二天照搬经方进行治疗，就这样我收集了一些效如桴鼓的经方医案。为了不把这些用方思路给弄丢了，我开始把诊治过程都详细地记录下来，特别是处方用药思路。我后来发现，这个习惯一方面加深了我对经方的理解，另一方面强化了我用此类经方的诊疗思路。随着临证越多，越发现知识的匮乏，我经常羡慕叶天士能有十七位老师点拨。一次机缘，我投入了恩师王焕禄老师门下。王老师师承岭南经方大师陈慎吾先生，善于调理脾胃，以诊治杂病而闻名。我利用周末时间，跟随老师侍诊学习，这期间着实让我大开眼界。当我看到那些平淡无奇的小方，经老师一用，居然也能有如此疗效的时候，我开始回到最初的八纲辨证法，老老实实地研究每一门疾病的治法。其中一些效案诊治思路，我也记录了下来。就这样，慢慢地积少成多，也就有了今天这一本小册子。

古代先贤有"为天地立心，为生民立命，为往圣继绝学，为万世开太平"之宏志，我著书立说的目的其实谈不上这么高大上。起初也只是为了留下治病医案和诊治思路，方便自己和像我一样迷茫的学子学习之用。就像桃花源记一样，总担心走出去过一段时间就忘了。后来写得多了，同门中的一些师兄弟建议我将它出版。于是我历时十年，几经修稿，方才有了今天这本拙著。

正因为这本小书是我近十年来临证一些谈不上成熟的验案，当时思之所及，若有感悟而记，所以难免存在一些纰漏之处，还望读者海涵。

在成书之际，首先要感谢我的授业恩师王焕禄老师，王老虽年已八旬又三，仍精神矍铄、目达耳通，一直工作在临床一线，每周坚持出五天门诊，真是我辈楷模。王老一直秉承"传承岐黄、提携后学"的理念，常常于门诊和平时工作之时无私点拨授业，真是无所保留，有问必答。是书得以面世之前，有幸请得王老为之审稿和作序，承蒙恩师提携，方有此胆量将其付梓。此外，一并要感谢我的硕士研究生导师及人生导师郭自强教授，一直以来在医学知识方面和为人处世之道方面给我教诲，使我受益良多。感谢为此书付出心血的可爱的家人和朋友们，以及那些亲爱的患者朋友们！

希望此书的出版，能给朋友们带来些许帮助。也借此慰藉我先祖父在天之灵吧。

匡　武

目录

缘起——顽固性呕吐案例

2008 年的夏天，我刚从北京中医药大学毕业，很幸运地留在了第二临床附属医院工作。刚刚走上临床的我，自认为大学数载的寒窗苦读，以及平素善于思辨，加之有空没空地研究《易经》、道教等理论，自己的中医理论水平已经在一个相当的高度，自然治些临床常见病应该不在话下。

按照医院管理规定，新留院的医生，都要安排各科轮转，我被安排到某科轮转。当时该科带我的老师是一个副主任医师，分配我独立管理一组病人。老师每周查房两次，平时就我一个人，当时感觉真爽，可以运用一下这些年学习的知识，给我的病人开汤药了。那真是意气风发，有一种策马扬鞭驰骋疆场的感觉。

很快我就给一些病人开了汤药，其中有些有效，有些并不是那么尽如人意。当时的感觉就是可能药还需在吃一段时间吧，毕竟是慢性病嘛，怎么可能有立竿见影的效果呢？

一天，病房里收了位女患者，这个我印象很深刻，可能是病人的特点太明显了。她中等个子，因为手指关节疼痛收入院的。开始以为就是中医所说的痹证而已。一问患者，近半月每次饭后就恶心呕吐，不需十分钟，就能把之前吃的东西几乎都吐出来，喝水倒是没事。患者不是很瘦，皮肤有光泽，面色暗黄一些，查腹也无明显压痛，舌淡红，薄白苔，脉象左右均偏弱一些。

因为病人比较特殊，管我的老师查看了病人，开了香苏散之类的方剂，加入一些止吐的生姜、半夏。同时也申请了消化科的会诊，开了上消化道造影检查。但药后诸症同前，未见改善。

我想，这病人吐那么久了，不像五苓散的水入即吐，是不是胃气不足，需要培补中气。当然也只是想想，毕竟病人比较疑难，还是听听消化科医生的建议吧。

消化科医生会诊后，看病人有些忧愁的面容，可能是病人担心胃里长了东西，说需要疏肝解郁、降逆止呕。当时觉得老师就是老师啊，分析得很有道理！开了柴胡疏肝散合降逆止呕的药，同时加用莫沙比利等西药。可是病人吃完不光吃饭吐，连汤药也吐了。

这可怎么办呢？

老师换了补中降逆的方子，还是没有效果，好在消化道造影结果出来了，就一个小小的消化道憩室，没有发现别的肿物，病人的心病暂时是去了一去。可还是吐啊，西医抑酸的、保护胃黏膜的、促进胃动力的、止吐的药物啊都用上了，甚至我们在病人饭前注射甲氧氯普胺提前止吐，但是病人饭后还是照样吐出来许多。病人也是今天换吃这个，明天吃那个什么的，都没什么起色。没办法通过科主任的关系找到消化科主任，推荐了一个方法，吴茱萸粉末贴脚心，能引火下行，达到止吐的目的。我们如法炮制，还是不尽如人意。

恰好当时我在研习《伤寒论》，心想这难道是所谓的"胃反"吗，白天查房时脑中一念闪过"食已即吐者，大黄甘草汤主之"。要不就试试这个方子吧，病人不就是食已即吐嘛。于是开了，生大黄15g、生甘草10g。

有位同学疑惑地问："老师，就两味药啊！"

我说："试试吧，不知道药房给抓不抓，先开三剂试试吧！"

药煎出来，我拿着看怎么看怎么稀，淡淡的黄色。我给病人送了过去，因为之前患者喝中药也吐，所以这次我拿过去的药，也怕病人反应不好，就说："你试试看，不要一次吃完，慢慢地当水喝了，如果吐，我再给你想想别的办法。"

第二天早上，病人一脸神奇地看着我说："大夫，我昨天晚上吃的中药没有吐，今天早上喝了也没吐，刚喝完粥，现在都半小时了，还没有吐，是不是好了，大夫。"

我说："嗯，不错应该可以，咱再看看。"

其实我一直没有底，上完班回到家心想这大黄是不是给大了，病人的脉有些弱啊，也没有便秘。真没想到能有这效果！

我赶紧问："肚子疼吗？没有腹泻吧。"

病人回答："没有拉肚子，你这药还挺好喝，有点甜味。"

这是我第一次感受到效如桴鼓，当时简直是美醉了！

接下来还是这个方子，患者两三天都没有吐，我想病人应该好了吧。不料患者自己也觉得好了，中午吃了一些油腻食物，晚上又开始吐了。我接着开这小方，患者感觉不错，早上、中午都不吐，晚上吃东西，跟以前一样，必须吐几口，病人还自我安慰："以后我就早上、中午多吃些，晚上就不吃了。"

我感觉很困惑，晚上回到家把张仲景的治恶心呕吐的条文和方剂研究了一遍，也没研究出个所以然。而后试过其他方子，还是不管用，病人主动要求换回大黄甘草汤喝，说还是这个好喝。后来我就从该科出科了，半个月后在楼道里碰见她，说还是那样，不过挺感谢我的，毕竟已经能吃两顿了。说过几天转到消化科做个胃镜看看，没毛病就回家了。

这个病人，燃起了我的斗志！原来看医案，看到很多立竿见影的案例都只是望洋兴叹。我怎么就没有这么神效的病案呢，是不是真的有这么神奇？就是这么一个不太完美的案例，使得我开始觉得原来中医真的可以这么效如桴鼓，原来小方小药也能这么神奇！原来经方是这么神奇！

不过我还是不知道病人为什么吃大黄甘草汤就取效了，难道真的符合条文就可以了吗，经方你太有魅力了！我心中默默说道，这辈子就你了——经方，我以后得好好研究。正所谓"路漫漫其修远兮，吾将上下而求索"！

奇怪的"心绞痛"？

我们心内科常见的疾病是冠心病心绞痛，中医属于胸痹心痛范畴。

这天，从外地来了一位患者。患者近一个月来频繁出现胸前区憋闷不适，每天发作十余次，每次持续一两分钟，休息或含服速效救心丸类的药物就能缓解，无明显胸痛及放射痛。来住院的目的，就是奔着冠脉造影检查，然后做支架置入术。

患者是一位偏瘦的中老年男性，面色偏暗，舌淡，少苔，脉象弦滑，饮食二便没有异常。我们很快安排了造影检查，结果完全出乎意料，患者冠状动脉正常，一点问题都没有。

我把这个好消息告诉患者，患者还是愁眉苦脸的样子，说："怎么没事呢，那是哪的问题呢，大老远过来也没查出来，哎！"

刚要安抚患者情绪，他突然表情很痛苦，说："大夫，不行不行，又来了，又来了。"

"怎么了？"

"又犯病了，我出不来气，怎么办，怎么办……"病人一脸痛苦地说。

当时家属也在旁边焦急地看着我，因为有冠脉造影检查结果，我很镇定："没事的，没事的，血管好不好，以冠脉造影检查结果为准，你血管没问题，不用担心啊！"正说着患者病情就缓解了。

"好了，好了，不憋了，不憋了。"

我想患者可能就是神经官能症，正准备给家属交代病情。患者又叫唤上了，"憋气了，憋气了，要死了，要死了，我快不行了……"一会又"好了，好了，不憋了，不憋了。"

比造影检查前犯得还要勤，家属急了："怎么办啊，这是什么问题，不是血管没问题嘛，怎么回事啊？"

我心想是不是血管痉挛，但先后做了两次心电图也没见什么变化。细问患者得知，一个月前曾感冒过，刚开始流鼻涕、打喷嚏，吃了些药就好了，但遗留下这胸闷憋气。憋气感觉是先从剑突下开始，逐渐向上，一直到嗓子，缓解刚好相反，从嗓子开始逐渐往下缓解。

怎么这么像《伤寒论》的奔豚呢？但是张仲景描述的不是"气从少腹上冲胸"吗？反复问病人也没提到少腹这一块不适。患者舌淡，苔少，没有明显的热象，排除用奔豚汤，又不是欲做不做奔豚那种，排除苓桂枣甘汤。考虑到患者之前的感冒，可能乱吃了一些抗生素。我认为西药的抗生素是寒凉类药物，可能伤了心阳。结合舌淡，苔少，决定试用桂枝加桂汤。

于是我就跟病人和家属说："没事，就是神经的问题，血管条件挺好的，吃点中药就能好，我先给你开几剂试试。"

病人虽没说什么，但从他的眼神来看还是将信将疑的。

我开了一个大剂量的方子：桂枝48g、白芍24g、生姜15g、大枣15g、炙甘草12g。当时我在看陈伯坛的《读过伤寒论》，陈伯坛是清末民国时期的岭南伤寒大家。据说两广总督谭钟麟患失眠症，屡医不愈，陈以大剂量桂枝汤一药而愈，从此名声大噪。特别是使用大剂量，对病人大胆对症下药，其用药剂量多至一剂有三四斤，故被称为"陈大剂"，有广东四大名医和四大怪医之一的称誉。

受其影响我的桂枝用量达到了48g，开了三剂药。正好赶上周末，患者要求去北京亲戚家休息，我同意了，心想反正病人血管没问题，不会有什么大事。

周一查房，患者面露喜色："大夫，我好了，吃了你的药，第一天只犯了三次，以前得七八次，甚至十几次，第二天突然出现腹泻，拉出一些黏黏的东西，就再也没犯过病。这不今天也没事，我要出院了，谢谢你！"

果然是奔豚啊！

"你上次感冒是不是自己吃消炎药来着？"

"是，刚开始嗓子疼，不是有炎症嘛，就吃了一盒。"

"以后可不能随便吃了，你这病就是这么得的。"，

"知道了，知道了，谢谢，谢谢！"

我心想果然是苦寒的消炎药把邪气给冰封住了！体内的阳气老想冲开这封住的邪气，一直往上冲，结果道走错了，走到冲脉上，就发生了奔豚。桂枝能降冲逆，把从冲脉逆上去的阳气降下去，经芍药的敛藏入于太阴中土，阳气一入，冰封解除，邪气随大便排出，病自然就好了。要是单用桂枝甘草汤，桂

枝阳气达不到太阴中土，肯定还好不了；要是变成小建中汤，芍药药量大于桂枝，桂枝降下来的阳气被困于中焦，真的只是建了中焦而已了。平冲降逆效果自然不如桂枝加桂汤，突破中焦降下逐邪就更不可能了，病人当然也不会腹泻排邪气而自愈。桂枝汤加减真是奇妙啊！

不一样的出汗

这天从外地来了一位患者，是位六十多岁的女教师，体型偏胖，面色暗黄，一脸愁苦，仿佛别人欠她钱似的。

时值夏日，屋外的温度有 30℃了，屋里一般开空调了，但是患者要求住一间不能开空调的房间，说是怕冷不能开。别的病人穿一件衣服，她穿两件，外面还盖一条毛巾。

来我科住院主要是胸闷憋气，造影检查结果提示：右冠状动脉狭窄，中段狭窄 80%。支架置入术后第二天，患者说感冒了，自觉发热，恶风，咽痛，要求开感冒药。

我一看病人满头大汗，一摸皮肤湿湿的，舌略淡，没有明显的厚腻苔。一摸脉觉得不对劲，怎么一点都不浮呢？不是感冒了吗，不光不浮还特沉。大小便还可以，口不干，体温 37℃。患者说平时体温只有 35℃多，超过 37℃就觉得发热了。

我想不就是感冒嘛，给来个桂枝汤吧！恶寒发热汗出、舌淡，脉虽不浮，患者不是胖嘛，可能平时就这样吧！就说：“别急，给你开点汤剂，两三剂药就好了。”

患者很信任地看了看我说：“谢谢大夫。”

我就开了桂枝汤三剂药，医院代煎的那种。

第二天早上查房，患者还是愁眉苦脸的样子：“大夫，不行啊，还是发热，今早体温还是 37℃，一直出汗也不见好啊。平时吃感冒冲剂就会好些，你给我开一盒吧。我平时半月到一月就感冒一次，每次都吃感冒冲剂，慢慢就好了，还是给我开点吧！”

我没说话，摸了摸病人身上还是潮湿的，脉还是死沉死沉的，说：“伸舌头看看。”

一看比昨天略红一点，但还偏淡，也没有什么舌苔，薄白那种，吃饭睡觉正常。我想可能药还没取效，就说：“别着急，才吃一剂不是，再吃吃看看。”

第三天，早上还没查房，楼道里一护士跟我说："你那病人，有焦虑症吧！体温 36.8℃，非得说自己发烧，非得要退烧药，哪发烧啊！大夏天的不让开空调，还穿那么多。一个劲地说出汗多，出汗多，穿那么多怎么不出汗，昨天都换了五六身病号服了！"

我呵呵一笑，"好，我去看看。"

一进她那病房，门窗关得严严的，屋里有一股汗馊味。问病人好点没，患者还是那副愁容，"还是发热，昨天让我老公去买了点感冒清热冲剂喝了，嗓子不疼了，还是发热出汗，昨天换了五六身衣服，护士都烦了。"

患者是个教师，虽然表现出一副愁容的样子，但是说话还是挺和气的那种。我照例看了看舌脉，都没什么变化。按说这应该是典型的桂枝汤证啊，怎么不见效呢？难道有漏汗，需要桂枝加附子汤治吗？

正思索着，患者老公说话了，"大夫，她老这样，常年感冒，心脏要是没啥事了，我们就出院吧。她这出汗都二十多年了，原来说是更年期，更到现在都六十多了，还这样。北京、上海很多医院都去治过这出汗，一直就没好过。"

说着把她那垫在后背的毛巾拿了出来，"你看都湿成这样了。"我一看，毛巾确实很湿，不过病人住院时毛巾还是白色的，怎么现在变成黄色了。伸手翻开患者衣领，也黄黄的。

"这是黄汗啊！"我兴奋地说。

病人说："没错，是有点黄。"

我又细细地摸了摸患者的脉，就是很沉，不过沉取也还有力。脑子里回想着《金匮要略》黄汗条文，"黄汗之为病，身体肿，发热，汗出而渴，状如风水，汗沾衣，色正黄如檗汁，脉自沉。"好像需与"历节"相鉴别，还有两个方子，一个桂枝加黄芪汤，一个芪芍桂酒汤。一看患者膝关节也不肿痛，脉还挺沉，应该就是黄汗吧。

我自信地说："你放心，这病我应该能治，反正你心脏刚放完支架再待几天吧，我给你治治看。"

病人家属倒是通情达理，说："那好吧，你给治治，为这病她没少烦我，老说难受，黄芪都不知吃了多少，也没见效。"

"没事，交给我吧，先给你治好感冒，从现在开始千万别再吃感冒清热冲剂了，也不能吃退烧药了。一定记着了，越吃越出汗，明白吗！"

患者点点头，"好的，我相信你，本身也是我们那边的医生介绍我过来看病的。不吃了，你给我下药吧！"

我也不知道，当时怎么有这自信，可能是我想试试用经方治黄汗吧。不想让病人出院，这病好不容易碰见一个，得尝试尝试。

我想，患者吃黄芪这么久了也没好，这黄汗病两方子主药都有黄芪，怎么能不好呢？再说我给她吃桂枝汤也没有好转，难道桂枝加黄芪汤就管用了？那要不就试试芪芍桂酒汤吧，可是哪去弄醋呢！

自己嘀咕了一句，一个同学说："让他家属自己买吧，兑到中药里一起喝。"

"嗯，好吧，就这么办。"

于是我开了一张方：生黄芪 60g，桂枝 15g，白芍 15g，黑豆 30g。

用黑豆是从《圆运动古中医学》看到的，黑豆能补肾养中增液，患者长期汗出，血汗同源，津血同源，久之必然伤及脾肾津液。煎好后，让病人兑 10～20ml 醋同中药一起喝。

第二天，患者说："大夫，已经不烧了，出汗好一些了，药还真管用，不过体温还是 36.7℃。"

我得意地问："你吃药加醋了没有。"

"加了，加了，你看，这不是嘛！"说着拿出一瓶醋来。

"好，继续吃，不心烦吧？"当时我开完药，回去又看了看原文，芪芍桂酒汤原文提到，服药后，"当心烦，服至六七日乃解。若心烦不止者，以苦酒阻故也"。

"还好，还好，不烦，不烦"，病人下意识地看了看家属。

"那就好，接着吃吧。"

第三天下午，我查房，居然没有看见那病人和家属。一问同房的病人，说是出去买东西了。过了会她丈夫到医生办公室来找我，说："我们去买点北京特产，准备回家了，听说你找我，正要找您呢，商量一下明天回家的事情。"

我随他到病房，乍一看还真不敢相信，她只穿一件单衣，那块脖子上常备的毛巾也不见了，她那脸愁容消失了。见着我就高兴地说："大夫，我感冒好了，出汗好多了，已经不用换衣服了。原先每天至少换四五次，一出汗，衣服全湿，不换吧，风一吹就感冒了。所以我们从来不开空调，热的时候连扇子都很少扇，现在好多了，今天都没换衣服，出去了一趟，也没出什么汗，谢谢你啊，有空到我们那去玩。"

我也难掩心中的喜悦，说："好的，好的，不过你还得吃一段时间药啊，不然半途而废了。"

"好的，你给我多开点，留个底方，要不我不知是什么药啊！"

"没问题，我给你开一个月的，把方子也给你，没什么秘方的，这是 2000 多年的古方而已。"

大概过了一年多，病房里又看见了她的身影。她老远就看见我了，跟我打招呼，说这次是回来复查冠脉造影的，出汗还偶尔会有，每次觉得快要发病了，就吃上我那药，很快就好了。当时，我的自信心又一次得到提升。

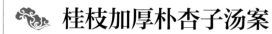

桂枝加厚朴杏子汤案

病房来了一位少年，中等个子，面色偏黄。虽然不胖也不瘦，但是一看就是那种书生气十足的体质，腠理不是那么致密，肌肉不是那么结实。小伙子是因为心律失常、阵发性室上性心动过速来我科住院拟行射频消融手术根治的。

症状表现为阵发性心慌，突发突止。因为这病，小伙子一度不敢上体育课，担心运动过度而发作，其实发病与活动关系不大。这是一种先天性疾病。

患者住院的时候是周五，是从山西坐火车来的，住院时咳嗽很明显，声音重浊。感冒已经一两周了，吃了点感冒药，头痛鼻塞症状好转了些，但是一直咳嗽。这不又因为坐火车，有点舟车劳顿，感冒又加重，自觉有点鼻塞，恶寒不适，汗出明显，体温没有明显发热。因为赶上周五，又有点感冒，手术就后延了。

家属要求先治治咳嗽，说小伙子平时经常咳嗽，半声咳那种。这又赶上感冒，鼻塞流涕的，饮食二便无明显变化，咳声重浊，似乎从很深的肺部咳出来的。舌淡红，苔白厚腻，脉偏浮而缓。

心想恶寒汗出，脉浮缓，加之舌也不红，这不是桂枝汤证吗？那白厚腻苔咋弄呢，肯定是有湿浊之类的兼夹邪气，加点厚朴、杏仁吧。虽然不是喘家，但患者也算得上半个"咳家"了吧！看着这舌苔，还想加点苍术、陈皮，最终还是选择了仲景原方，开了三剂。

周一查房，患者说吃完第一剂药就好了一大半，现在已经没有症状了。我知道结果是这样，但是最关心的还是患者那厚腻的白苔，是不是也随之而去了，一看还真没了。

这让我再一次感受到经方的神效！

桂枝加厚朴杏子汤，原文是"喘家作桂枝汤，加厚朴杏子佳"，另一条是"太阳病，下之微喘者，表未解故也，桂枝加厚朴杏子汤主之"。我这病人不是喘家，但也是肺系疾病的一种，基本符合原文，所以效如桴鼓。

但是不是所有的咳家、喘家都适合这个方子？

一些医家断句为"喘家，作桂枝汤，加厚朴、杏子佳"，意思是喘家发作桂枝汤证时，加厚朴、杏子效佳。我想即使这样，也不能是个慢喘支的病人，得了桂枝汤证，就用这个方子吧。从后一条原文来看，说是"下之微喘者，表未解故也"。我分析应该是太阳病采用下法，尚未形成结胸，只是伤了中气，肺气肃降不及，故而微喘，表证还在，需要使用桂枝加厚朴杏子汤治疗。因为肺气肃降不及，津液不化，停而为痰湿，应该能见到本案的舌象，所以加用厚朴、杏仁帮助肺气肃降，痰湿也就化了。因此肺气在痰湿生成方面还是起很大作用的，李中梓《医宗必读·痰饮》篇所说"脾为生痰之源，肺为贮痰之器"为我们所熟知，这样看肺应该不只是贮痰之器了。

桂枝去桂加茯苓白术汤方

这个病人表现与上个病人相似，也是一个感冒患者。但面色白净多了，症状也是鼻塞流涕，咳嗽轻微，头痛明显，自汗出恶寒，低热，脉浮，舌依旧是淡红舌。不过不是厚腻苔，而是水滑苔，伸舌出来，感觉舌面水汪汪的。

开始辨证觉得桂枝汤肯定需要，水滑苔怎么解决呢？就想到这个加茯苓、白术的方子。但是该不该去桂枝，确实纠结了一会，后来还是给去了，试验性地给了两剂药，居然好了。

这种病人用桂枝厚朴杏子汤行吗？我想应该不行，舌苔是脾气蒸腾水谷之气上承的表现。正所谓"地气上为云"，这舌苔就好比是脾气载着水谷之气上承的这片"云"，云多云少一定程度上反映脾气的升清能力，或者说是蒸腾能力，也可反映胃气的降浊能力。舌苔厚腻，水滑，一个相对浊，一个相对清。厚腻的浊苔提示胃中的水谷精气清浊不分，一股脑地被脾气蒸腾上来了，应该是胃气的降浊能力相对弱了，治疗应该帮助胃气的降浊能力。

那么桂枝加厚朴杏子汤验案中的浊腻苔，厚朴的降浊能力不用多说，杏仁又是怎么回事呢？《神农本草经》中杏仁"主咳逆上气雷鸣，喉痹，下气，产乳金疮，寒心奔豚"，临床上常用来肃降肺气，止咳平喘。在桂枝加厚朴杏子汤中，也是帮助肺气肃降的。《黄帝内经》言"饮入于胃，游溢精气，上输于脾，脾气散精，上归于肺，通调水道，下输膀胱，水精四布，五经并行"，脾气升清，上归于肺，因为浊邪也被升上来了，导致"清者不清"，"清浊"同归于肺，超过肺本来的肃降"浊物"的功能，因此发生咳逆。杏仁帮助肺气的肃降达到降浊的目的，厚朴从源头胃做起，帮助胃气的肃降，脾气升清功能兼夹的浊邪减少，进一步减轻肺气肃降的负担，所以咳逆就治好了。

回到原来那个"云"的问题，相对较清的水滑苔是怎么回事呢？

没有浊腻的兼夹物，胃气的降浊能力应该不弱，是脾气的升清能力太过了吗？如果是，脾气升清较强，胃气降浊相对较弱，应该也会出现浊苔，但是这位患者没有浊腻的滑苔。那么只剩下一种可能，就是胃中的水谷精气本身的问题。

这个水谷精气会有什么问题呢？

《黄帝内经》说："食入于胃，散精于肝，淫气于筋。食入于胃，浊气归心，淫精于脉。脉气流经，经气归于肺，肺朝百脉，输精于皮毛。毛脉合精，行气于府。府精神明，流于四脏，气归于权衡。权衡以平，气口成寸，以决死生。"由此可见，饮食入胃中的水谷精气，不是全归于脾气升清一路，还有一路从肝而散去，浊气归于心了。如果说肝气散精的能力强，浊气早早归于心了，脾气升清上来的就只剩下一些水津，因而见到本案中的水滑苔。

脾气升清上来的水津，上归于肺，超过了肺气本来"通调水道、下输膀胱"的能力，水津壅滞于上，因此出现明显的头痛，肺气虽然不降，但因肺中水津无太多的浊邪，咳嗽并不明显。

案中桂枝汤证是存在，为什么去桂枝呢？

是因为肝气散精太过，桂枝辛散，可以增强肝气的散津功能，所以暂时去掉。加茯苓是为了增强肺气"通调水道、下输膀胱"的能力。

加白术呢？

《神农本草经》言白术"主风寒湿痹，死肌，痉，疸，止汗，除热消食"，现代认为白术的作用是"补脾，益胃，燥湿，和中，安胎"，似乎都不能很好地解释加白术的缘由。勉强可以认为是燥湿的作用，如果说是补脾，脾气散津上升的能力增强，水津岂不更多。

我认为加白术的目的是留住被肝散去过多的"精"，减少归心的浊气，这样一来"脾为胃行其津液"中的津液就不光是清清的"津"了，中上二焦的精气可以得到更好的补充，脾气也得到了补充。缪希雍在《神农本草经疏》提到"术燥肾而闭气，肝肾有动气者勿服"，很显然可以理解为下焦肝肾精血不足，肝风鼓动，使用白术会进一步减少肝气散精的作用。

发热的思考

读《伤寒论》桂枝汤的时候，朗朗上口的"太阳中风，阳浮而阴弱，阳浮者，热自发，阴弱者，汗自出。啬啬恶寒，淅淅恶风，翕翕发热，鼻鸣干呕者，桂枝汤主之"条文，我的思索却一直停留在"阳浮者，热自发"上。

很多医家认为"阳浮阴弱"是指脉象浮于外而弱于内，也有的说阳是卫，阴是营，阳浮而阴弱，是卫强而营弱的意思。我理解的"阳"为阳气，阳气浮而不潜，故而热自发。由此推及所有的发热都是阳气浮而不潜所致，只不过阳浮不潜的原因有虚有实，阴虚、气虚可阳浮，血虚、阳虚也可阳浮，实邪阻滞，阳气不潜，痰湿食气皆可致病。此理论的发现还得从几个医案说起。

这天我收了一个因发热而住院的患者，一般发热的病人去了呼吸科或发热门诊。这位老爷爷先在发热门诊治疗了一周，但不见起色，家属想住院治疗，恰好认识我们科的人，所以就住了进来。

老爷爷七旬开外，一头银发还很致密，面色潮红，体型瘦小，说话声音还算响亮。自诉也不知怎么就感冒了，一直发热，已经有近十天了。发热门诊查血象也不高，输了一周的消炎药也不见好转，最高体温达到 39℃，晨起体温低一点，午后发热就逐渐高起来了。伴有咳嗽，痰少，没有食欲，大便干，好几天一次，是先干后稀的那种，小便尚可，睡眠一般。舌淡红，苔浊略滑，脉数而无力。平时有点怕冷，高热前有一些恶寒，有点汗可能是衣服穿得多的缘故。查血常规白细胞及中性粒百分数也不高，单核细胞百分比略高一点。胸片有一点斑片影，考虑肺部感染，心想这应该输什么消炎药呢，暂时还是输原来的头孢哌酮吧，等着明天请呼吸科会诊了再说。

中医呢，好像一个湿温病，一个同学推荐用点三仁汤。那段时间在研究近代名医祝味菊的医案，看到他的几个伤寒发热的病例印象特别深，一个外感病人居然用了附子、磁石、酸枣仁等温潜的药物。我想了想，这病人也好像他医案中的病人，就仿祝味菊的用药思路开了一个方子：

附子 12g　　生磁石 30g　　酸枣仁 30g　　陈皮 9g
半夏 9g　　党参 12g　　桂枝 9g　　羌活 6g
茯苓 15g　　苍术 12g
三剂，水煎服，日一剂。

同学说："怎么能这么用呢？"

我说："试试吧，温中潜阳的思路，兼有开表的药物，张仲景不是说'阳浮者，热自发'嘛，潜阳未必不对吧！"

第二天晨起查房，我一看患者那潮红的面色没有了。老爷爷欣喜地告知昨夜服药后出了不少汗，今天早上体温已经正常了，胃口都好多了，喝了一碗粥。一旁的家属虽然也很高兴，但还是担心下午会烧。

我附和地说："嗯，放心，不着急，咱们慢慢来。"

下午呼吸科也没有过来会诊，患者体温还是正常，又赶上周末，我担心反复，下午查房时特意告知"千万别吃太多，注意保暖，别再着凉了"。

周一早上查房，老爷爷高兴地说："不烧了，好了，现在胃口好多了，想吃了，但是不敢多吃，口腔长溃疡了，你看，很疼"，边说边让我看他上嘴唇的一个大大的溃疡。我和同学们好惊奇，这温潜法还真行，发热居然真给解决了。再看患者舌苔没有那么滑了，还是有些浊浊的灰苔，大便也好了些，每天都有，就是还不成形。我摸了摸脉，数脉已经没了，有点弦弱，特别是右关部。心想身表之阳气潜藏下来了，但患者胃土不足，阳气退入土中，一部分郁结住了，所以发了口腔溃疡。于是开了三剂甘草泻心汤，溃疡很快就好了。最后四君子汤调理了几天就出院了。

就这么一个医案，在以前肯定开的是三仁汤，虽然大多也能将发热治好，但是时间没有这么短的，多半是高热治成低热，然后慢慢退去。我想可能是之前没有把握住阳气潜藏这一机要吧！后来又用此法治了几个发热的病人，效果都非常好。

下面这个发热有点特殊，是我的一个老病人的外孙，他在国外留学，不明原因发热一个多月了。国外查了一通，什么原因都没查出来，现在是每天午后发热，一般不超过38℃，上午好一些，国外的医生也不主张用抗生素，就让多喝热水。患者家属着急，就让他回国来治。

当时是到我家里来看病的，我一看小伙子属于那种运动型的，中等个子，肌肉结实，但是面色潮红，可能当时正发热。因为在家里没有给量体温，除了食欲略差之外，没有什么别的不舒服，二便还可以，睡眠也好，脉象也没看出什么问题来。舌偏红，苔厚腻而白，虽然达不到积雪苔。查腹胃脘部有拘紧感，右胁肋部轻压痛，无胆结石和胆囊炎病史。家属很焦急，"这是什么原因啊，老发热，还需要查什么吗？"

我说："不放心就查查B超，还有那些结核、传染病之类的检查。"

小伙子说："国外什么艾滋病都查了，也没发现什么。"

我安慰患者和家属，"没事，有些发热是找不到原因的，但中医可以治疗。"

我那老病人也一个劲地在旁边打气。我思索了一下，患者发热可以肯定是阳浮，根据舌象，这不是所谓的湿热并重嘛？就给开了3剂甘露消毒饮。并嘱咐少吃肉食及冷饮，多运动。

三天过后，患者家属来了，说："前两天不发热了，昨天打了打羽毛球，晚上体温又高了，37.5℃，你再给看看，这两天他就得去国外了，多开点，弄成颗粒带过去服一段时间。"

我说："可以，但是患者怎么没来呢，我还得再看看舌脉。"

"他今天有事，我让他加你微信吧，发个照片也方便，你看呢，看好了你把方子发过来。"

于是我就加了小伙子微信，聊的过程中知道了小伙子得病的缘由，原来有野游史，小伙子真不乖啊！照片看舌苔较前略下去一些，但还是很厚，舌质不是那么的红了。处方：

芦根 30g	茅根 30g	白蔻仁 15g	土茯苓 30g
泽泻 15g	苍术 15g	陈皮 12g	厚朴 9g
薏苡仁 30g	半夏 9g	羌活 9g	防风 6g
黄芩 9g	栀子 9g	车前子 15g	茵陈 9g

加羌活、防风考虑风能胜湿，且羌活有开表之功，也算是表里上下分销吧。还是嘱咐少吃肉、冷饮之类的。小伙子也不放心，老担心有什么别的毛病，做贼心虚啊！呵呵，现在想想可能是痰饮闹的吧！

大约过了两周，收到了小伙子的微信，说："已经好几天没有发热了，可以吃肉了嘛，实在是嘴馋了。"

看舌象，舌苔已经化其大半，略微有点腻，舌已不红，就说："还是少吃点吧，巩固巩固，冷饮不要喝了，野游你看着办吧，呵呵。"因为惜命，小伙子还是很遵医嘱的。这病也就作罢了，之后每逢过年都能收到小伙子真诚的问候。

这么一个患者反复发热，我考虑也是阳浮。只是浮在外的阳气较少，所以热度不高。阳浮之因，是由于湿毒邪气困于内，要潜藏所浮之阳，势必去除在内的湿毒，阳气自然就潜藏了，用前法温潜合适吗？考虑有舌红提示郁热，故而放弃了。如采用麻黄加白术汤发散湿毒，即便转属阳明，用白虎汤、承气汤治疗，也未必不可，这可能是伤寒论时代治疗外感湿温的方法吧，还待高明者分析。

接下来的这位病人令我印象深刻的不是发热，而是他每到下午自觉腹部发热。病人是一个六十多岁的男性，体力劳动者，形体中等，一看就属于那种筋骨质的。患者面色暗红，自诉已经持续发热近一周，具体发热原因不明，似乎是受凉过，第二天起来就自觉发热了。无恶寒表现，稍有咽痛不适，无咳嗽咳痰，高烧时感头痛，饮食无味，二便尚可，每到下午自觉腹部发热，最高能达 39℃，随后逐渐汗出，至天明汗出渐收，热亦随之减退。但始终都没有降至正常，腹部发热感明显，自觉腹部发热时有一种莫名烦躁感。患者舌红少津，有浅浅的一层薄黄苔，脉右浮大，而左弦。查血常规、胸片、腹部 B 超检查均未发现异常。

当时就想，发热无非是阳浮嘛，脉右浮，右路不降所致，结合咽痛，舌红苔黄，无非是风热上攻导致肺气敛降不及，所以阳浮发热，就开了三剂桑叶、薄荷、芦根、枇杷叶、栀子、淡豆豉、银花、连翘之类的方子。本以为轻清的枝叶类药物，可以散风祛热，且枝叶皆可降阳，浮阳无风热阻隔，又有枝叶降阳的帮助，必然潜藏下去，热也就自然退却了。

谁知三剂药下去，热势未见变化，下腹自觉发热感依然，心想怎么会是如此结果呢？

难道左升右降理论有误吗？

明明是右脉浮，而左脉不及啊！

发热也应该是阳浮啊，降阳怎么没有效果呢？

后来病人找到我院呼吸科周平安老师，老先生给开了一个芪银三两三合当归六黄汤的方子。芪银三两三是周老常用的一个民间方剂，组成为黄芪、银花、当归、甘草。

我当时从病人手中拿到方子，感觉完全不可理解，明明是发热汗出，咽痛，舌红少津，苔黄，并且不恶寒，这难道不是温病的风热吗，怎么还能使用黄芪呢？黄芪甘温，性升提，这是众所周知的啊！本来就阳浮，用黄芪岂不是更助左路阳气上升了吗，发热怎么能好呢？

虽然很疑惑，还是很期待病人服药后的效果。结果完全出乎我所料，患者服药当晚，汗逐渐减少，热从此就退了。

我不得不审视我的辨证思路，患者面色暗红，舌红，少苔，这不是已经提示他是阴血亏虚体质嘛。脉虽然是右浮左不及，但是脉大我给忽略了，《金匮要略》说："夫男子平人，脉大为劳，极虚亦为劳。"舌少苔提示没有中焦食积或痰湿壅滞，但是却饮食无味，这不是在反映胃气亦亏嘛。至于咽痛，无非是阳气浮于上而不降嘛，午后自觉下腹发热，这不正是李东垣所说的"脾胃气虚，则下流于肾，阴火得以乘其土位"，太阴所主之腹部不正是"土位"嘛！

这样一分析原来患者阳浮的原因是脾胃气虚、阴血亏虚，阳气不得潜藏，故而发热。虽然始动因素有外感的可能性，但是已经形成一个发热的"阳浮态"后，好像就无需再关注是否还有风热了，再说了风热伤人后只是气血逆乱，风热并没有着于人身吧。我想其他外感六淫也都如此吧，从那以后，我治疗外感病，虽考虑病因，但是也关注病人外感后的状态了。

我们再看看这个案例，一位同行近2个月来老是感冒，好好坏坏，总不断根。我问她有什么症状，她说发热，恶寒，头痛，鼻塞流涕，全身酸软不适，一阵一阵出汗，嗓子痛。每次吃点感冒药，拖一拖就好了，再过几天又感冒了。患者形体中等，面色白，稍泛红，二便、饮食均正常，舌淡红，薄白苔，脉浮数而弱。

我考虑发热还是阳气浮，分析症状也没有实邪阻滞，阳气不潜，自然就考虑因虚所致。叶天士《湿热论》说"面色白者，须要顾其阳气"，患者不就是面色白吗，考虑是中气不足，导致阳气浮而不潜。于是开了三剂补中益气汤，考虑到尚有恶寒表现，加了少量桂枝、白芍，合用桂枝汤的意思。

三天后患者复诊，说现在已经好了，发热、恶寒，鼻塞流涕等症状已经全好了，担心再感冒，要求继续服药。我告知她继续服用补中益气丸巩固，早晚服，就不会那么勤感冒了。大约过了两月，我问她怎么样，说还好，一直吃着补中益气丸，同时坚持锻炼，一直没再感冒发热。

事后我问自己到底考虑病人是外感呢，还是内伤呢？不是桂枝汤也用了，补中益气汤也用了。后来一想，桂枝汤加芍药饴糖不是建中汤了嘛！张仲景也说"桂枝本为解肌，若其人脉浮紧，发热，汗不出者，不可与"，中医认为肌肉归脾所主，这么说桂枝汤本为治太阴里证。病人感冒头痛，发热，恶寒汗出，虽然有中风、伤寒之因，但是外感之邪只是暂时影响了人体的气血经脉运行，非真有风寒着于人身，所以无须祛风散寒，用药只需调整人体阴阳平衡就可以了。患者面色白，腠理稀疏，阳气常越于外，中气自然不足，补中益气帮助阳气潜藏，桂枝辛温，温降浮阳，白芍酸收，一防桂枝辛散，二能收散于外的元气，所以药到病除。

从这些医案中我逐渐成长起来，认识到原来发热都可以用阳气浮来解释，张仲景不是早就告诉我们了吗，"阳浮者，热自发"。辨证阳浮简单，还需要进一步找出阳浮的原因，有的因为实邪阻滞，诸如痰湿、瘀血、气滞等；有的因为内伤，气血阴阳不足皆可导致阳气浮而不潜。治疗只要把握住阳气不潜这一基本病机，或祛邪或扶正，最终目的是潜阳而已。

虚火的牙龈肿痛

《素问·上古天真论》有一段论述男女生长发育周期的话："女子七岁，肾气盛，齿更发长；二七而天癸至，任脉通，太冲脉盛，月事以时下，故有子；三七肾气平均，故真牙生而长极；四七筋骨坚，发长极，身体盛壮；五七阳明脉衰，面始焦，发始堕；六七三阳脉衰于上，面皆焦，发始白；七七任脉虚，太冲脉衰少，天癸竭，地道不通，故形坏而无子也。丈夫八岁肾气实，发长齿更；二八肾气盛，天癸至，精气溢写，阴阳和，故能有子；三八肾气平均，筋骨劲强，故真牙生而长极；四八筋骨隆盛，肌肉满壮；五八肾气衰，发堕齿槁；六八阳气衰竭于上，面焦，发鬓斑白；七八肝气衰，筋不能动；八八天癸竭，精少，肾藏衰，形体皆极，则齿发去。"

老年人到了六七十岁，开始脱发掉牙了，常年饮酒作乐的人则衰老得更早一些。我的这个病人已经年近八旬了，最近却为牙龈肿痛而烦恼。

患者面色暗黄，头已谢顶，平日饮食尚可，近日因牙龈肿痛，食欲下降，夜寐不安。其实他已经没有几颗好牙了，早早地就使用上了牙套，因为牙龈肿痛，无法安上牙套。患者说起初只是左边上边的牙龈肿痛，吃了三天的牛黄去火片，左边的腮帮子也跟着肿了起来。我让他漏出牙龈，牙龈暗淡，有点肿但并不红，伸舌头看舌淡淡的，有些略水滑的黏腻苔，再一摸脉，右关部弦大，重按有空落感，左弦，两寸脉弱。

这种老年人牙痛很常见，家中常备各种去火药，有的甚至认为是炎症，经常吃头孢一类的消炎药。吃几天就不疼了，自己觉得还挺管用，没过几天因为多吃了一点，或者稍微着点儿凉，牙痛又发作了，又接着吃消炎取火的药。

其实他们是不懂中医啊！不懂李东垣！

这是李东垣所说的"脾胃不足，阴火乘其土位"的表现，治疗只需健养脾胃，帮助阳明胃经降下即可，为此我仿李东垣思路开了一个方子：

党参 12g	茯苓 9g	白术 9g	炙甘草 6g
陈皮 3g	紫苏子 3g	升麻 2g	车前子 3g
白芷 3g	荆芥 3g	防风 3g	法半夏 6g
黄连 2g			

六君子汤为基本方，健养脾胃，稍加苏子、车前子帮助降浊，白芷、升麻引入胃经，荆芥、防风稍散壅滞之气，黄连少许除其余焰为佐，药进三剂肿痛皆除，已可安装牙套正常吃饭了。

复诊时，脉象右关弦大稍减，两寸仍弱，前方去苏、陈、荆、防等，唯留四君子健脾养胃，少加白芍养血柔肝，脾胃健，气血足，阴火怎能再乘土位。

反复难愈的口疮

口腔溃疡很多人都发过，我有一段时间也经常发，而且我这口腔溃疡还不容易好，一般都得持续两周左右，疮疡面才逐渐愈合，疼痛解除。之前也尝试过使用口腔溃疡粉、金喉健，但没什么效果，反正拖一拖也能好，就没有太在意这个小疾。因为经常上夜班，溃疡刚好一些，值个夜班又加重了。还有一点没法做到，就是清淡饮食，溃疡尽管很疼，却禁不住辣椒的诱惑，所以老是不见好。

终于有一天，口腔溃疡实在是太疼了，我下决心给自己治一治。我非常了解我的体质，脾胃平时受辣椒的刺激，向来就不是很好。这次溃疡发作前上了个夜班，加上前几天饮食不规律，且有痰不易咳出。我想口疮无非是火嘛，李东垣不是说"火与元气不两立，一胜则一负"嘛！

我理解东垣的意思是火跟元气实际上是一个物质，两者是一个物质的两面，是对立的，变成火了，元气就少了，反之亦然，所以一胜则一负。那么我这口腔溃疡不也是火嘛，这火不就是元气嘛，与其使用去火药伤元气，还不如降火，让它重新变为元气！

那么怎么降呢？

缪希雍《先醒斋医学广笔记·吐血三要法》中的一法是"宜降气不宜降火"，很显然降气就可以达到降火的目的，再加上我有痰浊阻滞，降气化痰应该可行。于是开了三剂降气化痰的方子，选用二陈汤加竹茹、牛蒡子、车前子、苏子。

我开的是配方颗粒，因为有苏子，冲泡的时候有一股浓烈的香气，服下一剂药，口疮的疼痛居然完全忘却了，并且还在值夜班，我再次慨叹中药的神奇。两剂后就痊愈了，痰也少多了，第三剂药就没有再喝。

我仔细留意身边的一些同事及朋友，患口腔溃疡的人脾胃多数不好。那段时间，门诊中只要辨证脾胃不足的，舌苔白浊腻，就会问是不是经常出现口腔溃疡，多数的答案是肯定的。我忽然明白了张仲景使用甘草泻心汤治疗狐惑，不就是通过调理脾胃来治疗口疮之类的疾病嘛。于是我也经常给一些口腔溃疡的患者开甘草泻心汤，根据自己服用三子二陈汤的经验，对甘草泻心汤予以改良，就是加上前面的三子。并且通过查看舌象，调整三子的用量，偏红提示热象重，牛蒡子、车前子加量，反之偏淡提示热象不重，苏子加量。经过改良的方子，服用后症状明显改善，总之还是降气达到降火的目的。

但是临床上，只单靠三子甘草泻心汤是不能解决所有口腔溃疡的。我门诊来了这么一个病人，六十多岁的胖老太太，一进诊室就愁眉苦脸的，我看她气喘吁吁的，头上还挂着汗珠，就问："别着急，爬楼上来的吧，汗都出来了，坐着歇会，你怎么不舒服啊？"

老太太喘着粗气，"没有爬楼，就是爱出汗，气短身上没劲，口腔溃疡一个多月了，还没好，以前也是这样，好好坏坏，也没有这么长时间不好的，哎！可能是一个礼拜前感冒发热给闹的，这溃疡老也不好，吃东西都没胃口，你给开点药吧！"

我再一问原来老太太一周前得过泌尿系感染，用了几天消炎药，现在小便已经没有尿频、尿急的感觉了，但就是汗出乏力，气短，口干，喜温饮，睡眠还可以，大便尚可，舌偏红，少苔略水滑，脉弱。

我想先不管气短乏力啦，就治口腔溃疡吧，抓个主症嘛！

我平时抓主症不是前人说的那种，而是我认为对某个症状的病机认识比较透彻，或者是已经掌握了多种辨证方法来治疗的症状。像这个病人，如果从汗出来看，很多方剂适用，但是比较杂，气短就更需要精准定位，实证虚证都可出现。这个病人一看肯定是虚火了。舌红少苔，很容易考虑到阴虚，如果单纯阴虚火旺，虚火是不容易降的，势必上走空窍，出现头晕、眼花、耳鸣的症状，可是患者并没有这些症状。患者舌象及口干欲热饮，很容易辨证出存在水饮。如此一来，阴虚夹着水饮而来，这团因为阴虚而出现的火，依着火性是向外向上的，可是有水饮的牵扯或者说是阻隔，虚火郁结于上部土中，出现口腔溃疡；郁结于体表肌腠，导致老是出汗，汗出又不透彻。于是我开了七剂猪苓汤，一方面利水分消水势，一方面安抚这团不安分的火。结果自然不用说了，患者用药三天，口腔溃疡就好了，气短乏力症状也都减轻了。

同样是降（我觉得应该读成祥音）火归元，前面是采用降气化痰的方法，朱丹溪说"气有余便是火"，降气实际上是在消减气，火自然也就降了，化痰只是扫清火降的道路；后面一个医案是养阴以补元气使火归其位，利水也只是扫清火降的障碍而已。临床上还有其他情况导致火郁于上部土中诱发口腔溃疡的，我想只要认清虚实，适当地补虚祛实，加之扫清兼夹之邪，自然降火归元，溃疡哪还担心不好呢？推而广之，胃溃疡、肠溃结是否也可以用类似的思路去治疗？

寒热错杂的心悸

这位老太太的病乍一看没什么，就是心悸心慌不适住院的。心电图只是有一些房性期前收缩（房性早搏）而已。可是细细了解一下病情，还真是有点特殊。

患者，七十多岁，中等个子，面色偏暗，住院就是因为最近心慌加重了，老觉得心悬着一样，没有着落，自汗出明显，特别怕冷，口干，睡眠很差，时有胸闷憋气，无胸痛，有时夜间憋醒，膝关节疼痛，大便每天两三次，有排不尽感，舌红少津，苔薄黄，脉弦缓，双下肢不肿。

因为担心心脏血管问题，查冠脉造影检查，结果未见明显异常。考虑可能因为期前收缩引起，但患者一直服用美托洛尔治疗，故而想试试中医治疗。

从口干，舌红少津，苔薄黄来看，似乎是热证，但是患者怕冷明显，脉象缓而不滑数。如果是热郁于内，阳气不得宣透，可以见到四肢发凉，所谓"热深厥亦深"嘛！往浅一层说这种情况会有畏寒的表现，因为热郁于内，外寒可进一步使毛腠闭合，热不易宣透因此会出现畏寒症状但患者脉象不数，也不滑。还有就是患者自汗出明显，如果说热郁于内，表有湿浊阻隔，虽然汗出，应该汗出不畅。但是从患者表现来看，无法找到湿浊的影子。所以热郁于内是不能解释患者所有病症的，病机应该是寒热错杂的。

回忆《伤寒论》《金匮要略》中治疗寒热错杂的方剂，诸如黄连汤、泻心汤、乌梅丸、干姜芩连人参汤、麻黄升麻汤等。忽然脑子一转，这不是有点像附子泻心汤证嘛！但是患者没有心下痞满的表现啊。我习惯性地查了一下腹部，胸胁苦满确定是没有的，胃脘部向下压的时候，患者很痛苦，我眉头一舒，这下"心下痞"也有了，没问题肯定是附子泻心汤证。仲景原文是"心下痞，按之濡，其脉关上浮者，大黄黄连泻心汤主之。心下痞，而复恶寒汗出者，附子泻心汤主之"。

再次细细体味脉象，右关确实有点点浮。我开了三剂附子泻心汤，原文要求麻沸汤泡大黄、黄连、黄芩三药，而后再加煎煮的附子汁一起服用。这样开药在医院煎煮不太现实，还是把药一并煎煮了，只是三黄药量很小，用量是附子12g、大黄3g、黄芩6g、黄连3g。

患者服用后，当晚睡眠明显好转，三剂药下去，心慌汗出症状减轻大半，摸脉早搏基本消失。患者之后又复诊了两次，还是前方为主，一次加用了一点栀子和豆豉。总体感觉良好，心慌胸闷症状已经解除，只有一些恶寒，偶尔有点汗出，大便也一天一次，排不尽感没有了。

这个患者我刚开始也有些犹豫，毕竟七十多岁了，还用三黄来泻，患者脾胃能耐受吗？

但后来一想，张仲景少阴病还用大承气汤三急下呢？何况怎么看都符合附子泻心汤方证。附子可以温经散寒，患者有膝关节疼痛，加之有恶寒症状，不是进一步佐证了吗？"胃不和则卧不安"，患者虽然没有主诉心下痞满感，但是通过腹诊探测到了这一点，且患者睡眠不佳，不是另一佐证吗？患者大便虽然一天两三次，但有排不尽感，不也是需要大黄通利的佐证吗？虽然只是一个简简单单的早搏，通过中医方证、药证分析还是挺耐人寻味的。

温胆汤的"走泄"

现代社会，城市里生活的人节奏很快，很多人或多或少存在一些郁闷的事。这位患者刚来时，看似很平静，说话面无表情，面色苍白，目光呆滞，总的来说就是我们中医所说的少神。

患者是一位五十多岁的中年妇女，形体偏胖，皮肤暗黄，就诊的原因是近期睡眠非常困难，一天最多也就睡四五个小时，多梦，时常心慌汗出，口中无味，茶饭不思，家人担心得了什么大病，就给劝说过来看病了。

一看舌脉，舌淡红，苔白略腻，六脉皆沉。脑子里很容易就有了一个痰湿的印象了，患者体胖也提示痰湿较甚。再看睡眠不安、多梦，我们知道"卧则血归于肝""肝藏血，血舍魂，肝气虚则恐，实则怒"，痰湿阻滞了本应该藏于肝的血，致使浮游于外，而血舍魂，所以就不断地梦绕纷纭了。至于口中无味，茶饭不思，阵发心慌汗出，应是痰湿阻滞，气机壅滞，所以饮食不消，痰湿上扰故而心慌汗出，但是再细想一下痰湿本是阴类的物质，本身就不喜欢动也是不容易动的，它不好好在那待着，上扰心神干啥呢？

是什么让它去扰心神的呢？

这不是痰湿阻滞的问题了。于是问是不是受过什么惊吓，这一问患者本来绷着的神经，像决了堤的河水，一股脑地涌泄了出来，哭诉近期丧夫之痛，一直不停地说她丈夫平时连感冒这种小病都很少有的，怎么突发猝死了，一直没有想通是为什么。我安抚了一下患者的情绪，心想还真有这么一个推力啊，痰湿扰心果然是有原因的！于是开了一个温胆汤，并坚定地告诉她服药后肯定能好转的。

一周后复诊，患者情绪好转了很多，睡眠明显改善，已经不做梦了，心慌汗出基本消除，饮食还有点不好。我开了几剂温胆汤合用外台茯苓饮。

三诊，患者情绪已经很稳定了，面部表情也丰富了很多，这次没用再服中药，只拿了点降压药。

像这样一个病例，很容易辨证到痰湿内阻，如果单纯用二陈汤，恐怕效果不如温胆汤。选用温胆汤出于两点考虑，其一是受黄煌老师的影响。黄煌老师临证倡导方证相应学说和经方体质学说，认为方证相应是辨证论治的核心。在经方体系学说中创造性地提出"方人""药人"的概念，指出用好温胆汤的关键在于抓住方证和体质。黄老师认为"温胆汤是中国传统的壮胆方，也可以看作是治疗当今常见的创伤后应激障碍（PTSD）的专方。之所以名温胆，是因为本方原治疗胆寒症。所谓胆寒，心惊胆战是也"。该患者有典型的心灵创伤，所以选用此方。其二，是受日本皇汉医学影响，他们认为温胆汤主要用于弛缓性体质而有胃下垂、胃弛缓，或虚证之不眠。患者符合弛缓性体质，故而选用了此方。

温胆汤出自南北朝姚僧垣的《集验方》，该方由半夏、生姜、橘皮、枳实、竹茹、甘草六味药组成，经宋代陈无择《三因方》化裁，增加茯苓、大枣两味药，变成了我们常用的温胆汤。有些人论及温胆汤不查出处，以讹传讹，常把温胆汤释为二陈汤加减，殊不知温胆汤是南北朝之前的产物，而二陈汤是出自宋代《太平惠民和剂局方》。关于方名的含义，历来有温胆和清胆之分。如王焘《外台秘要》说，此方疗"大病后，虚烦不得眠，此胆寒故也"，宜服温胆汤。而陈修园则持异议云："热除痰清而胆自宁和，即温也。温之者，寒凉之也。"

其实温胆也好、清胆也罢，整个方子药物主要作用在胃肠，帮助痰湿运化。叶天士《湿热论》说："再论气病有不传血分，而邪留三焦，亦如伤寒中少阳病也。彼则和解表里之半，此则分消上下之势，随证变法，如近时杏、朴、苓等类，或如温胆汤之走泄。因其仍在气分，犹可望其战汗之门户，转疟之机括。"在叶天士眼里温胆汤属于"走泄"一类的方剂。

从哪走泄呢？

根据"此则分消上下之势"来看，当然是中焦了。

那又走泄什么呢？

根据方中药物组成，自然是痰湿浊邪。所以从这方面来分析，中焦痰湿走泄，胃肠功能得以恢复，胆气得到补充，还是温胆的意思比较符合。还有一点，我常用这个打比方，如果往一条流动比较缓慢的小溪里扔一块石头，肯定动静很大，如果往一条川流不息的大江里仍同样一块石头，动静肯定小多了。也就是说一个人气血旺盛时，外在的惊恐邪气不易激惹到他；反之容易激惹的人，气血在某种程度上不是那么旺盛或者运行不是那么畅快。这样反过来分析，温胆汤治疗的患者类型属于那种弛缓型或者胃肠虚弱型的人。温胆汤具有"走泄"之功，也就不言而喻了。

 ## 乍暖还寒话咳嗽

患者是一位中年妇女，面色较暗，苍黄色那种，但有些油光，体胖。主诉感冒后咳嗽一直不见好，快两个月了。痰少而黏，不易咳出，感觉咽痒不适，咽痒难忍时就不断咳嗽，口苦、口干、眠差，原因是夜间咳嗽较甚，影响睡眠。小便尚可，大便一日两三次，不成形，喜欢叹长气。舌黯红，苔薄白略润，脉象感觉没有什么特殊的地方。

时值冬末春初，乍暖还寒，很多病人容易出现咳嗽的症状，当然这类病人多半有"内饮"这一共同病机，乍暖的时候阳气上升，引动人身少阴少阳之气，假使人有内饮，阳气上升，必然引动伏饮。阳气旺盛的时候，内饮化气经皮毛而散去。但是"乍暖"刚过，"还寒"即来，饮已化气，毛窍却因寒来而闭塞，就会引起肺气宣降失调，出现咳嗽，而这种病人多半化热了才过来看病。我经常用小青龙加石膏汤治疗，效果非常明显，几剂药下去就有立竿见影的疗效。

这个病人单从咽痒即咳、口干、苔润来看，似乎像饮邪化热所致，但是张仲景痰饮篇说"其人素盛今瘦，水走肠间，沥沥有声，谓之痰饮"，感觉是痰饮的病人多偏瘦，当然不是绝对的，我治疗过的服用小青龙汤加石膏汤的咳嗽病人，似乎还真很少有胖胖的那种。再问患者虽有阵发汗出，但并不是很畏寒，这一点与小青龙汤证的病人也是不符的，那又会是哪种情况的咳嗽呢？

带着疑问，我查了查腹，这一下帮助可真大！我向病人剑突下压迫的时候，患者不适感增强，还有明显的胸胁苦满症状，典型的柴胡汤证表现嘛！加上患者体胖自利，但细问大便并不痛快，口干口苦，还是合并有阳明表现，断定是大柴胡加石膏汤证。于是我开了五剂大柴胡加生石膏 60g 的方剂。

患者复诊时，说服药第三天就已经不咳嗽了，复诊时喜颜悦色的，问还用不用些药巩固一下，毕竟咳嗽了都快两月了。查舌象已不滑，脉象比原来平和了些，剑突下不适感已不明显，胸胁苦满还有些，于是我说咳嗽已经好了，用点药调理一下肝胃，减少以后复发的机会，又开了几剂小剂量的大柴胡汤。

这个病人的咳嗽，我们常常会认为是阳气上逆犯肺所致。其实细细分析一下，大柴胡汤中的半夏、生姜，其实是一对化饮药，以方测证，患者应该有内饮。因为有内饮，所以经脾气上输于肺的轻清之气，并不是那么轻清，而是夹有素饮的，故而久咳。从前面乍暖还寒来看，乍暖的时候阳气上升，有从少阴的，也有从少阳的，对于小青龙汤引动伏饮的似乎少阴更好理解，因为青龙汤后有一系列降冲逆的方剂，后人称之为从龙汤，都是从少阴伏藏冲气而设的方剂。而这个患者从少阳引动伏饮当然很好理解。虽然同样是火热之气，有时候我们用六经细辨一下少阴、少阳往往事半功倍。

阳明不降还是太阴不升

一个三十多岁的小伙子，就诊是因为近期血压偏高。小伙子一看就是那种富家子弟，虽然看上去不是特胖，但感觉还是浑身肥油油的，脖子上带一根大金链子，头发稀疏，面色潮红，就是那种红光满面的样子。想是终日肥甘厚味，体育锻炼少得可怜。

病人还没开口，我便问是不是颈项不适，患者说没错，总感觉后背及后脖颈子发僵，早上起来更明显，活动开了会好一些，总感觉头蒙蒙的。再问是不是经常拉肚子，病人予以否认细问一下，大便一天三四次，比较急，不成形。这类人不用问总觉得自己吃饭睡觉好着呢，我问的结果果不其然。再细问一下，是不是吃多点觉得胃部不舒服，人家倒说那可不嘛，谁都不是这样的嘛！其实这类人不容易控制自己的食欲，吃多了肚子胀点那是常事。舌红，苔不多，湿湿的，有点薄黄苔，脉弦滑，左尺有点涩，总之是上盛下虚的脉。平日里测血压 150/110mmHg，门诊测血压 150/105mmHg，患者还不想吃药，一旁的家属急了，我说要不先试试中药吧，同时控制饮食，少盐低脂饮食。于是开了两周的葛根芩连汤，葛根 60g，黄芩、黄连各 12g，甘草 9g，当然还是备用了一盒卡托普利紧急降压用的。

二诊，血压降到 130/90mmHg 了，自己也感觉舒服了很多，颈项不适感明显减轻。再问有没有服用卡托普利，结果是患者压根就没取那药，理由是感觉自己这么年轻，现在就服降压药，以后就没有药可吃了。

我也是服了，还好有中医啊！

患者服药后大便基本上一天一次，偶尔的时候两次，以前那种三四次甚至更多的时候已经没有了。于是我又给开了两周的药，再次嘱咐低盐低脂饮食，加强锻炼。再后来病人又来复诊了一次，血压已经基本正常了，多数时间在 130/80mmHg 左右，偶尔有 140/90mmHg，但是患者那种吃喝享乐的思想一直没有转变过来，我想他迟早还得用西药降压的。

但从这个小伙子来看，无论是血压高，颈项不适，还是头蒙蒙的，脉上盛下虚，都提示降得不及，升得太过。怎么会选用葛根芩连汤呢。葛根芩连汤原文是"太阳病，桂枝证，医反下之，利遂不止，脉促者，表未解也，喘而汗出者，葛根黄芩黄连汤主之。"现代多认为葛根芩连汤治疗的病机是太阳表邪未解，邪陷阳明，大肠湿热壅滞，里热蒸肺迫肠，升降失调，津液外泄。所以出现了协热下利，喘而汗出的表现。因为明显有阳明病的存在，所以多数医家认为葛根是归阳明经的，具有清解阳明经热的作用。《神农本草经》言："葛根，味甘平，主消渴，身大热，呕吐，诸痹，起阴气，解诸毒，葛谷，主下利，十岁已上。一名鸡齐根。生川谷。"后世医家中如《本草正义》云："葛根，气味皆薄，最能升发脾胃清阳之气，《伤寒论》以为阳明主药，正惟表寒过郁于外，胃家阳气不能散布，故以此轻扬升举之药，捷动清阳，捍御外寒，斯表邪解而胃阳舒展，所以葛根汤中仍有麻黄，明为阳明表寒之主药，非阳明里热之专司，若已内传而为阳明热症，则仲景自有白虎诸法，非葛根汤之所宜用。其葛根黄芩黄连汤方，则主阳明协热下利，貌视之颇似专为里有实热而设，故任用芩、连之苦寒，则葛根似亦为清里之品；抑知本条为太阳病桂枝证医反下之之变，邪热因误下而入里，里虽宜清，而利遂不止。即以脾胃清阳下陷之侯，葛根只以升奉陷下之气，并非为清里而设，此皆仲师选用葛根之真旨。由此推之，而知《本经》之主消渴者，亦以燥令太过，降气迅速，故虽饮多而渴不解，此药治之，非特润燥，亦以升清。又主呕吐者，亦以胃气不能敷布，致令食不得入，非可概治胃火上逆之呕吐。而仅知为清胃生津、甘润退热之普通药剂，则似是实非，宁独毫厘之差，真是千里之谬矣。"

葛根的升提作用历代医家都认同这一点，但归经，多数认为归足阳明胃经，而李东垣只是模糊地归于脾胃两经，说："干葛，其气轻浮，鼓舞胃气上行，生津液，又解肌热，治脾胃虚弱泄泻圣药也。"这其中主要的原因，我想还是因为张仲景的葛根汤和葛根芩连汤，因为它们明显是合并阳明病的。所以历代医家大多数认为葛根归胃经。其实我认为，葛根汤也好，葛根芩连汤也好，葛根的作用主要是足太阴，葛根的作用是通过升提足太阴津液，也就是《神农本草经》"起阴气"的作用，来解决足阳明经不降的问题。

《四圣悬枢》云："伤寒一日，太阳受之，太阳者，诸阳之所属也，故为诸阳主气也。太阳行身之后，其脉自头下项，挟脊抵腰，连于督脉之风府。邪自风府而入，客于太阳之经，故头项痛，腰脊强。二日阳明受之，阳明行身之前，其脉挟鼻络于目，故目痛鼻干。三阳之气，皆随阳明下行，阳气蛰藏则善寐，阳明上逆，阳升而火泄，故身热而不卧。三日少阳受之，少阳行身之侧，其脉从耳下颈，自胸贯膈，而循胁里，故胸胁痛而耳聋。三阳经络，皆受其病，而未入于三阴之脏者，经郁热发，汗之开其皮毛，经热外泻，则病愈矣。"如黄元御所说"三阳之气，皆随阳明下行，阳气蛰藏则善寐，阳明上逆，阳升而火泄"，因为阳明行身之前，面属于前，归阳明所主，另外《黄帝内经》曰"女子五七，阳明脉衰，面始焦，发始堕。"可见阳明与面色的关系不浅。阳明不降，三阳之气聚集于面，面色自然会潮红，另外阳明病日晡潮热，脸色自然也会潮红的。所以本案患者，是一个典型的阳明不降。

但是阳明不降，有虚有实，不都是阳明本身的问题，葛根芩连汤就是很好的例子。葛根芩连汤主治协热下利，下利是其主症，下利不是阳明不降，是足太阴不升所致。足太阴不升是原本"太阳病，桂枝证，医反下之"，导致邪热入，进而足太阴受累而不升，所以"利遂不止"，"喘而汗出"是因为足太阴当升反降，手太阴应降反替足太阴升。治疗予以升足太阴，同时清解里热，足阳明自然也就降了。

所以像本案患者虽阳明不降，但能吃，能睡，大便还不实，显然不是阳明本身的问题导致阳明不降。再进一步分析就落实到太阴不升的问题上来了，进一步分析太阴是因为热而不升的，所以芩连汤自然就见效了。由此可见临床上我们用升降出入辨证，需要更为细致一些，有时候需要往反方面考虑考虑，没准"柳暗花明又一村"了，自然也不会陷入升降出入而不能自拔。

小溪水问题的启示

还是前面那个小溪大河假说，如果说温胆汤类方是"走泄"痰湿浊邪，帮助气血运行，来治疗那条迟缓的小溪。那么对于水特别少的小溪，虽然气血周流速度并不迟滞，一个外在的大石头来袭，自然是动静不小，这些病人又需哪类方剂治疗呢。

先看叶天士那段条文，他把邪留三焦，比作伤寒中少阳病，用温胆汤之走泄祛除三焦之邪的方法，比作小柴胡汤和解表里之半的方法。那么小柴胡汤也是解决小溪的问题吗？

《伤寒论》张仲景解释小柴胡汤证的条文是"血弱气尽，腠理开，邪气因入，与正气相搏，结于胁下，正邪纷争，往来寒热，休作有时，嘿嘿不欲饮食，藏府相连，其痛必下，邪高痛下，故使呕也，小柴胡汤主之。服柴胡汤已，渴者属阳明，以法治之。"

很显然开头那句"血弱气尽"不正是在描绘那条小溪嘛！

那么小柴胡汤证的症状多不多呢，我们知道光主症就有四条，还有诸多或然症，这不是印证了小溪水少而迟滞易出现大而多的动静嘛！但这些症状，多半是胃肠神经症状。对于这条血弱气尽的小溪出现的神经症状，张仲景选择的是小柴胡剂，边补边清的方法，当然半夏是不是在走泄呢，我想应该是吧。所以在使用小柴胡汤时，多半是先想着有那么一条小溪在眼前，然后随症加减治疗。

这是一个瘦小的老太太，七十多岁，面色暗黄，说话声音少了一些底气，一看就属于虚的那种。主要的症状是舌尖发麻，口腔发涩发干感。还有咽部不适，晨起有黏痰不易咳出，偶有心慌不适，饮食无味，食欲缺乏，剑突下饱满感，时有呃逆，无明显恶寒感，全身不适感，大便干燥，数日一行，小便尚可，睡眠尚可。舌黯红，少苔，色白，脉弦软。胃脘部有轻压痛，局部肌肉发紧感，无明显胸胁苦满，可触及腹主动脉搏动，下腹部无明显压痛。

我认为临床上辨证首先需要辨虚与实，虚实如果弄错，方剂和药物就无需多说了，无效还在其次，恐怕或多或少会带来一些负面反应。这个病人从整体来看，很容易辨证为虚证。若就部位来看，脾胃肯定是难辞其咎，但是舌尖发麻怎么看都跟心有点关系，舌为心之苗嘛！何况主要是舌尖发麻。还有就是除了脾胃症状外，大多是些精神方面的症状，舌尖发麻，口腔发涩发干感，咽部不适，全身不适，这些精神症状，感觉的异常，应该跟中医的肝有些关系。

于是开了三剂旋覆代赭石汤，首先考虑了脾胃亏虚，还有痰浊痞结，因此会出现剑突下饱满感，腹诊也符合痞气的表现；其二考虑到旋覆花味苦、辛、咸，不但有降气消痞之功，尚有疏肝的作用，这些精神症状不就迎刃而解了吗？另外患者脾胃亏虚，虚火不降，出现舌尖发麻，口腔发涩发干等感觉。所以一方面需要健脾胃，一方面降痰浊，扫清虚火下归的障碍。

三剂药后，患者舌尖发麻迎刃而解，痞满感明显好转，大便也不那么费劲了，我心中顿时了了，无非是脾胃健运，胃气下行，虚火逐渐归元的势头。续进前方。

旋覆代赭石汤原文是，"伤寒发汗，若吐若下，解后，心下痞鞕，噫气不除者，旋覆代赭石汤主之"，本来是治疗胃虚痰气痞证。痞证的特点是指心下堵闷不舒，手按之却柔软无物。旋覆代赭石汤是从小柴胡汤变化而来，去掉柴胡、黄芩，同时减少人参用量，增加生姜用量，加上旋覆花、代赭石。以方测病机，当然比小柴胡汤更得血弱气尽了。

那么同样是疏肝，小柴胡汤使用柴胡升发宣透，黄芩散其郁热，而旋覆代赭石汤使用旋覆花降气轻散，代赭石重镇抑肝。可以说小柴胡汤属于小溪虽然水少，但气血运行并不迟滞，甚至内部运行还很快，所以用黄芩苦寒一类药物延缓气血运行，柴胡从内向外推挡那股邪气。旋覆代赭石汤属于小溪不但水少，而且运行缓慢，所以特意增加了生姜的用量来推动气血的运行，旋覆花从上化解那股邪气。也就是说当脾胃亏虚到一定的程度，疏肝药已经不能使用，需要升级到镇肝药了。

柴胡证探究

《伤寒论》101 条，"伤寒中风，有柴胡证，但见一证便是，不必悉具。凡柴胡汤病证而下之，若柴胡证不罢者，复与柴胡汤，必蒸蒸而振，却复发热汗出而解。" 103 条 "太阳病，过经十余日，反二三下之，后四五日，柴胡证仍在者，先与小柴胡汤。呕不止，心下急，郁郁微烦者，为未解也，与大柴胡汤下之则愈。" 首先柴胡证，不是专为小柴胡汤而设，小柴胡汤可有柴胡证，大柴胡汤也有，柴胡桂枝干姜汤、柴胡桂枝汤自然都有。那么条文中 "一证便是"，这一证自然不能说成是 "往来寒热，胸胁苦满，嘿嘿不欲饮食，心烦喜呕"，小柴胡汤中的四大主症之一了。

我们说小柴胡汤适用于有 "血弱气尽" 的柴胡、黄芩证患者，所以我们只需要抽丝剥茧一般，把其他药物治疗的证候剥离出去，剩下的就是柴胡、黄芩证了。小柴胡汤四大主症外的诸多或见症，使用方剂的加减用药，小柴胡汤仅有柴胡、甘草没有被去掉过。这样来看似乎四大主症就好像是柴胡与甘草的适用症了。再看 103 条大柴胡汤，症状是 "呕不止，心下急，郁郁微烦"，烦、呕症状可以归于四大主症中的心烦喜呕，"心下急" 是新出来的症状，至少我们不能确定它就是柴胡证，大柴胡汤显然不是针对 "血弱气尽" 的人，连甘草也给去了。如果说大柴胡汤也是柴胡汤证的一个加减法，那么似乎柴胡汤就剩下柴胡一味药了。

这样一来，柴胡这味药本身就应该可以治疗四大主症了。是这样的吗？

这四大主症中，张仲景说 "血弱气尽，腠理开，邪气因入，与正气相抟，结于胁下，正邪纷争，往来寒热，休作有时，嘿嘿不欲饮食，脏腑相连，其痛必下，邪高痛下，故使呕也"。胸胁苦满是因为正邪结于此；往来寒热、嘿嘿不欲饮食，是因为正邪纷争所致；呕是因为邪气冲击所致。这些症状都和邪气进入，结于胁下相关。那么可以认为，柴胡的作用是解除集结于胁下的邪气。《神农本草经》言柴胡 "苦平，主心腹，去肠胃中结气，饮食积聚，寒热邪气，推陈致新。" 从中可以看出柴胡主祛除邪气是不用多说的，但是《神农本草经》说是心腹、肠胃中结气，比起胁下位置显然要更广一些。这样一来大柴胡汤的 "心下急" 也就很好理解了，"心下急" 当然也是柴胡证的一种。只是这些症状必须有一个共同点，就是有所谓的 "结气" 在心腹、胃肠中，结是 "邪结"，气是 "正气"，"结气" 是邪气与正气抟结。这样的话，我们的柴胡证，其实就不会只局限在那四大主症了。

如果邪气与正气没有抟结，会是什么样呢?

答案在《伤寒论》149条:"伤寒五六日，呕而发热者，柴胡汤证具，而以它药下之，柴胡证仍在者，复与柴胡汤。此虽已下之不为逆，必蒸蒸而振，却发热汗出而解。若心下满而硬痛者，此为结胸也，大陷胸汤主之;但满而不痛者，此为痞，柴胡不中与之，宜半夏泻心汤。"首先正气，正常情况下是由上往下走，由内往外出的，因为被邪结住，而不能下走、外出。所以应用小柴胡汤时，有一句原文是"上焦得通，津液得下，胃气因和，身戢然汗出而解"，也就是说小柴胡汤服用后，邪气结除，正气也就是津液得以下归、外出，所以胃气和，汗出愈。这里张仲景说的是出现呕而发热的柴胡汤证，本来用柴胡汤就可以祛除邪气，使结于邪气之内的正气得以解围。反而用其他的药泻下，一部分邪气被泄下去了，正气也必然也受累。如果说之后还有一部分柴胡证，即下后还有一部分正气被邪气困结住，还可以用柴胡汤，只不过用完药后，邪气经柴胡祛除，阳气得到药物的资助，但也是勉为其难，会出现战汗那种情况。如果出现心下满而硬痛的情况，那是正气与邪气抟结后，经过泻下药的作用，导致进一步阳气内陷，阳气与邪气混作一团，你中有我，我中有你，这时候就是结胸了，柴胡的作用已经鞭长莫及了。如果仅仅是心下痞满，却不疼痛，那是因为泻下药使抟结正气的邪气大半陷了下去，而正气也因此受累变得散漫不收了，虚弱的正气弥漫在中焦这块地方，残存的邪气阻碍着这团正气（津液）下归外出，所以叫痞，跟《易经》否卦，"天地否，乾上坤下"，上下没有沟通一个意思。也就是说正气虽然没有被邪给结住，但是却因为邪气而不能下归外出。这时候张仲景明确地告诉我们，"柴胡不中与之，宜半夏泻心汤"治疗。

总的来说，我们的柴胡症，是什么呢，我想领悟到了柴胡"主心腹，去肠胃中结气"就不难理解了。

"血弱气尽"与"虚不受补"

我刚学《伤寒论》那会，当老师讲到柴胡桂枝干姜汤的时候，印象特别深，老师说柴胡桂枝干姜汤主要作用是和少阳、畅气机、助心脾、生津液、散结聚。临床上可以适用于多种疾病，诸如慢性肝炎、糖尿病、慢性结肠炎、乳腺增生、肋软骨炎、发热性疾病、胸膜炎、胆囊炎等。加上老师说刘渡舟老教授晚年看病，有很多次是左手一搭脉，右手一搭脉，对旁边抄方的学生说，这个病人柴胡桂枝干姜汤，那个也用柴胡桂枝干姜汤，想想那场面真是令人神往。据说效果都很不错，老师讲了很多，我就只记得老师说最重要的要把握住柴胡桂枝干姜汤的基本病机是肝郁脾虚和津伤。

出于对此方的神往，我尝试着用了用，只是很多时候我辨证到属于肝郁脾虚津伤的病人，本以为效果肯定很不错，结果却总是令人意外。

我反思经方如果只是简单的病机对应，难道就可以合拍了吗？

肝郁脾虚津伤的病人难道都适合用柴胡桂枝干姜汤吗？

答案肯定不是吧！那么是什么样的病人有这个病机方才适合用这个经典神方呢？

还是那句"血弱气尽"的小柴胡汤提醒了我，原来对于小柴胡汤来说已经是"血弱气尽"了。柴胡桂枝干姜汤，本就是小柴胡汤的变方，而且本方可以说是涵盖了少阳、太阳、太阴三个层面。柴胡代表少阳，桂枝代表太阳，干姜代表太阴。古往今来很多学者认为，小柴胡汤中人参甘草是防止邪气进一步进入太阴的。那么对于柴胡桂枝干姜汤来说，在一定程度上，已经牵涉到太阴层面，很显然要比起小柴胡汤更虚一点。这么说来柴胡桂枝干姜汤肝郁脾虚津伤，说成是脾虚肝郁津伤更合适一些，脾虚应该较重，至少比小柴胡汤更重一些。如果说虚更重，但是为什么柴胡桂枝干姜汤反而没有用人参呢？这个问题在很长一段时间困扰了我。

这个病人是一位瘦弱的老太太，主要症状是心慌气短，口苦口干，不欲饮水，时有汗出，大便不成形，偶尔成形的时候也多是"初头硬、后必溏"，胃口不佳，。舌略红，少苔，舌面津液却不是那么少的那种，脉是弦弱的。查了查腹部，腹部张力比较弱，右胁肋部按压有轻度的苦满感。对于这个病人，很显然脾虚肝郁的表现都有了。津液伤呢？从舌象上看却是也比较符合，加上患者体瘦，不更说明津液的缺失嘛。于是我就开了三剂柴胡桂枝干姜汤，但是我总感觉患者属于比较虚的那种，真的不需要加点人参、党参吗？

正在犹豫的时候，病人的一句话彻底打消了我的想法。病人说："大夫，你可别给我开补药啊，我一吃补药肯定上火。"

我想，那就这样吧，原方看看吧！药后，患者胃口渐开，心慌明显好转，口苦口干也好多了，再看舌脉跟原来差不多，于是我又让患者继续服用了几剂原方。结果就不用多说了，患者效果很好。

于是我开始反思，为什么明明脾很虚，不用人参也能有如此效果呢？

我查看《药征》，书中说"人参主治心下痞坚、痞硬、支结也。旁治不食呕吐、喜唾、心痛、腹痛、烦悸。"这个患者确实没有典型的心下痞等一些症状。另外我注意到患者说不能用补药，这难道就是传说中的"虚不受补"吗？

回顾《伤寒论》原文，小柴胡汤加减用法中三去人参，大多数的解释都是说因为人参甘壅，恐其留邪。那么是担心人参留什么邪气呢？

柴胡桂枝干姜汤主治太阴脾阳不足，存在水饮内停，同时也伴有津液不足。这个时候蠲除水饮的药物半夏、茯苓都没有用，我想一是担心半夏的燥，二是担心茯苓的淡渗，二者皆可以伤阴，仅仅用了二两干姜温助脾阳，却用了四两瓜蒌根生津润燥，二两牡蛎化饮。干姜温运脾阳那是无可厚非的，柴胡、黄芩和解少阳不用多说，桂枝三两主要是为了降冲逆而设。那么如果说担心人参留邪，我想应该是担心人参的甘壅而留水饮邪气吧！所以众多名方中，到处可见人参与茯苓、半夏、白术这些化饮的药物一起联用的情况。这么说来对于一个水饮内停兼有津液不足的病人，真的是"虚不受补"的。

如果说那句"血弱气尽"让我打开了使用柴胡桂枝干姜汤的门户，那么这句"虚不受补"，才让我真正理解了柴胡桂枝干姜汤的构方思路。自此以后，我应用起柴胡桂枝干姜汤也就得心应手了。

血弱气尽的小柴胡汤

"伤寒五六日，中风，往来寒热，胸胁苦满，默默不欲饮食，心烦喜呕，或胸中烦而不呕，或渴，或腹中痛，或胁下痞硬，或心下悸，小便不利，或不渴，身有微热，或咳者，与小柴胡汤主之。"

"血弱气尽，腠理开，邪气因入，与正气相抟，结于胁下，正邪纷争，往来寒热，休作有时，默默不欲饮食，脏腑相连，其痛必下，邪高痛下，故使呕也。小柴胡汤主之。服柴胡汤已，渴者，属阳明也，以法治之。"

小柴胡汤，张仲景所载的诸多神方中的佼佼者，后世诸多医家推崇备至，加减化裁，神而明之，变幻莫测，经常可以从古代医案及后世名方中看到她的影子。时至今日，很多医家也对此方情有独钟，运用自如。

我们上学的时候，郝万山老师说："小柴胡汤这张方子和枢机、解郁结、畅三焦、达气机，它不仅可以促进五脏六腑新陈代谢，而且可以调畅人的精神情志，所以发热的疾病用它可以退热；抑郁的精神状态，用它可以解郁消愁；脾胃肝肠和胰腺的病变用它，可以促进代谢；妇科病用它可以调整月经和治疗带下，所以古人说小柴胡汤这张方子基本上可以左右逢源，临床上不管男女老幼，外感内伤都可以用。"尽管如此，像我这种小辈刚开始只能慨然叹之，望洋兴叹，但是还是免不了经常试用此方，虽然有的时候也真能达到效如桴鼓，可有的时候却是纹丝不动，一点疗效也没有。于是就迷茫了，究竟该什么时候用此方呢！古人说"读书百遍，其义自见"，孔圣人说"温故而知新"，于是我一遍又一遍地"温故"着《伤寒论》和《金匮要略》，终于有一天我体会到了一点我之前所不知道的新意。

虽然读小柴胡汤条文不下百遍，但是前面九十多遍，总感觉只是粗粗读过而已，特别是"血弱气尽"那一段，血弱还可以接受，气尽了怎么可以？气尽了是不是气就绝了呢，人不就死了吗？所以诸多医家认为血弱气尽是指气血虚弱，也有人分析得更细致，说是在表的气血虚弱了，所以腠理开，邪气入，结于胁下，出现一系列柴胡证。可是突然有一天我意识到中医不是治人的病，而是治有病的人，虽然很早就知道这个观点，但是一直没有真正领悟到其中的真谛。我的目光落在"血弱气尽"上了。原来小柴胡汤治疗的是一个"血弱气尽"的患者呀！这么多年怎么一直没有发现呢，回过头来想想我那些小柴胡汤治疗效果好的病例，原来他们都有这一共同特点。我恍然大悟，再看原文，张仲景说"伤寒中风，有柴胡证，但见一证便是，不必悉具"，原来是说"血弱气尽"的病人，无论是中了什么邪气，伤寒也好，中风也罢，出现柴胡证了，有一个算一个，都可以柴胡汤来治疗啊。原来徐灵胎说"小柴胡汤之妙在人参"，不也正是符合那句"血弱气尽"嘛。

经方因为诸多因素，有时候很多方证未能一一列出，后世常用的一个方法就是"以方测证"，即根据条文中的方药组成和功效来推测方证，即该方所主病证的病机及其症状。如果小柴胡汤所主的方证，最基本的病机是"血弱气尽"，即气血虚弱，那么能不能根据小柴胡汤方剂组成来反推出来呢？小柴胡汤除了柴胡、黄芩、半夏、生姜之外，就剩下人参、甘草、大枣这些补益作用的药了，很显然人参、甘草可以益气。

那么对于血弱呢，难道就用大枣吗，为什么不加一些常规的补血药如地黄、当归，哪怕是芍药也行啊，还是说只是简单的益气就可以达到补血的功效了呢？

当归现在认为具有补血和血，调经止痛，润燥滑肠的功用，但是如果我们从《神农本草经》来看，当归"主咳逆上气，温疟寒热洗洗在皮肤中，妇人漏下，绝子，诸恶疮疡金疮，煮饮之。"甚至唐代以前的本草没有直接说当归补血的。当归如此，那么地黄、芍药呢！《神农本草经》记载地黄"主折跌绝筋，伤中，逐血痹，填骨髓，长肌肉，作汤，除寒热积聚，除痹，生者尤良。久服，轻身不老。一名地髓，生川泽"。芍药是"主邪气腹痛，除血痹，破坚积寒热，疝瘕，止痛，利小便，益气。生川谷及丘陵"。大枣又如何呢，《神农本草经》大枣"主心腹邪气，安中养脾助十二经，平胃气，通九窍，补少气，少津液，身中不足，大惊，四肢重，和百药。久服轻身长年，叶覆麻黄，能令出汗。生平泽"。这样看来，没有一个是直接补血的。

《灵枢·决气》："何谓血？岐伯曰：中焦受气取汁，变化而赤，是谓血。"也就是说血是通过中焦的"气"而"汁"而形成的，那么血虚的时候，至少有三种原因可以导致，一是中焦的"气"不够，二是中焦的"汁"不够，还有这两者都不够了。四物汤是专门用来补血的，大概主要是中焦的"汁"不够，而当归补血汤，是中焦的"气"不够，八珍汤是"气"和"汁"都不够。还是回到小柴胡汤上来看，"血弱气尽"，应该是气不足占主导地位，当然汁也不够，所以用了大枣，《神农本草经》不是说大枣"补少气，少津液"吗？这样一来，我们的"血弱气尽"是可以解决的。

再看小柴胡汤中的半夏、生姜，无非是因为中焦气不足，先前留下的"汁"，不能被取走，停而为水饮，用半夏、生姜予以化除掉。至于柴胡、黄芩这两大药，不是单从"血弱气尽"可以分析出来的，否则的话，"血弱气尽"的病人，不是都可以用小柴胡汤了。那么柴胡跟黄芩就是这个方子的主心骨，需要见到柴胡证、黄芩证，才可以用小柴胡汤，否则的话是没有效的。

温经散寒的附子汤？

这位患者左颊有一块青斑，看一眼你永远也不会忘的。患者住院是因为血压不稳，出现头晕不适，应家属要求，住院调理调理。

患者初感觉是属于气场内敛的人，怎么这么说呢？每次我去查房，患者总是面无表情的，从不主动说自己的症状如何如何，你问她，也只是简单地说"好点"，"还有"之类的短语。

患者是一位六十多岁的女性，体型中等，面色暗黄而缺少光泽，头晕乏力，少气懒言，饮食尚可，二便正常，睡眠不佳，舌淡黯，少苔，脉沉弦。经予以调整降压药物后，血压稳定，头晕不适也减轻了。可巧的是邻床是一个热心肠的大妈，显然与她的气场互补，大妈经中药治疗后症状改善非常明显，于是就一个劲地给我宣传。患者显然也受其影响了，这天查房时居然主动说了一堆症状，什么平时心慌，爱忘事，睡眠不好。最主要的症状是胸骨旁的左侧肋骨疼痛，持续不适，有按压痛，已经有两三年了，变天的时候会更明显些。

我从患者的气场判断，属于气虚，根据舌淡黯，脉沉，考虑阳气不足，就开了三剂附子汤，附子的药量并不是很大，只有 14g。三天后，患者给我的感觉简直是变了一个人似的，说话比往常多了不少，很显然药见效了。患者说她今天终于知道什么叫作药到病除了，就吃了三剂药，两三年的肋骨疼痛居然好了。后来我继续给用了几剂原方，肋骨疼痛的毛病一直也没再发了，关键的一点是患者左颊的青斑出院时颜色变浅了很多。当时也不知道为什么，感觉是阳气渐旺的缘故吧！

后来我再次研究附子汤时，似乎理解更深了一些。附子汤出现在张仲景伤寒论 304 及 305 条，原文是"少阴病，得之一二日，口中和，其背恶寒者，当灸之，附子汤主之"，"少阴病，身体痛，手足寒，骨节痛，脉沉者，附子汤主之"。我们经常可以看到真武汤治疗的各种案例，对于附子汤的应用还真不是很多。其实附子汤与真武汤药物上只差别一味药，可能因为没有真武汤出名，所以很少人注意到它，一般认为也就是那种温经散寒的方剂。但是细分析一下，附子汤中的附子较真武汤增加了一枚，茯苓与芍药的用量都是三两，附子汤的白术量加大到四两，而真武汤的白术只有二两，然后就是附子汤有二两人参，真武汤有三两生姜。附子汤与真武汤煎法没有区别，只是附子汤要求温服一升，日三剂，而真武汤要求温服七合，日三剂。如果说如后人所说，附子汤主要是用来温经散寒的，而真武汤是用来温阳行水的，所以附子汤附子量大。这样看似乎合情合理，其实不然，张仲景在白术附子汤后解释："一服觉身痹，半日许再服，三服都尽，其人如冒状，勿怪，即是术附并走皮中，逐水气未得除故耳。"很显然白术、附子加量是用来逐水气的，而不是单纯温经散寒的。

那么对于两者而言，问题主要出在一个用的是生姜的散，一个用的是人参的守。我们知道真武汤后有很多或见症状，与小柴胡汤一样出现了不同的加减用药，从这一方面来看主要是因为水气的变动不居，所以有诸多变化，那么用生姜的散是可以理解的。相对而言，对于附子汤表现出来的身体痛、手足寒，骨节痛，背恶寒来说，显然是水邪没有四处流动。那么人参的守也是可以接受的。还有一个表现就是脉沉，脉沉除了水气的因素，另一个侧面反映津血的不足，另外张仲景说"口中和"，我觉得这也是一个很重要的鉴别点，口中和表面的意思是没有口苦、口干、口黏，其实他的意思是虽然有水气，但并没有影响到脾胃，所以可以用补药。

那为什么就要用人参呢？水津的停聚，是因为阳气的不化，在一定程度上津液也是不足的，因为本应该化气成津的水，停而不行，那么阴津也就不足了。使用人参自然是为了补气兼生津。真武汤证的患者阴津亏不亏，很显然也亏，只是患者水邪弥漫，变动不居，且影响到了脾胃，这时候人参就不合适了，这也是所谓的"虚不受补"吧！当水邪温化到一定程度的时候，最终还是需要使用补气生津药物的。这样分析那位左颊青斑的患者，经使用附子汤后青斑变浅，我想不光是阳气的渐旺，而且还有津血渐生，所以能够上荣的表现吧！

所以后来我使用附子汤不再局限在骨节疼痛这种温经散寒上了，我领悟到附子汤实际上是一个补阳兼有补阴的方剂，对于阴阳两亏，水饮停聚是一个不错的选择，同时临床上调整附子和人参的用量，还可以达到温阳和养津利水的不同目的。

墨黑墨黑的眼圈

这天，我门诊来了这么一个有意思的患者。

患者还在外面排队，准备就诊的时候，我无意中瞟了她一眼，好家伙因为那个实在是太明显了，患者戴了一个大大的墨镜，半张脸恨不得都给遮住了，心想这年头来看病就看病嘛，弄得还挺时尚啊！

患者坐下来后，说来医院的目的是拿点常用药，我一边给她开，一边就问开了，"我说您还挺时髦哈，今天太阳还好吧！药开好了，我帮您测个血压看看吧。"

也许是我的问话拉近了距离，患者好像一下子对我特别信任，她把墨镜摘了下来，露出了真颜，很委屈地说："大夫，我这眼睛怕强光，没办法很长时间了，您看还可以开点什么药治治吗？都很长时间了，一直也没好，烦死了！"

她摘下眼镜那一刹那，我也惊了一下，怎么有这么严重的黑眼圈，真的是墨黑墨黑，而且不光黑，并且范围大，怪不得人家戴那么大一个墨镜呢。我回过神来说："您这黑眼圈有多久了，有没有去看过。"

"哪都看了，眼科开了一堆药，也没管用，这不还让您开了一点眼药水嘛！"患者一边说一边拿那个处方比画。

"我给您治治，试试看。"我一边说，一边开始打量患者。

患者是一个中等个子的五十多岁的女性，体胖，脸上除了那黑眼圈明显外，还有一个特点就是面色暗红，但是有些油光，眼睛白睛充血发红。患者一听很高兴，"那敢情好啊，您给治治。"

我继续采集四诊信息，患者睡眠差，多梦，口干，口苦，纳尚可，但有时候会反酸烧心，大便一天两三次，比较急，不成形，小便还可以。舌黯红，苔薄黄，脉弦而涩。可见明显的胸胁苦满，下肢皮肤粗糙。我马上想到《金匮要略》里一句话，"内有瘀血，两目黯黑，肌肤甲错"，患者这不就是瘀血嘛。于是根据体质辨证，开了一周的大柴胡汤加桂枝茯苓丸，医院配好的那种免煎颗粒。患者也很满意地拿药去了。

一周过去了，我很期待那位患者回来复诊，因为患者那墨黑墨黑的黑眼圈实在是太令人难以忘怀。等了一上午，患者没来，下午都快下班了，我想"哎，估计没有动静，药物下轻了"。正心里嘀咕着，那个熟悉的墨镜又出现了。患者显然很高兴，还没坐下来就说："嗯，上午看病的人真多，还是下午清净，这快下班了，人更少了，我以后还得这时候来。大夫，您这药还不错，我感觉还行，眼睛没有那么畏光了，您再给看看。"

我又问了问，患者服药后口苦口干好些了，上次没说的症状嘴里黏腻黏腻的那种感觉比之前好多了。舌脉较前没有什么变化。我在上次的药方中加入了栀子、厚朴、连翘，考虑到患者长期黑眼圈，估计心烦，再加上舌脉提示内热确实严重，于是合用了栀子厚朴汤的意思，这次给开了两周的药量，因为总感觉药物对症了，于是我就多开了一些。

两周后，也是那个时候，患者准时来了，这次居然没有戴墨镜，感觉患者心情很好似的，带着笑容就走了进来。我一看，黑眼圈比之前明显淡了不少，而且范围变小了。

"您这黑眼圈比以前好多了啊，眼睛怎么样"，我问道。

患者很开心地说："是嘛，我朋友也都问我怎么治的，感觉比以前好了很多，眼睛已经不畏强光了，这不墨镜也没有戴，大夫真的太谢谢您了，您再给看看，谢谢！"

我一问患者口干口苦症状已经不明显了，睡眠也比以前好一些，原来半夜老是醒，醒后就不容易继续睡了，现在很快又能睡着，大便也比以前好，一天一次。于是我又开了两周的大柴桂汤合栀子厚朴汤，加大了桃仁、丹皮的用量。这个病人又来就诊了几次，黑眼圈虽然没有完全解决，但是已经比起之前那墨黑墨黑的，至少好了一大半以上了。最后开的是大黄䗪虫丸，因为医院没有药，就让自己外面去买药了，虽然我很想知道最终会是什么结果，但是患者后来一直没有再回来，我也回到病房了。

瘀血的形成，我们在很大程度上容易联想到气的问题，因为"气为血之帅"，"气行则血行"，所以气虚容易导致血行不畅，形成瘀血。同样气郁，血行亦会不畅，瘀血也会形成。但是在某些情况下，郁热的炼灼也不能忽略，因为郁热炼灼，津液亏少，血失去本身的濡润，势必停而为瘀。这个病人我想在很大层面与郁热离不开关系。当然我们知道"气有余便是火"，从另一个层面来说郁热也是离不开气的壅滞，所以我想患者如果不用大柴胡汤，调畅气机，栀子厚朴连翘疏解郁热，单纯只用桂枝茯苓丸之类的活血药，应该是没有如此效果的。

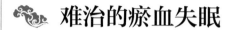

难治的瘀血失眠

失眠是一个常见病，多发病，身边有很多人都失眠过。我曾经也彻夜未眠过，那种感觉简直糟透了，真是辗转反复，难以入睡，第二天头脑昏昏，难受死了。

失眠，中医称为不寐，寐就是眠的意思。《黄帝内经》中有很多关于寤寐的论述，其中有代表意义的如"夫卫气者，昼日行于阳，夜行于阴，故阳气尽则卧，阴气尽则寤"，"卫气不得入于阴，常留于阳；留于阳则阳气满，阳气满则阳跷盛，不得入于阴则阴气虚，故目不瞑矣"，"胃不和则卧不安"。后世医家归纳为"阳入于阴则寐，阳出于阴则寤"，诸多医家从阴阳出入入手来治疗失眠。除此之外张景岳认为"盖寐本乎阴，神其主也；神安则寐，神不安则不寐"。唐容川认为"寐者，神返舍，息归根之谓也"，"肝藏魂，人寤则魂游于目，寐则魂返于肝"，主张从安神宁心治疗失眠。

我在临床上还是把握《内经》阴阳出入之旨，治疗失眠从阴阳出入入手。考虑到阳入于阴则寐，那么阳不入于阴便会不寐，所以关键的一点是找到患者阳不入于阴的障碍，或虚或实，治疗的大法总在帮助阳入于阴而已。

这个病人是一个失眠二十多年的女性，五十多岁，体偏瘦，面色暗黄而缺少光泽，皮肤也是暗黄色的，满脸焦虑的表情，瞳神也不是那么明亮，总之一眼望过去感觉患者就能给你一种愁眉苦脸的印象。自诉失眠严重，入睡困难，二十多年来经常失眠，严重时彻夜不眠，好的时候一天也就能睡三小时左右，而且是在每天服用安眠药的情况下，口干，舌黯红，质苍老，苔薄黄，脉象弦，小便夜尿频，因为睡不着觉老想上厕所，去了又只是那么一点点，大便尚可。再次询问有无口苦，胸胁不适均否认。腹部张力一般，少腹部张力明显减退，左下腹压痛明显，无胸胁苦满，足跟、下肢皮肤干燥。

首先对于这个病人来说，目前最痛苦的自然是失眠了，于是把握住阳不入阴的基本病机。进一步寻找阳不入阴的障碍，患者一派血瘀之象，从舌质苍老，面色苍黄，少腹不仁，明显具有地黄证，于是选用了桂枝茯苓丸加生地黄45g，考虑阳不入阴的原因是血瘀兼有血虚。桂枝茯苓丸祛瘀，生地黄和芍药养血。

一案一得手记——诊余思辨录

药进两周，患者欣喜复诊，多年失眠已经几乎痊愈。目前睡眠明显改善，到点就犯困，每天已能睡六七个小时，安眠药已经停用了，口干症状已经好转，甚至足跟干燥也有了好转。只是双足趾多年不见的脚气近两三天又发作了，要求一并给治治。张景岳所谓"伐下者必枯其上，滋苗者必灌其根"，想必是生地黄下灌其根的作用吧！当然桂枝茯苓丸散去原有瘀血，新生之血方才得以荣养。至于脚气的复发，我想好比是多年干涸的河道，先前河道里或者河道两岸聚集了一些垃圾，经过治疗后雨水骤降，将其冲刷了下来，沿着河道流了下来。这些垃圾就是积攒在身体的邪气，随着气血流到了下肢的井穴，从而出现了脚气。于是我在原方的基础上，稍加泽泻、竹茹以祛浊。复诊时患者失眠的症状一直没有复发，脚气也很快好了。之后的方剂着重在益气养血上了。

这个患者，长达二十多年的失眠，前后也找了不少医生看病，一直没有什么改善，我想可能多半是用一些安神的酸枣仁，潜阳的龙骨、牡蛎之类的方剂。失眠的原因首先需要知道最根本的病机是阳不入阴，然后应该进一步辨别是何种原因导致阳不入阴，而不是盲目地堆砌所谓的安神、潜镇的药物。即便使用安神、潜镇药也只是暂缓一时，导致阳不入阴的根本病因不除，自然不会长久。安眠药大概就是这种强效潜镇安神药，暂时将阳气强压入阴，可以帮助入睡。我想这种方法，大概是损耗了一部分阳气或者津血，长期服用安眠药后容易产生疲乏、记忆力下降的副作用。所以治疗还得从根本入手。

另外对于瘀血导致的失眠，其实从阳不入阴来看，简单地看很好理解，瘀血阻滞阳气，不得入阴，祛除瘀血，失眠也就好了。

但是我们得举一反三，反过来说的话，有瘀血的病人难道都会失眠吗？

答案自然不是啦！那么问题来了，什么样的瘀血，或者是什么地方的瘀血可以导致失眠呢？

早在王清任《医林改错》中记载"夜不安者，将卧则起，坐未稳又欲睡，一夜无宁刻，此血府血瘀"，服用血府逐瘀汤后症状很快好转。血府逐瘀汤的组成，其实是桃红四物汤合四逆散，加桔梗、牛膝而成，似乎与血府部位没有多大关系，而且单从四逆散来看倒是觉得与少阳或者厥阴有关。

再回过头来看前面的医案，也使用了地黄、芍药半个四物汤。这样似乎可以这么来分析，瘀血在一定程度导致血虚且有血热，卫阳独亢，不得入阴，所以失眠。换一种常用的说法是血虚神不得养，血热扰及心神。当然这只是其中最重要的病机，也可以合并少阳热郁的病机（如血府逐瘀汤类的失眠），当然还可以合并其他病机。这是我目前所认知到的，当然具体还存不存在其他瘀血情况引起失眠，还有待临床验证。

老生常"痰"

老生常谈，这个成语生活中我们经常使用，原来出自晋·陈寿《三国志·魏书·管辂传》："此老生之常谈。"意思是老书生经常发表的平凡的议论，比喻被人们听惯了的没有新意的老话。今天我要说的这个"痰"的患者，恰巧也是一位老先生，还是位教书先生，大学教授，虽然退了休，现在还是到处讲学，真可谓是老生常谈。可是这位老先生不光是常谈，也是常"痰"。

患者，七十多岁，戴一副黑框眼镜，说话语速不紧不慢的，一看就是那种学者类型的。患者面色暗黄，但是总感觉油油的，我想应该就是古人说的那种面带垢色吧。体偏胖，肚子保持得不好，有点将军肚。

主诉是几十年的老痰了，怎么治也不见好。每天得吐上无数口，咳嗽倒不是明显，痰黏黏的，咳出来不是那么费劲，白白的，胶冻样，几十年了，也不知道哪来这么多痰。现在还在讲学，课堂上经常嗽嗓子，学生们都习惯了。尚有口苦，口干，口中发涩感，饮食还可以，大便一天两三次，成形，小便没有什么特殊异常。大腹便便，腹部张力不大，无胸胁苦满，足跟部皮肤干裂。苍老舌，偏暗一点，苔薄黄，舌面干糙，中部剥脱，脉偏弦滑。

我想大概是老先生年轻的时候，讲课使用粉笔，吸入的粉尘多所以落下的病根吧！中医前贤说要达到"见痰休治痰"，这样才是高手的表现。我想老先生这么多年看过来，病一直没好，可能没有遇到高手，而那些大都是使劲给治痰了吧，所以没有治好。因此我换一种思路，"见痰休治痰"不是说真不治痰，而是找到痰的根源，有的放矢吧。

从整体入手，考虑患者口干，舌质苍老，苔薄黄少津，这不是整一个阴津不足的表现吗？但是患者面色虽然暗黄，而是油油的，应该不是简单的阴虚火旺可以解释的。这么说来如果只是简单的痰浊阻滞，可能也可以见到面色油垢，但是前面的医生为什么化痰就没有疗效呢？再看患者舌黯，足跟干裂，同时考虑久病，应该有血瘀才是，"久病入络"嘛！再说经年吸入的粉尘，不都渐入肺络嘛！再分析患者口苦，口涩，加上常年咳嗽，肺气不足，肝气应该偏旺。我选择了桂枝茯苓丸加一贯煎，考虑患者舌面中部苔剥，胃阴亦亏，加用了石斛。处方：

桂枝 9g	白芍 30g	赤芍 30g	丹皮 15g
桃仁 10g	生地黄 24g	茯苓 9g	川楝子 9g
石斛 15g	北沙参 24g	枸杞子 15g	当归 12g
麦冬 24g			

十四剂，水煎服，日一剂。

二诊，患者欣喜告知，从来没有这么见效的，现在咳痰已经减少一半以上，口已经不苦了，仍然口干，可能老是讲课，说话多闹得。舌质没有什么变化，苔已变为薄白，中部苔已经有了。脉象没有太多变化，仍然弦而滑。

我想方已显效，应该是切中病机的，只是在前方加了半夏 10g，合用麦门冬汤的意思，另一方面可能也是为了迎合患者调方的意思，于是就加了这么一味药。又过了两周，患者再来复诊，这次患者不是一个人来的，带来了另外一个患者，不过他俩看着还挺像，一问原来是患者儿子。患者说现在感觉好极了，痰已经减少了九成，偶尔课堂上还要嗽一嗽嗓子，实在是太感谢了，他儿子也痰多，这次来也想让我瞧瞧。我继续给老爷子开了半月的汤剂。他儿子的痰多，一问那只是慢性鼻炎导致的，对症开了几剂半夏厚朴汤加味，症状很快好转了很多。随访了近半年，病情未见反复。

关于痰，古人以前经常跟水、湿、饮一块论述。一般认为湿聚为水，积水成饮，饮聚成痰，由于水湿痰饮均为津液在体内停滞而成，有的不能截然分开。故常统称为水湿、痰湿、痰饮等。据学者考证中医痰病学术体系，萌芽于秦汉，发端于晋唐，发展于宋元，兴盛于明清，甚至出现了诸如《痰火点雪》之类的专著。所以我们现在再说痰，也有种老生常谈的意思。《丹溪心法》说："善治痰者，不治痰而治气，气顺则一身之津液亦随气而顺矣。"很显然朱丹溪的意思是说治痰当以治气为主，但是治气不是一味的理气补气，而是顺气，更准确地说是使气顺，然后津液随顺畅的气流行起来，痰自然而然就化了。我们常用的二陈汤实际上就是在顺气，只不过针对的是气结而不降，所以用半夏散结气，茯苓降逆气，陈皮理逆气。但是临床上不是所有的痰都是因为气结而不降，也有气结不升，或者气横不行、气虚不利等很多种情况，所以治痰不能简单地以二陈汤来处理。我认为只要分析气的虚实顺逆缓急，而后有针对性地运用补气、理气、降气、养血、祛瘀等方法以使气顺，自然是"见痰休治痰"的高手了。我们回过头来分析，案中患者的气不顺，首先因为瘀血，其次在于肝肺不调，还有就是阴虚气浮，如此分析似乎对我们辨证选方大有益处。

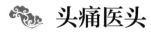

头痛医头

我们常常用"头痛医头，脚痛医脚"来比喻处理问题不从全局考虑，不究其根本，什么地方有问题就在什么地方解决，临时应付。出处原来是出自朱子，朱熹《朱子语类·朱子十一》"今学者亦多来求病根，某向他说头痛医头，脚痛医脚，病在这上，只治这上便了。"

这天我门诊来了这么一个病人，一本正经的样子，没有半点多余的表情，一上来就说："大夫我要开点药，开点波立维，别的科不给开，你看我的病历我以前肾动脉放过支架"，边说边拿以前的病历给我看。

我看了看病历，很爽快地说："好吧，我给你开，你这个要定期复查彩超的。"

她可能看我好说话，又提出了另一要求，"大夫，你再给开点止痛药吧，我天天吃，省得我去药店买了。"

我很诧异地说："你怎么了，哪疼啊，天天吃止痛药也不是事，再说你还吃着波立维呢，对胃不好的。"我边说边细细地看了看这位面无表情的患者。患者40多岁，中等个子，体型适中，面色暗黄，脸上有很多散在的小斑，头发有点偏黄。

不用说，她还是那冷冷跟我地说："我头痛，天天要吃止痛药，不吃不行，你帮忙开一点吧！"

我说："你头痛多长时间了，天天吃可不行啊，看过没有？"

"哎，看了，也没管用，还是得吃止痛药。"

我说："我给你开点中药试试吧，老吃止痛药也不是办法啊！"

患者可能是看我坚定的眼神吧，居然同意了。之后我从她口中得知她头痛已经有二十多年了，前额痛，具体也描述不清哪种疼痛，月经前后会觉得更明显一些，饮食没有什么偏好，也不受什么影响，睡眠自觉还可以，就是多梦，再详细问梦见些什么的，也记不清了，大小便正常，头痛的时候吃点止痛药，出一点汗症状就逐渐好了，也没有别的什么症状了。伸舌一看，舌体偏瘦，淡红色，薄白苔，脉象感觉略微弦一点。说实话当时对脉象还真没有太多体会。

这下我可傻了，也没有个什么明显的症状体征，一时感觉无从辨起。再详细问问月经也没有什么特别的，一问什么都说正常，就是头痛。说实话我当时也"头痛"，我开始在脑子里搜索各种治疗头痛的方子，什么芎芷石膏汤、葛根汤、吴茱萸汤、小柴胡汤等等，但是怎么都感觉不对。于是我试着给患者查了查腹，本以为患者面无表情的，可能肝郁吧，应该能查到些什么，但是出乎我的意料，腹部张力还可以，也没有什么胸胁苦满、瘀血压痛的表现。这下我更苦恼了，但是还不能表现出来，否则患者一看就不相信我了。于是我很自信地开了一个逍遥散，虽然开完之后我还是没有底，但是从患者面无表情，面色暗黄，脉弦来分析，似乎有一点道理。因为没有把握，我只给开了一周的药量，嘱咐患者一周后复诊。当然我还是给她开了止痛药，患者最后还是很感谢我的。

下班回家后，我还是对这个头痛患者念念不忘，总觉得开的药不太对，虽然我没有"头痛医头，脚痛医脚"的，俗套的用一些治疗头痛的川芎、白芷、细辛等药物。我开始研究治疗头痛的方子，一个出自明代龚廷贤著《寿世保元·头痛门》的名方"清上蠲痛汤"吸引住了我，原因是它的功效后面写着"治疗一切头痛之主方"，"凡头痛不问左右偏正新久皆有效"。一看组成"当归、川芎、白芷、羌活、独活、防风、苍术、麦冬、黄芩、菊花、蔓荆子、细辛、甘草"，怎么是一堆祛风湿止痛的药物？要说是风寒吧，羌活、独活、细辛、白芷、川芎，都是可以理解的，怎么还来一点黄芩、菊花、蔓荆子，这类清热的药又是何用呢？当归、苍术还好理解，活血祛湿吧，怎么还用一个麦冬呢，真是无法想象。

带着疑问看了看前人的医案和分析，多说效果不错，至于功效多说是祛风除湿、活血清热。虽然不是很理解，但我还是很想给患者试试，心想真可惜之前没有看到这个方子。我想患者服那个方子没有效果，多半不会再来了。

一周后令我没想到是患者居然来了，如我所料的是头痛一点改善也没有，服药后一点感觉也没有，还是每天吃着止痛药。再细问一下患者对天气比较敏感，变天的时候，头痛明显一些，舌脉跟前面也没有什么变化，我默念着自己编的方歌，原封不动地把清上蠲痛汤开了出来。每味药量也很慎重，最多的不超过6g。因为说实话我也不知道这个会有多大效果，这次患者要求多开几天，因为上班有事不方便过来，于是我给开了两周的药物。

三诊，这次患者脸上有了表情，我心想也可能是跟我熟了的关系吧！我问她头痛怎么样，她说这几天还是吃了止痛药，前面一周没怎么吃，头痛好像是好一些吧。我说你别着急，毕竟这二十多年了，于是我又照原方给开了两周的药物。

四诊，患者这次的表情比之前更丰富了，我想患者头痛应该好多了，一问结果如我所料。患者说最近头痛没怎么发作，就算发了，也不用吃止痛药了，可以忍受，但患者还是很焦虑地问是不是停了药会复发啊？我说应该不会，你再吃一段时间，然后改成隔日吃一次，逐渐停掉试试。于是后来的几周，我一直给开了这个处方，大约过了两个多月，患者自己也觉得没事了，没有再要求开那个方子，头痛也没有再发作。

我治疗这个患者的头痛，采用的是所谓的"头痛医头"的办法，或多或少存在一些侥幸。我当时对这个方子的理解确实很有限，现在来看古人说"高巅之上，唯风可到"，所以治疗头面部疾病当用风药。其实清上蠲痛汤中包含了李东垣《兰室秘藏》另一名方"选奇方"，主药是炙甘草、羌活、防风、酒黄芩，是一个治疗眉棱骨痛的神方，一般的方书看用了黄芩，多说成是属于风热邪气上攻。但奇怪是对于东垣或者说张元素这样用药如此精细的人来说，人家不选择蔓荆子、薄荷辛凉的祛风药，而选择羌活、防风辛温的药物，似乎又不能完全看成是风热上攻所致。后来我一想，你看头面部孔窍如此之多，说不准这个窍藏一些风啊、湿啊，那个窍藏一些瘀啊、热啊之类的，这样来看似乎不是不可能。因此我想当头痛时，辨别不出具体那种邪气的时候，清上蠲痛汤一股脑地全上，似乎也是一种不错的选择。至于用麦冬，我想大概是因为《神农本草经》说，麦冬主"胃络脉绝"，为的是通头部胃络的缘故吧，具体还有待进一步研究。

 # 颠倒升降显身手

这是一个以胸闷憋气为主症而住院的病人。患者，男，中等身材，六十多岁，属于筋骨体质型的，肌肉还算充实，面色暗黄，油光不明显，神情焦虑烦躁，主诉是胸闷憋气，烦躁，头痛，已经有一年多了，没有明显胸痛。

患者一年前曾因车祸导致颅脑外伤，随后出现头痛，胸闷憋气，于天坛医院就诊查头颅CT考虑颅内出血，给予开颅手术后症状一度好转。近期症状再次发作频繁，头痛欲裂，严重时以头撞墙来缓解症状。查房时说的最多就是头痛，还有阵发汗出，大便一日三到四次，有排不尽感，夜尿频，睡眠差，口稍苦，口干不明显，自觉乏力气短，纳尚可，舌黯红，苔薄黄，脉弦。

这个病人给我第一印象，感觉是柴胡龙骨牡蛎汤证，胸满，心慌，失眠，口苦，夜尿频，加上那种筋骨型体质，这些都提示柴胡龙骨牡蛎汤证。进一步腹诊，如我所料两胁部还真探查到胸胁苦满，两下腹部有明显的压痛感，结合患者病史，考虑存在瘀血。于是处方为柴胡龙骨牡蛎汤合桂枝茯苓丸，遵黄煌老师的经验同时合用了栀子厚朴汤。

三剂药之后，患者症状依然，没有多少改善。甚至我早上刚到办公室，还没去查房的时候，患者就堵到门口一脸愁苦，左手捂住脑袋，一边快速地说："匡大夫，赶紧救救我吧，我难受得不行了，早上我都想跳楼了，头痛，气不够用，你快点吧，快点吧！"

我安抚了病人一下，让他回病房，答应一会就去查看他。我想啊，怎么会这样呢，难道药物剂量不够吗？按说我之前用柴胡龙骨牡蛎汤的患者，三剂药下去，效果都还不错，怎么也不会加重啊！前两天还没烦躁成这样。再次腹诊还是跟原来一样，两个腹直肌紧紧的，胸胁苦满，双下腹压痛明显，特别是左下腹，舌脉也没有变化。还是阵发头痛，阵发汗出，阵发烦躁加重。

忽然灵光一闪，原来都在阵发上，而且发作的时候，整个气机都是往上逆的，虽然柴胡龙骨牡蛎汤中有龙骨、牡蛎、磁石（代替铅丹）镇逆的药物，还有桂枝平冲降逆，茯苓主胸胁逆气，以及大黄通腑的帮助，但柴胡龙骨牡蛎汤主方是从小柴胡汤去甘草而来，显然升提的作用还是不可忽视的。我想目前最主要的是右路气机不降，虽然在一定程度上存在左路不升的病机在其中，但是之前的处方，柴胡的用量较大，而降逆的药量相对不够，因此症状没有好转，反而感觉加重了。考虑到患者已经达到这种"如狂"的状态（说是要准备跳楼），我想瘀血化热良久，热扰神明，恐怕得用桃核承气汤才能解决了。一问患者大便还是每天三四次，有排不尽感，加上潮热汗出，选用柴胡龙骨牡蛎汤合桃仁承气汤，去掉了党参，柴胡 6g，生大黄 8g，芒硝 15g。

药后，患者情绪稳定了下来。第三天患者一早欣喜地跟我说："匡大夫我好多了，头部疼了，胸也不闷了，早上大便的时候排出几个硬疙瘩，你看看这是什么。"说完就把用卫生纸包好的东西打开给我看，四块黑黑的小拇指那么大小的东西，患者边说还边给捏捏，居然还挺硬，捏不碎的。

我说："那就是血瘀块，现在好了，排出来了，再吃几剂药调理调理就好了。"

患者还捏着，疑惑地问我，"大夫，你说是不是我脑子里的血块给排出来了，上次他们把瘀血一边给我抽了，还有一边说是等慢慢吸收，吸收啥啊，那片子还在那呢，最近门诊刚照的，还那样。"

我应允道："应该是吧，你再吃几剂药巩固巩固，到时候去查查。"

"那我是不是可以出院了，回去吃点药，我得赶紧去复查复查。"

患者还真是个急性子，这就要求出院，于是我又给开了几剂柴胡龙骨牡蛎汤合桂枝茯苓丸，少加了一点芒硝。临走的时候还嘱咐患者，如果出现腹泻，就别吃了，回来我再给你调调。后来也没见他回来，也不知道那颅脑的血瘀真给排出来了没有。

这个病人，刚开始我处方柴胡龙骨牡蛎汤合桂枝茯苓丸，没有取效，反而有加重的趋势，后来我调整了药量，合用了桃核承气汤，症状很快好转了。我认识到原来古人说的"剂量是不传之秘"是真的啊！剂量上稍微调整一下，升降就可以颠倒过来，原来以升为主的方子，可以变成以降为主的方子。

那么怎么打开这个不传之秘呢？

我想还是在开完处方之后，再次查看方子的升降出入，是否符合病机的升降出入，重新调整药物的剂量，当然疗效也进一步提高了。

气分和水饮的问题

这是一位扩张型心肌病的患者，全心增大，射血分数低至25%，你们一定以为她一定是气喘吁吁的，语声低微，甚至所谓的虚则郑声吧！

其实不然，患者语声高亢有力，双手也并不是那么无力的。住院的主要问题是夜间不能平卧，憋气明显。其实患者说的憋气，实际上详问部位的时候，手指的却是剑突下。一看腹大如鼓，敲一敲全是气。

患者是一个五十多岁的女性，面色暗黄没有光泽，双目有神，肢体瘦弱。查房的时候患者一直端坐着，主要是夜间不能平卧，白天有时也发病，发病时觉憋满不适，吸气费劲，吸氧会好一些，坐起来休息半个小时到一个小时左右，症状逐渐好转。无汗，口苦，口干不喜饮水，腹胀，饮食据患者说已经近一个月没怎么吃了，每日顶多一碗小粥，几块饼干，也不觉得怎么饿，还时不时地干呕，较前明显消瘦了不少。大便几日一行，倒也不干，小便量少，查双下肢也不肿。既往查过冠脉CT检查排除了冠心病诊断，结合心脏超声检查，全心明显扩大，左室舒张末期内径都到78mm了（正常女性一般低于50mm），未发现先心病及明显瓣膜病，故考虑扩张型心肌病。因为射血分数很低，予告知家属患者病重，随时有生命危险。当然也嘱咐家属自己明白就可以了，最好不要告知患者本人，以免加重思想负担。不曾想，患者家属倒是挺开明，转脸就跟患者本人说了，其实她们早就了解这病的严重性了，因为发现这病已经有好几年了，只是之前没有这次这么严重。患者自己倒很明白，指着自己胖大的腹部说："我的病都在这呢，你看看鼓鼓的，憋得难受，大夫你拿个针头给我放放就好了。"

再次追问病史，原来患者这次发病确实是因为生气了。查舌光红无苔，一摸脉六脉沉，但也不是特别地虚弱无力。我说："你这病，都是你自己老当好人，把气都憋着，所以这样了。"这下可把患者勾起来了，整一个话痨，说她年轻的时候如何如何风光，如何如何一个人操持着一大家子的往事。在旁人看来，患者跟我聊天时，感觉就没有病似的，说话也有力气，语速还很快，但是有一点我注意到了不一样，那就是患者说着说着脸潮红了，我想大概是阳气不降所致。我查了查患者腹部，整个心下硬满，两胁下也是，真的像张仲景说的"心下坚，大如盘，边如旋杯"，下腹部没有触及压痛。

从西医来说显然是一个慢性心衰，但是患者目前没有双下肢水肿，肺部也未闻及明显湿啰音，也就是说没有明显水钠潴留，临床上当以扩管、抑制心室重构为主。考虑到尿少，还是给加了利尿剂，以减轻心脏负担，但是疗效并不理想，患者症状依然。

从中医方面而论，患者口苦，口干不喜饮，加之食欲缺乏，胸胁苦满，加之因生气而发病，考虑肝脾不调，肝郁脾虚兼有津液内停，于是选用了柴胡桂枝干姜汤，三剂药下去，如石沉大海，一点反应也没有。

重新调整思路，考虑患者心衰，西医都能通过查体知道水钠潴留，中医也是不是应该考虑存在水饮呢？

患者脉沉，张仲景不是说"脉得诸沉，当责有水"嘛，加上患者素盛今瘦，《金匮要略》分别讲四饮的时候，讲到痰饮的时候是这么说的："其人素盛，今瘦，水走肠间沥沥有声，谓之痰饮。"该患者也是比较符合的嘛，而且"心下坚，大如盘，边如旋杯，水饮所作"，不是都提示水饮嘛。虽然此条后面的一个方子是桂枝去芍药加麻黄附子细辛汤，整个感觉又不像是去水饮的吧，加上患者舌红无苔，怎么也不会是麻桂剂吧？于是我选用了治疗痰饮的己椒苈黄丸，合用了另外一个针对"心下痞坚"的方子——木防己汤。

三剂药后，虽然不是那么理想，但是患者感觉还是稍微好了一点，发作次数比之前少了一点，腹诊较前没有明显变化，舌变得比之前更干燥了，但也不是特苍老的那种。患者诉口干明显，却不愿多喝水，喝多一点心下就堵得慌。我想是不是如张仲景木防己汤条文所说："虚者即愈，实者三日复发，复与不愈者，宜木防己汤去石膏加茯苓芒硝汤主之。"于是又开了三剂木防己汤去石膏加茯苓芒硝汤，三天后结果却并不如愿，心下依旧，喘满依然。

于是我再次审视气分、水饮的问题，张仲景条文说："气分，心下坚，大如盘，边如旋杯，水饮所作，桂枝去芍药加麻黄附子细辛汤主之"，后一条是"心下坚大如盘，边如旋盘，水饮所作，枳术汤主之。"对于后一条医家们都没有什么疑义，枳实行气，白术利水，显然是治水饮的嘛。但是前一个方剂，有很多医家认为"水饮所作"四个字是指下一条的，甚至有人认为整个条文是衍文，桂枝去芍药加麻黄附子细辛汤主之，当接在"名曰气分"之后。因为他们都觉得这个方子是治"气分"的，没有水饮不水饮的。后来我一想，人家小青龙汤不也是麻桂剂嘛，一样治疗水饮啊，要说起来跟这个方子还挺像，人家小青龙汤多了半夏就名正言顺地祛水饮了，这个没有道理的嘛，如果加了半夏之类的逐水饮的药才算是治疗水饮，你让人家大青龙汤怎么看，压根就没有半夏，甚至连细辛这种药也没有。所以我认为还是得尊重原文，该方就是治疗水饮的，只是跟传统的散饮药方不一样，因为全在气分的缘故吧。

其实我一直想尝试一下这个方子，但是之前一直出于患者舌红无苔，没有敢使用，考虑到前面木防己汤已经用了少量桂枝，患者症状似乎有些改善。于是暂开一剂药试试，麻黄、桂枝都只用了6g。令我没有想到的是，第二天一查房，患者高兴地说："匡大夫，我的病好了，你看这肚子都小了，不憋了，昨天晚上一直出汗，现在已经好了，也能吃东西了，好了，真好了。"

我立即让患者伸舌头给我看，一看舌体没有以前那么红了，倒是多日来一直没有津液的舌头，反而有了津液了，甚至可以看到薄薄的一层苔。再一查腹诊，那个硬满的心下和胁下真软了，我再一次在心中感叹张仲景的神奇！后来那病人就出院了，之后因为咳嗽再次找我看病的时候，再问那个痞满感从此就好了。

我后来分析，患者舌光红无苔，提示的是天地不交，不正是一个痞结的状态嘛！我常把舌苔比作飘在天空中的云，《内经》说"地气上为云，天气下为雨"，而舌苔正是脾胃之气上朝所致，不正好比是云嘛。我把舌体比作是大地，因为舌体虽然从经络来说跟脾、心等有关，但是舌体从体质来说就是一块肌肉而已，脾主肌肉，太阴脾我们常常比作大地，所以用舌体比作一块大地也是有道理的。天空中万里无云，地上是一派炎热景象，好比就是舌红无苔了。使用麻桂类方，显然不是因为直接增加了水分，导致天地相交而产生云雨，我想大概是因为麻桂附子，鼓动了郁结于心下的水气，好比是刮来了一阵大风，把别处的水津带了过来，因此有了云雨（汗和舌苔）。至于大、小青龙汤的散饮作用，我想也离不开青龙兴风的作用吧。

气血水的再认识

最初学习《金匮要略》的时候，对于张仲景所说的气分、血分、水分之说未曾多留意，当然也跟阅历有关，理解不够，暂时安置在一旁。后来看的书多了，看前人医案，加上自己临床遇到很多疾病，辨证时总想搞明白是关乎气、血还是水。于是重新关注起张仲景所说的气分、血分、水分来了。

张仲景明确提出气分的几段原文，"师曰：寸口脉迟而涩，迟则为寒，涩为血不足。趺阳脉微而迟，微则为气，迟则为寒。寒气不足，则手足逆冷；手足逆冷，则营卫不利；营卫不利，则腹满胁鸣相逐；气转膀胱，营卫俱劳；阳气不通即身冷，阴气不通即骨疼；阳前通则恶寒，阴前通则痹不仁；阴阳相得，其气乃行，大气一转，其气乃散；实则失气，虚则遗尿，名曰气分"，"气分，心下坚，大如盘，边如旋杯，水饮所作，桂枝去芍药加麻辛附子汤主之"，"心下坚，大如盘，边如旋盘，水饮所作，枳术汤主之"。

我们暂且尊重原文，那么对于这么一个"气分"，我们暂时把它说成一种"气分"病吧，显然这么一个"气分"病是水饮所作。张仲景接下来两条治疗的条文明确说了这是"水饮所作"。但是所处的方剂，却有点跟治疗水饮的方药不那么贴近。这也是一些医家说这条属于衍文、倒装的依据。一开始我也挺赞同这种观点的，后来我无意中用了桂枝去芍药加麻辛附子汤后，这一观念彻底被打破了。那个病人前文已经述及，可以说明确是一个水饮所作，但是水饮不是我们临床常见的外在水肿的溢饮。虽然同样表现为水饮阻隔于心下，张仲景并没有选择常用的苓桂剂或者半夏剂来治疗，而是选择了治疗调畅气机的麻桂附子剂，以及枳实剂。

其实我们看溢饮，张仲景选用的大小青龙汤，也未曾选用我们常用的四苓利水治疗，实际上就是通气而已。这一点我们从《黄帝内经》中记载的一条原文可以得出，"肾苦燥，急食辛以润之，开腠理，致津液，通气也"，很显然辛散开通腠理，通气所以致津液。这么来看大小青龙汤，是辛散通气，把壅滞的津液（停在某处的水饮或者水湿），化成气然后流行起来，下一步当然这些流动的气津是需要进一步化成水津的，具体流向何处，这个不是麻桂姜等辛散药所管的了。

再来看张仲景《金匮要略》中另一段记载，"问曰：病者苦水，面目身体四肢皆肿，小便不利，脉之，不言水，反言胸中痛，气上冲咽，状如炙肉，当微咳喘，审如师言，其脉何类？师曰：寸口脉沉而紧，沉为水，紧为寒，沉紧相搏，结在关元，始时尚微，年盛不觉，阳衰之后，营卫相干，阳损阴盛，结寒微动，肾气上冲，喉咽塞噎，胁下急痛。医以为留饮而大下之，气击不去，其病不除。后重吐之，胃家虚烦，咽燥欲饮水，小便不利，水谷不化，面目手足浮肿。又与葶苈丸下水，当时如小差，食饮过度，肿复如前，胸胁苦痛，象若奔豚，其水扬溢，则浮咳喘逆。当先攻击冲气，令止，乃治咳；咳止，其喘自差。先治新病，病当在后。"很显然这是一段典型的关于气与水饮相互影响的描述。关于这段论述，后人主张使用半夏厚朴汤来治疗，原因大部分我想是文章提到的咽部异物感如炙肉，而且也符合治疗冲逆之气的法则。我刚开始也不是很理解，后来看到《橘窗书影》中的一个医案，就是用这个半夏厚朴汤来治疗的，也是一个水肿的病人，医家刚开始用利水的药没有疗效，后来无意中探知到患者有咽部不利感，于是使用了半夏厚朴汤，结果水肿反而很快地消退了。显然这种因气分分布不均也好，气分的冲逆也罢，导致水饮停滞，不能简单地通过利水达到治疗目的。反而通过通利气机，水饮消得更快。

至于血分的问题，张仲景明确提出血分、水分论述，"师曰：寸口脉沉而迟，沉则为水，迟则为寒，寒水相搏。趺阳脉伏，水谷不化，脾气衰则鹜溏，胃气衰则身肿。少阳脉卑，少阴脉细，男子则小便不利，妇人则经水不通；经为血，血不利则为水，名曰血分。问曰：病有血分水分，何也？师曰：经水前断，后病水，名曰血分，此病难治；先病水，后经水断，名曰水分，此病易治。何以故？去水，其经自下。"这一段比较容易理解，很显然，同样是水饮病，存在血分和水分的区别，治疗当然也是有区别。

虽然我们熟知张仲景说的"诸有水者，腰以下肿，当利小便，腰以上肿，当发汗乃愈"，但是临床上水肿并不是真的就是局限在腰以上或者腰以下的，往往是全身浮肿的多见，这时候我想辨别气为主，或是水为主，当然还得考虑血分的问题，这样子治疗才能有的放矢，疗效自然就进一步提高了。举一反三，同样的道理，水饮跟气、血相关，瘀血跟气分、水分也是相关的，气滞跟血分、水分当然也是相关的，这些都是从实的方面考虑。从虚处着手，三者不也相关嘛。所以我觉得临床上我们需要抓住何为主，何为客，理清气血水三者关系，治疗起来自然事半功倍。

气血水理论之耳鸣听力骤降案

患者是一个六十多岁的妇女，之前一直从事教师工作，近期因劳累生气突发右耳耳鸣。于耳鼻喉科就诊，考虑神经性耳鸣，予以静脉输液巴曲酶，银杏叶提取物一周后未见明显疗效，反而进行性听力下降。患者甚是紧张，故此来诊。

患者形体中等，面色黄暗无光泽，头晕，精神紧张，右耳耳鸣，嗡嗡作响，右耳听力较左侧明显下降，口干不喜饮，纳尚可，大便偏干，小便调，夜眠欠安，多梦，记不清楚。舌淡，薄白少苔，舌面略水滑，脉沉弦。腹部底力一般，胃脘部轻度抵抗感，两胁部抵抗感不明显，左下腹轻压痛。考虑患者平素操劳过度，耗气伤血，中气渐亏，运化不及，饮食易于停聚为饮，近期因生气触动肝气，肝气夹水饮上逆，填塞清窍，因此出现头晕耳鸣。

"左右者，阴阳之道路也"，左主升，右主降，逆上之饮偏聚于右侧，显然左升太过，右降不及，左升太过因为肝气，右降不及因为中虚，治疗当以平冲肝逆，温中化饮以助中气健旺。考虑患者同时出现了听力下降，不光是饮邪阻滞，尚有精血滋养不利的因素，结合患者面色黄暗，舌淡，多梦，考虑血不足。因此选用了当归芍药散合苓桂术甘汤。考虑患者水饮较甚，易白术为苍术。处方：

茯苓 45g	桂枝 36g	苍术 30g	炙甘草 6g
当归 15g	白芍 15g	泽泻 36g	川芎 12g

五剂，水煎服，日一剂。

药进五剂后，患者听力恢复，耳鸣较前明显减轻，头晕不显，烦躁好转。前方减量三分之二续服七剂，以耳鸣消除而收工。

此案辨证时结合了方证辨证，同时也考虑了气血水理论。从方证来看，很容易辨证到当归芍药散，此方主治血虚有瘀，兼有水停。方中实际具备四物汤中除去地黄的三物，为养血活血而设，泽泻、白术，又有泽泻汤意，泽泻汤本是治疗痰饮"苦冒眩"的。该患者血虚表现从望诊可知，瘀血表现从腹诊已探查到。耳鸣、头晕，可以理解为冒眩表现，心情烦躁可以理解为"苦"字。再考虑气血水的相关性，诱因是郁怒触动肝气，气逆而上，水饮因而上逆。待肝气稍平，逆上的水饮，左侧因先受中气运化（左升右降，气从左边升，后从右侧降，因此左侧先受气），因此水饮得化；右侧逆上的水饮，后因中气虚羸，化之不及，停而为病，水饮停聚，气化不足，精血不生，因此出现了耳鸣听力下降。故治疗助中气温化水饮，不能温升肝气（补中益气的黄芪类方因有温升肝气左右自然不可取），所以苓桂剂志在必得。如此选方用药，自然效如桴鼓。

建中非补中

一位中老年女性患者，每次发病以剑突下疼痛不适，发作持续时间不长，休息后逐渐可缓解。因为临床上有很多心绞痛的病人表现为剑突下不适，所以起初的时候考虑冠心病心绞痛入院。经行冠脉造影检查，结果血管未见明显异常，排除了冠心病。本来，这是一件可喜可贺的事，毕竟没有心脏病嘛，但患者确仍愁眉苦脸的。原因是多年的宿疾，刚开始一直在当胃病治，结果治疗多年未见疗效，好不容易换个大夫说"你这可能是心脏病，去查查吧"，结果一查没问题。那么问题来了，这也没问题，那也没问题，那问题出在哪呢？我去看她的时候，患者就这么问我。我说："你这个是神经性相关的，从中医来讲是肝脾不调的问题，我给你开个方子治治。"

患者身材中等偏瘦，皮肤偏白，除了剑突下隐痛不适外，还或多或少有些胸闷，心烦。疼痛的时候偶尔有些恶心欲吐，没有其他过多的症状。饮食二便都可以，也没有反酸胃灼热不适，睡眠一般，多梦。舌淡红，略嫩一些，少苔薄白，脉象弦弱。查腹剑突下轻压痛，整个腹部底力是偏弱的，无明显胸胁苦满，双侧腹直肌较强直，双下肢也不肿。

对于这种胃脘部疼痛，我一般使用外台茯苓饮来治疗，但是这种病人有明显的水饮体征可以探查到。该患者并没有水饮的证据。从经方方证入手，治疗腹痛的方剂，很容易想到的是小建中汤、黄连汤、当归芍药散等。这个患者很容易排除当归芍药散证，没有水饮停聚的证据嘛！那么小建中汤和黄连汤呢？

小建中汤的腹痛，原文是"阳脉涩，阴脉弦"，"虚劳里急，悸，衄，腹中痛"；黄连汤所治疗的腹痛是"伤寒胸中有热，胃中有邪气，腹中痛，欲呕吐者"。如果从症状来看，患者心烦胸闷，可以当成胸中有热看，并且也有腹痛欲吐的表现，似乎符合黄连汤证。但是从黄连汤的药物分析，就不太适合了。黄连汤由半夏泻心汤变化而来，去黄芩而加桂枝，虽然与半夏泻心汤治疗的痰热气痞的病机不一样，但总归是有邪气的。这种浊邪聚于胃，导致上下气机不畅，因此出现腹痛等症状。这个患者很难断出胃中有浊邪，除了胃脘部轻压痛外，毕竟胃气蒸腾上去的舌苔没有体现。

那么对于小建中汤合不合适呢？

从患者腹诊表现来看，是符合的，而且舌脉上来说，也是不相冲突的，所以可以一试。于是我给开了三剂药，因为病房没有饴糖，改用了生麦芽60g替代。药后患者腹痛很快缓解了，继续服用一周，腹痛未在发作，自觉体力比原来充沛了。

回过头来我们分析小建中汤，当然是治疗虚的病人的，虽然方剂中没有党参、黄芪之类的补药，仅有一味饴糖具有补津益气的作用，但是其实并没有多大的补益功效。因为你想不就是糖嘛，这种在生活中再平常不过的食品，能有多大的作用。但是你看人家仲景治疗什么样的人，虚劳的人啊，似乎应该大补特补不是，至少也应该加一些党参、黄芪之类的吧。可是你别忘了，人家没说补中，说的是建中，也没说建中气，仅仅是建中而已。

那么这建中是怎么回事呢！

"建"是个会意字，从廴（yǐn），有引长的意思，从聿（意为律）。《说文》：立朝律也；《广雅》：建，立也。古代天文学称北斗星斗柄所指为建。一年之中，斗柄旋转而依次指为十二辰，称为"十二月建"。夏历（农历）的月份即由此而定。如：建寅（正月），建卯（农历二月），建辰（农历三月），建巳（农历四月），建子（指以夏历十一月）。也就是说，"建"的本义无非是立个标准。那么建中就好理解了，帮助建立一个中的标准呗！这个"中"的标准，很显然不是简单的中气，要不然就叫小建中气汤了。具体是包含什么，我想只有从药物组成来分析了。

古人有关大小的方剂，至少治疗的目的是一致的，如大小青龙汤都是用麻桂姜辛润发散通气，达到散水气的目的。那么我们也可以推论大小建中汤自然也应该是一个目的。小建中汤由桂枝汤加倍芍药量，增加饴糖组成。那个大建中汤中也用了饴糖，由此我们暂且先推测建中首先选用饴糖啊。小建中汤不好分析药物具体治疗目的，大建中汤来看，简单的四味药，蜀椒、干姜属于温中散寒的药，人参、饴糖属于补气生津的药，那么全方应该是治疗阳气津液均不足的药物。原文记载的治疗是"心胸中大寒痛，呕不能食，腹中寒，上冲皮起，出见有头足，上下痛而不可触近"，很显然是一种强烈的腹痛。如果说上冲皮起我们把它当成是一种风象，那么就应该是跟肝木相关，所以大建中汤治疗的应该是中焦阳气津液大虚，肝木化风横行的情况。

那么反推小建中汤，小其制建中汤，应该是用来治疗中焦阳气津液并不是那么大虚特虚，总归还是虚的，肝木化风虽然不是横行肆虐，总归还是克伐过度的。这样子一下就好理解了，加大芍药量是为了缓和肝木之意，饴糖自然还是补益气津，桂枝相当于蜀椒辛以制木，同时有辛甘化阳之意，总之小建中汤治疗的应该是中焦阳气津液不足，肝木化风内起横行的情况。

之所以不叫补中，而是建中，建中的意思是建立"中"的威信，防止风木横行之意，简言之就是"建中安木"。相反如果单纯补中，那就不一定需要安木了。况且张仲景太阴病篇说"设当行大黄、芍药者，当减之，以胃气弱，易动故尔"，显然芍药是能动胃气的，那个中虚的时候，是不适合大量使用的，至少不能当成是补益胃气、中气的吧。常在医案中看到，古人所谓的"治土先远木"，我想就是从建中汤得出的法则吧。

大建中汤医案一则

一个七十多岁的老爷子，因为胸闷憋气收入了 CCU 病房。其实除了胸闷憋气，更严重的一个症状是腹痛，不欲饮食。

患者，瘦高个，面色黄暗，查房时患者一脸愁苦面容，双手捂住肚子，蜷缩在病床上，低声呻吟着。家属诉患者腹痛已经半月有余，近半月饮食不佳，每天仅进食少量稀粥，有时还呕吐了出来，所以消瘦得厉害。大便已经几日未行，平时有些便秘，小便尚可，睡眠差，无明显口干、口苦，不思饮食，时有恶心，腹痛以胃脘部明显，部位有时不固定，腹痛绵绵，阵发加重，加重时自觉气攻胀痛，腹部喜温喜按。舌淡，苔薄略润，脉弦缓。腹部几成舟状腹，腹部底力软弱，无胸胁苦满，胃脘部压痛。

诊查完毕后，正在思索腹痛之因，患者腹痛突然发作。再次查看患者腹部，真如张仲景描述"上冲皮起，有头足"，腹部可见明显肠蠕动表现，听诊腹部过水声明显。

我心想，这就是大建中汤证啊！

于是起身开了三剂大建中汤，因为没有饴糖，选用了生麦芽 60g 代替。药后，患者腹痛明显改善，阵发加重的腹痛已经没有，仍稍感腹部隐隐疼痛不适，食欲已开，恶心已无，效不更方，原方续服四剂，腹痛痊愈。仲景诚不欺我也。

这个病人，如果不是看到明显的肠蠕动，我可能会选择附子理中丸来治疗，温中散寒止痛，效果是不是也能如此之捷，我想未必会吧。

大建中汤前文已经分析，是中焦阳气津液均已亏虚，肝木横行肆虐，属于建中制木之法，而附子理中丸，是用附子温经散寒，理中丸用来分理中焦水气津液。该患者有风动肆虐之象，理中丸没有制木的蜀椒，缓木的饴糖，我想可能难以起效。

炙甘草汤不孕案

现在怀孕生一个小孩，似乎都有点不那么顺利。经常听说周边的女士们，不是这个流产，就是那个保胎，有的恨不得刚得知怀孕，就要一直在家养着，生怕一丁点动静影响到胎气。而且不孕不育的人越来越多，我治疗过几个，效果还算是满意。下面要说的这个病人有点特殊。

患者三十出头，结婚近十年了，一直没有怀孕，也曾多处就医，西医检查一大堆，没有什么异常，中医也服用过几个大名医的药物，一直也未见起色，当然也免不了其丈夫检查化验啊，也未见什么异常。我接手时，患者已经不抱太大希望，有行试管婴儿计划。

患者身材中等偏瘦，面色暗黄无光泽，有黑色斑点，眼周明显，一看还有点像贫血面貌，头发偏枯黄，无口干口苦，没有明显乏力感，饮食二便正常，睡眠可，多梦，记不清。月经量少，周期还算正常，无痛经病史，没有太多白带。舌体瘦小，淡红，少苔薄白，脉细弱。自觉手足心偏热。双侧腹直肌紧张，腹部底力弱，无明显胸胁苦满，无少腹部压痛，下肢未见明显静脉曲张，下肢皮肤尚可，无足跟开裂。看前人所处之方，大多温补脾肾之品，兼有活血化瘀的药物。

这么一个患者，除了面色提示血分偏虚之外，没有太多症状可辨，舌脉来看，也毫无头绪。于是乎我暂且不管不孕，针对患者血分偏虚来辨证，那么为什么患者血分会偏虚呢？

《黄帝内经》记载"何为血，中焦受气取汁，变化而赤，是谓血"，也就是说血首先必须汲取中焦的气和津汁，然后通过气化变为赤色，才能称之为血。自然跟脾、肾是相关的，这一点从西医来看脾肾关乎造血也是可以讲得通的。那么该患者饮食可以，应该说中焦气津的来源没有问题。

那是不是气化的问题呢？

如果是，加上患者又有不孕，似乎更符合肾的气化问题了，可是为什么之前使用补肾的药物，没有什么改善呢？

再细问一下，患者没有腰膝酸软等不适，肾的问题似乎说不过去。于是我重新思考，中焦受气取汁，这个受气，取汁不一定没有问题，即便气、汁没有问题，那受气取汁的比例是不是也存在问题呢？

再一分析患者手足心热，面色暗黄无光泽，显然气偏多而血偏少。血中有热故而可见手足心热；血中有热，热气载血上浮，因此血才上部稍多，心肺血尚可，反而不觉疲乏；血热充斥，故而多梦；下部血犹少，因此经血量少，是不是因此而不孕呢？好像有些道理。于是乎我就开了七剂当归建中汤。

服药后患者没有明显改善，手足心依旧是热，仍然梦多，考虑到血热血虚，同时考虑到中焦受气的问题，于是我改方为炙甘草汤，使用阿胶、地黄、大枣、麻子仁养血，炙甘草、生甘草并用，以泻浮游之热，桂枝、生姜辛散以助中焦受气取汁。

药进两周，患者手足热减，眠安梦少。效不更方，继续服用一月，患者面部暗黑斑点较前减少，面色明显红润起来。继续巩固服药两月，复诊时欣喜告知已孕。后足月生产。

可见不孕不仅关乎肾，亦有因血少的，还有就是对于血分，你需要知道它是怎么来的，与什么相关，这样子来辨，疗效自然确切。我们知道最有名的补血方剂，四物汤，地芍归芎，根据血的生成来看，应该是帮助增加中焦津汁，进而多取汁而达到生血的目的。而当归补血汤，使用大量的黄芪，配以少量的当归，实际上是主要帮助中焦受气，稍微增加一点津汁，来达到生血的目的。血分如此，气分呢，我想也从这方面考虑考虑是不是也能有新发现呢，答案是不言而喻的。

 ## "血虚阳浮"血压高

高血压，从中医来说，多认为基本病机是阴虚阳亢，诸如镇肝熄风汤、天麻钩藤汤等，治疗都从肝论治。我在自学皇汉医学的时候，看到人家使用黄连解毒汤、大柴胡汤、柴胡龙骨牡蛎汤、八物降下汤、金匮肾气丸等来治疗的时候，一下子眼界开阔了不少。感慨原来高血压也可以这样子治，但未曾实际使用过，不知疗效如何。

其中一个大冢敬节的经验方—八物降下汤，有点让我甚是不解。八物降下汤组成为四物汤加黄芪、钩藤、黄柏、杜仲，去杜仲则为七物降下汤。原文说主要用来治疗虚弱型高血压，伴有肾损害尿蛋白的功效更佳。

刚开始我想这是什么一个配方思路，四物汤加黄芪益气补血好理解，但是高血压病人，我们常规不是从阴虚阳亢上辨吗？怎么搞成一个血虚的样，加上钩藤、黄柏自然有热象了，杜仲补肾倒是可以说得过去。那么这是治疗一个什么样的病人呢，带着这个疑问，我一直在等待着相关病人出现。

这一天，病房真来了这么一个病人，患者是一位三十多岁的男性，高血压已经有五年了，曾经多次住院，并已经排查了继发性高血压，最近血压不稳，经常到 180/120mmHg，因此来住院调理。

患者，体偏胖，皮肤白白的，腠理还是比较细腻，症状主要是头晕头昏，疲乏无力，多汗，嗜睡，但是睡眠质量不佳，醒来后还是感觉很累，没有口干口苦，饮食近几日稍差，尿频，大便尚可，舌淡，苔薄白，脉沉弱。平素服用缬沙坦氨氯地平片一天两次，氢氯噻嗪半片，比索洛尔一片降压治疗，最好的时候控制在 150/100mmHg。近一周来头昏明显，测血压多在 160/110mmHg 以上，有时候能到 180/120mmHg。

我说："你这药也挺多的了，我们先观察观察，我给你加点中药试试。"

病人马上补充道："门诊也给吃过，什么清肝降压胶囊，吃了几个月，也没有什么疗效。"

"好，知道了，你别急，我们试试汤药，如果血压还是特别高，我们再调药。"

说完我常规查了腹诊，没有什么特别发现。正发愁怎么选方用药的时候，无意中看到了患者门诊查的尿常规，尿蛋白（+++），尿潜血（-）。我心中一震，"这该不会是八物降下汤证吧"，追问得知患者尿蛋白一直都有，已经有两年了，门诊也找肾内科医师看过，没有什么疗效，还有就是患者感觉腰酸。我又摸了摸脉，的确是沉弱，但是量患者血压却是高的，更坚定是这个方证了，便开了三剂八物降下汤。

三天后，患者的血压还真的稳定多了，仍是之前的西药降压方案，这几天血压一天比一天平稳，第三天的血压也就 140/90mmHg。患者都说"我得病后的血压没有这么低过"，我心中窃喜，其实我更想知道的是患者的尿蛋白，于是我迫不及待地给他复查了一下尿常规，结果尿蛋白加号变成一个了。我再一次感慨此方的神奇。于是又开了四天的药，原方不变。

四天后，患者的血压降到了 130/80mmHg，患者也很高兴，特别是他一直以来无法降下来的低压，达到了正常。我很期待的尿常规，复查出来的结果还真是让人兴奋，居然转阴了。我劝病人接着住院查查 24 小时尿蛋白含量，也巩固巩固疗效，但患者因为工作原因，还是要求出院了。我只好给开了两周的八物降下汤配方颗粒。后来病人没有再来住院，之后的情况也就不得而知了。

这是我第一次使用八物降下汤，完全是根据患者高血压，脉弱，有肾损害，尿蛋白阳性等指征选用的。后来我回想患者舌淡，面色白，头昏，疲乏，脉弱，这些不都提示气血虚弱，阳气虚浮嘛！八物降下汤正对此证，因此这么有效。

那么是不是高血压最基本的病机，就是血虚阳浮呢？

我们知道西医认为血压与心脏及大动脉搏动，血管阻力有关。从中医来说，心主血脉，为君主之官，血藏神，肺主气，主治节，为相傅之官，心肺统领诸气运行血脉。正常情况下，营血运行于脉内，卫气周运于脉外，其实营血中也应含有阳气，否则单靠脉外"温分肉，肥腠理"的卫气是不够用的。卫气不是用来推动血行的，那这个营血运行，是靠什么呢？自然是藏于脉中的阳气，这阳气简单说就是神气。如果没有脉中的神气，营血是无法周流那么，血压是什么呢？

血压是血管内血液对于单位面积血管壁的侧压力。由于血管分动脉、毛细血管和静脉，所以，也就有动脉血压、毛细血管压和静脉血压，通常所说的血压是指动脉血压。很显然，血脉中的营血如果增多，可能会导致血压升高，西医说的水钠潴留导致血压升高，所以有了利尿剂合排钠的药物用来降血压。请注意，这说的是水钠潴留，不是血潴留。水钠顶多算是血中的津液，血中的津液多了，狭义上的津血就相对少了，我们把血中津液比作阳浮，血中津血的减少比作血虚，那么高血压的病机在一定程度上可以归为血虚阳浮。当然这个血虚并不是我们常规意义上说的真正的血虚，它只是相对的，相对于血中之气而言要虚少，所以可能它本身就不虚，只是血中阳气太过了，这样子来说，对于那种实证的高血压就好解释了。

那么血管的阻力对于血压升高怎么解释呢？

我们可以理解为痰饮、瘀血等一些邪实，导致血中阳气、津血的不平衡，所以血压也就高了。这里为什么不用阴虚阳亢来理解这一矛盾体呢？我认为从阴虚阳亢来说，我们往常的理解是肝肾阴虚、肝阳亢盛，这样子对于血压这样一个血脉疾病来说，不是特别确切。另外如果说真的是阴虚阳亢导致血压升高，我想那也是一时的，因为肝阳亢盛不可能一直亢盛着。肝五行属木，除了具备木性温升之外，还有疏泄之功，肝阳如果亢盛，在上升过多的过程中，势必横散其气，久之阳气亢盛，必然被横散之力消抵，因此对于那种一直血压升高的人来说，显然不是一直阳亢的状态。

因此我认为，治疗血压首先要把握住血中的阳气跟津血的平衡问题，高血压是血中的阳气偏旺，而津血不足，反之低血压是血中阳气不足，津血过多。但是它们都只是相对概念，不是绝对的，具体的不足与过多，需要结合整体来看。

厘清升降治血压

自从我对高血压治疗，考虑"血虚阳浮"的基本病机后，疗效明显提高了。但是"血虚阳浮"不是一味地补血潜阳，这其中道理前文已经述及，这里有必要再举一例验案。

这是一位中老年妇女，体偏胖，面色黄白，有油光，两颧有少量褐色暗斑，印堂泛红，慈眉善目，头发乌黑，说话语速不紧不慢，但是内容有点重

一案一得手记——诊余思辨录

复。患者初次就诊时主要症状是头蒙头昏，无头痛，时有眩晕，甚至不敢上过街天桥，感觉头重脚轻，口稍干，口不苦，睡眠一般，多梦，不易记清，纳可，无明显寒热喜好，大便多不成形，小便尚可，平素易激动，面经常潮红，多汗。患者平素服用三种降压药物治疗，近期血压不能控制，欲换药治疗。查看患者舌象，淡红色，薄白腻苔，中有裂纹，右脉沉弱，左寸比较特别，细滑而上鱼际，关尺弦软。

我说："你这血压与你平时用脑过度有关，我给你用中药调理调理吧。"

患者看我问得仔细，说的好像是那么一回事，便欣然接受了。后来的谈话中我得知患者果然是用脑过度，平素一直操劳，其实我是从寸脉上鱼际推断出来的。查腹无胸胁苦满，胃脘部略有轻压痛，腹部底力较软，余无明显发现。

这么一个病人，我刚开始还是选用了八物降下汤，尽管没有明显的肾损害及尿蛋白，但患者血虚的表现似乎可以从面色黄白，舌淡，多梦等推知，加上脉象不是那种偏实的。

药进一周，患者头昏、头蒙症状没有明显改善，血压也没有太多变化，还是服用三片降压药物，控制在160/90mmHg左右，偶尔高得厉害的时候，服用我开的短效药卡托普利。尽管如此，但是患者还是很信任我，觉得可能中药药效来得慢一些，所以又来复诊了。一看舌象，还是淡红色，舌尖略红，只是舌苔比以前的更浊腻一些，脉象较前没有变化。

一般这个时候是最伤脑筋的，第一次处方用了自己所能用的知识跟自信心，结果没有效，对自己的打击其实挺大的。于是我重新审视患者病情，患者脉象这么特殊，典型的左右升降失常了，患者面色时而潮红，多半时候是黄白的，但是是有光泽的，虽然说血不足，但是如果单纯血虚，面色不会有光泽的，这一点我之前没有注意到。另外患者左寸上鱼际而滑，滑多主痰，加上患者诉说头蒙头沉，可能患者清窍有痰滞，加上患者右脉沉弱，特别是右寸不起，考虑可能有肺气不足，看着患者面色忽然脑中冒出叶天士一句话"面色白者，须顾护其阳气"，这样子来说患者还真有肺气不足的可能。

于是综合分析，患者应该是营血亏虚，血虚阳浮，阳气欲载津血上荣于头面而不得，"气有余便是火"，化火炼液为痰，滞于清窍及面部，因此面犯油光，头蒙头沉。前方八物降下汤虽然补血益气、平肝清热，但是忽略了气浮痰滞的病机，所以没有效。转从升降出入上着手，前方地黄静而滞气暂予以去除，加上了牛蒡子、车前子、苏子，以降气化痰，加大黄芪用量以助肺气，少佐芦根以降地中之湿。此次患者要求处方三剂，因为患者说家离医院很近，想让我多调整调整。处方：

当归 6g	白芍 6g	川芎 3g	生黄芪 12g
生杜仲 6g	钩藤 3g	黄柏 3g	牛蒡子 3g
车前子 3g	苏子 3g	芦根 9g	

　　三剂药后，患者自觉头蒙症状好转，血压也较前平稳了一些，大多数情况下在 150/90mmHg 以下，偶尔有一两次高过这个数。患者还是很满意的，我一看患者舌象变化不明显，脉象也如此，考虑现予以降浊，之后再缓图升清，于是予以加大三子用量，各改为 9g，同时予以加了白芥子 6g、竹茹 12g，芦根用到 30g。

　　后两次复诊均为此药，患者头蒙头沉症状明显改善，口也不怎么干了，但是血压没有更进一步的改善，还是控制在 150/90mmHg 左右，只是高于这个的时候越来越少了。舌象较前明显好转了，舌苔腻已经基本去除，脉象较前没有明显变化。患者自觉症状改善了，虽然血压好转不明显，还是肯定了中药的作用，愿意长时间服药治疗。

　　对于这种医患之间的信任，我特别珍惜。每次患者来就诊，我都鼓励患者放松，血压我们可以给降下来的。考虑到浊邪降得差不多，于是我又回到了八物降下汤，予以养血益气为主，还是加了少量的三子予以降浊。就这样养血益气、兼以降浊的方案，前前后后治疗了一月左右，患者血压居然下降至 120/60mmHg，其他的自觉症状基本已经消除，面色经常潮红也变少了。

　　我试着将其一片降压药物（厄贝沙坦）予以减去，又用前法前方稍作加减，增加了菟丝子、枸杞子等药，治疗了近一月，患者血压居然下降至多数情况下为 110/60mmHg，偶尔有一两次 130/70mmHg，又让病人试着停用了一片降压药。

　　后来的一段时间里，患者仍坚持服药，血压多稳定在 110/60mmHg 左右，患者自己尝试着将仅剩下的一种降压药（施慧达）减半服用，血压多数情况下还是能控制在 120/70mmHg 左右，偶尔有 130/80mmHg。而且患者之前的症状一直未发作，上过街天桥也不感觉晕了，头脑比之前要清爽了很多。尽管我一再强调让患者减少用脑时间，但是患者似乎没有改变。再后来，我就回病房了，患者偶尔还来随访，但是血压一直稳定，为了不影响患者高血压需要服药的心理，我还是让患者坚持服用了那半片降压药。后来的一年，随访时探查患者脉象，本来沉溺的右脉，已经渐渐浮出来了，左寸脉滑上鱼际没有明显变化，而且患者油垢的面色也已经不明显了。

　　这个病人，起初考虑血虚阳浮，选用八物降下汤治疗，病情没有改善。但是后来从升降出入上考虑，阳浮兼有痰滞，痰滞虽因阳浮所致，但标邪不去，新生之血气亦不清利，因此先予以降浊，而后予以升清的方法取得良效。降浊的目的其实是帮助清除阳浮的病理产物，而后选用升清治疗，养血清补益气，使血随气浮，而后一同潜藏，达到治疗目的。这在一定程度上给我以启示，治病首先要分清层次，先后缓急，升降出入，不是空口念念，需要不断地厘清思路。正所谓"下笔之前宜复想，用心已到勿迟疑"。

疼烦掣痛抓主症

这位患者是因为频发室早二联律收入院的，患者五十多岁，是一个中等身材的妇女。从外地联系到门诊护士，转入的 CCU 病房，起初以为很重，由平车转入的院。监护提示频发室早二联律，有时还有短阵室速。

患者一脸痛苦的表情，面色黄暗少光泽，查体时患者不能过多配合，说已经有近三个月不能自己翻身了，原因是浑身疼痛，特别是肩颈后背。双手关节疼痛难忍，自觉心慌气短，胸闷，口干不饮，全身不定位置皮肤瘙痒，两手指关节肿胀，汗出不明显，大便几日未行，小便频而不畅，口苦，纳谷不香，眠差。患者既往有类风湿关节炎病史二十多年，现服用甲泼尼龙、雷公藤、来氟米特治疗，近三个月来每日多次服用止痛药物，症状未见明显减轻。舌黯淡，苔白厚腻，脉沉数而涩。查腹的时候，腹部软而无力，胃脘部及胸胁下均有压痛。

对于这个病人，与其说心悸气短为主症，还不如说疼烦掣痛为主症。像我这样从学院出来的中医，一直深受刘渡舟教授的影响，对于烦琐的症状，强调抓主症，虽然不太懂刘老是怎么抓主症的，但是我临床上一直坚持着另一种抓主症的方法，就是对于自己善于辨别及其治疗的症状，把它当成主症。比如说咳嗽、气短，相比较而言，我能掌握十几种咳嗽的病机及其治疗方法，但是对于气短而言，可能就没有那么多了，于是我便把咳嗽当成主症来治，以此为切入点，从而达到治疗的目的。

这个病人虽然来的原因是心慌气短胸闷，但是我对于患者的疼痛更敏感，那真的如张仲景说的"疼烦掣痛，不可自转侧"，便把这个疼烦掣痛当成主症。这样一来很容易就考虑到了甘草附子汤温经散寒，患者有心下痞加用了党参，因为皮肤瘙痒，考虑湿毒所致，合用了麻杏苡甘，并且加用了赤小豆，同时考虑患者胸胁苦满，稍加了枳实、白芍以利胸膈气机，还有防风、细辛的风药用来祛湿，增加了芦根加强祛湿降浊的功效。处方：

| 麻黄 12g | 附子 18g | 桂枝 12g | 苍术 45g |
| 杏仁 10g | 薏苡仁 30g | 芦根 30g | 炙甘草 9g |

赤小豆 30g	干姜 12g	防风 12g	枳实 9g
白芍 12g	细辛 3g	党参 15g	

开了四剂药，当时我感觉很满意，我信心满满地跟患者说："没事，吃几剂汤药就能明显改善症状的。"虽然我表现得很坚定，但患者还是将信将疑地看着我说："我这都三个月了，一天不如一天，现在连床都不能起了，这不转你们这来了，您给好好看看。"

因为患者疼痛烦躁严重，当天还是请了风湿科会诊，结果人家一来说这个就这样子了，没什么好办法，激素都已经用到这么大量了，中药治疗也很有限，患者一听，之前燃起的希望又破灭了。唉！有时候吧，也挺可悲的。

可是第二天，患者服药后症状明显减轻，烦躁感消除，疼痛明显好转。三剂药后，患者已经能自己下地，双手关节肿胀消退大半，连心慌心悸都明显好转了，监护显示患者室早较前明显减少。查舌上白厚苔也明显减退，脉已不数，于是给转到了普通病房。转过去后，因为换了管床医生，我想当时的管床医生可能考虑患者服用上方后汗出明显，舌黯，加上患者一直有期前收缩的缘故吧，给改了处方：

炙甘草 15g	黄连 15g	桂枝 12g	麦冬 10g
地黄 10g	生姜 12g	羌活 10g	桃仁 15g
红花 15g	丹参 20g	乳香 10g	防风 10g
独活 10g	荆芥 10g	白鲜皮 15g	

一周后，患者症状没有反复，关节肿胀没有进一步消退，仍然汗出明显，服药后瘙痒更加明显了。患者又有点烦躁了，后来托人又找到我，要求我给开处方。患者说："还是前面三剂药效果佳，三个月的肿胀，三剂药就消退了大半，还是请您看看吧，麻烦您了。"

我其实也考虑患者存在血瘀与血虚，但是站在气血水理论的基础上，暂时只能解决气与水的问题。患者汗出明显，特别是头汗出，手足心痒甚，手心可见细小水泡，心慌气短不明显了，口仍有些苦，口干不喜饮，大便已经畅快，小便也较前明显好转了，夜寐较前好转。查看患者舌象还是白厚腻苔，中有裂纹，舌黯淡，脉象弦而涩。于是我还是选用了甘草附子汤为主方，考虑患者汗出明显，合用了防己黄芪汤，患者手足心痒兼有水泡，考虑水毒郁滞，予以合用了赤小豆当归散，仍用薏苡仁、泽泻增强祛湿之力，川椒目、干姜温中补阳，羌活散风除湿。处方：

茯苓 15g	苍术 45g	桂枝 20g	附子 14g
炙甘草 10g	干姜 15g	川椒目 15g	薏苡仁 30g
赤小豆 30g	当归 12g	泽泻 15g	防己 15g
黄芪 30g	羌活 6g		

药进三剂，患者双手关节肿胀全消，肩背疼痛已不明显，手足瘙痒也明显好转，已经没有心慌感觉，汗出仍多，二便畅利，查舌白腻苔转薄，脉象无明显变化。患者因为家在外地，且已经住院近两周了，自己感觉较前明显好转了，要求带药出院。于是我给稍加了一味川芎12g，以增强活血之力，带了半个月的药，并嘱咐一定注意避寒，建议过来复诊。

大约过了两个月，患者自己过来复诊了。患者诉回家后，服完出院带的两周药，在当地照着原方抓了两周，后来感觉还行，就又吃了一个月，现在出汗好多了，关节也不怎么疼了，但是还是感觉皮肤瘙痒，心慌偶尔有，大小便还好。看患者舌象，之前的白腻苔已经看不见了，现在是薄薄的一层，舌黯，有裂纹，脉象还是虚涩那种。我想是时候解决血瘀跟血虚的问题了，于是选用了黄芪桂枝五物汤为基本方，加用了当归、川芎、桃仁、丹皮、茯苓、赤小豆，同时还加用了二至丸、菟丝子等补肾药物，我建议患者把方剂做成丸剂。患者后来没有再来复诊，我想大约是把药做成丸剂吃了吧。

这个病人，虽然是以心慌心悸为主诉来住院的，但是我通过自己的抓主症的方法，果断地选择了甘草附子汤治疗疼烦掣痛，这期间患者的心慌也明显好转了。如果以心慌为主症予以辨证论治，如后面的管床医生选用了炙甘草汤的加减，效果却并不尽人意。我想症状跟症状之间其实存在相同的病因病机，从自己善于辨别的症状入手，往往能事半功倍，这或许是刘老"抓主症"的本意吧！

从眩晕病看虚实辨证对选方用药的重要性

关于"眩晕"，《内经》"诸风掉眩，皆属于肝"，是从风从肝立论。后世最具代表性的三家：金代刘完素的《河间六书》有"风火皆阳，阳多兼化，阳主乎动，两阳相搏，则为之旋转"的论述；元代朱震亨《丹溪心法》的"无痰不作眩"说；明代张介宾《景岳全书》的"无虚不能作眩"论。张介宾在《景岳全书》中曰："眩晕一证，虚者居其八九，而兼火兼痰者，不过十中一二耳。"其实风、痰、虚，无非是想概括一个眩晕的最终病因病机，我更赞成张景岳的从虚立论。景岳在《质疑录》中有这么一段挺精彩的，原文摘录如下：

"眩者，头晕也，眼有黑花，如立舟车之上，而旋转者是也。刘河间专主于火，谓肝木自病。经云：诸风掉眩，皆属于肝。肝风动而火上炎也。故丹溪尝言无火不生痰，痰随火上，故曰无痰不作眩。夫眩，病也。痰，非病也。痰非人身素有之物。痰者，身之津液也。气滞、血凝，则津液化而为痰，是痰因病而生者也。若云无痰不作眩，似以痰为眩病之本矣。岂知眩晕之来也，有气虚而眩，有血虚而眩，有肾虚而眩。气虚者，阳气衰乏，则清阳不上升。经云：上气不足，头为之苦倾是也。血虚者，吐衄、崩漏、产后血脱，则虚火上炎，眼生黑花。

经云：肝虚则目无所见是也。肾虚者，房欲过度，则肾气不归元而逆奔于上。经云：蒙招尤目瞑，上实下虚，过在足少阴、巨阳。又云：髓海不足，目为之眩是也。风火之眩晕属外感，三虚之眩晕本内伤。其云痰而作眩者，必内外合邪而后痰聚而为害，非竟主乎痰而可以为眩。若一纯攻痰，而不大补气血，壮水滋阴，以救其本，病未有不毙者也。"

显然眩晕之由不止一途，根据张景岳的观点，首先得分清外感和内伤，而后内伤基础上，在辨虚实，其中"虚者居其八九，而兼火兼痰者，不过十中一二耳"。我临床上主要是先辨虚实，因为外感病眩晕而就诊的多不是以此为主症，所以也就无虚细辨了。而内伤，我认为虚实的辨别很重要，虽然临床上我们经常会辨成虚实夹杂，即便如此虚证占主要问题，还是实证占主要问题，也是需要细辨的。

这是一个眩晕反复发作两年的患者，是一位六十多岁女性，中等体型，面色暗黄无光泽，就诊时主诉眩晕不适，时有耳鸣，体位变化时明显，当地医院查 X 片检查考虑颈椎病，予以按摩理疗及中西医治疗未见明显疗效。近期眩晕不适明显，无头痛不适，晨起时有恶心，无呕吐，时有阵发心慌汗出，口干不喜饮，纳尚可，大便干稀不调，小便可，眠差，多梦，无明显寒热喜好。舌淡黯，苔略水滑，脉沉。

对于这么一个患者，我们怎么来辨别虚实呢？

首先我们得明确虚包括气血阴阳，实的话多认为邪实，邪实包括痰饮、痰湿、瘀血、食积、气滞、六淫邪气等，但是从内伤来看六淫不在其列，因此我们只需辨别出其他几种邪实。很显然这个病人有血气不足，邪实是以水饮为主，因此我选用了当归芍药散合苓桂术甘汤来治疗，药进七剂眩晕阴霾尽散，再进七剂巩固而后告愈。

其实对于这个病人如果光辨证到血气不足，兼有水饮停聚，选方用药上还是有一大堆选择，怎么能快速锁定到苓桂术甘汤和当归芍药散上呢！

这就需要胡希恕老中医所推崇的方证辨证，但是辨方证的另一个前提是辨药证，有了相应的药证，我们就可以很快锁定方证。该患者眩晕水饮所作，眩晕可理解为气上冲，桂枝是一个很好的治气上冲的药物，所以很快就可以锁定到桂枝系治疗水饮的方证上来，再根据患者小便畅利，除外五苓散证，因为有心悸、大便干稀不调的问题，很容易想到用茯苓、白术，所以苓桂术甘汤再好不过了。而且患者有血虚，很容易想到四物汤，但是四物汤中地黄为寒性药，于水饮当以温化不利，所以很容易考虑到当归芍药散，经过层层筛选，所以方剂就被摘出来了。这时候还不算完，你得进一步考虑患者目前是以虚为主，还是以实为主，用量上是需要加减变化的。这个病人目前水饮停聚为主，因此我将茯苓、白术的用量加大了，而当归、白芍、川芎的量相对少一些。其实还是那个气血水的问题。

还有另一位眩晕的患者，患者虽然已经七十有余，但依然头发乌黑浓密，一问居然是天然的，不是后天人造的，禀赋实属难得啊。患者形体中等，皮肤偏白，面色潮红，痛苦面容，不欲睁眼，睁眼则天旋地转，咳嗽少痰不易咳出，时喷嚏，鼻流清涕，自诉每年到春初即发病，曾当过敏治疗，并查变应原等检查，效果一直不佳。刻下是口干不欲饮，口中黏，口苦，食欲缺乏，眠尚可，二便尚可。舌黯红，无苔，舌上可见一层薄薄润润的黏液，脉弦细。查腹可见右侧胁肋部有轻压痛，胃脘部按之不适。

这样一个患者在你面前，我们首先容易入手的是患者舌象，暗红无苔，可见滑的黏液，显然是阴虚体质，结合患者乌发浓密，真所谓"阴精所奉之人"。我还是从虚实辨别入手，单从体质来说，患者面色潮红，舌红无苔，口干等，此人显然阴虚为主。进一步辨别邪实，无非是痰湿、水饮、瘀血、食积等，患者很显然没有食积，很容易考虑到有痰湿或者水饮，进一步鉴别，患者苔滑、鼻流清涕、口中黏，加上腹诊的胁下压痛，还是考虑水饮。因为患者本身阴虚，火就偏旺，如果是痰的话，显然痰火会胶着不解，自然见不着什么清稀的鼻涕了，舌上也不会是这般似苔非苔，似水非水的东西，而是浊腻的苔。那么还有一个问题，瘀血呢，患者有没有呢，单从舌黯来看，加上患者年高久病，瘀血或多或少还是有的。但不是主要矛盾，很显然患者没有瘀血不通的痛症，也没有瘀血阻滞其人如狂等精神症状，甚至没有瘀血所致的阳不入阴的失眠。

这样一来，我得出患者属于一个阴虚水饮内停的大致病机。眩晕是因为阴虚火偏旺，虚火夹水饮上扰清窍，因此出现眩晕。很显然猪苓汤可以一试，但是患者口苦、食欲缺乏，胸胁按之不适，很显然与肝有关，加之患者发病在春季，地气上浮，跟肝木也难撇开关系，怎么着也想用点柴胡疏肝之类的吧！哦你还别忘了，患者阴虚着呢，柴胡不是劫肝阴嘛！那怎么办，可以用一贯煎啊，川楝子是个苦寒的药物，首先从寒的这一方面来说至少对治目前之热，但是阴津阴液是通过脾胃生化而来，苦寒药如果量多了，势必会败坏脾胃，阴津阴液化生困难，总非治本之道吧！

因此我选用了一贯煎合猪苓汤来治疗，考虑患者目前眩晕严重，如果没有水饮的邪气上扰，患者一直也是阴虚的本体，眩晕不也没发作，所以水饮的邪实目前是主要矛盾，因此猪苓汤中蠲化水饮的药物适当加重了，而阴虚的本体用药适当的减少了一些。考虑到肝气的问题，川楝子还是中等用量，因为如果没有肝气上冲，痰饮老老实实待在胁下，不上扰清空，也就不会发病。所以平冲降逆肝气实际上也很重要，但是一定不能忘了久之伤脾胃后，阴津阴液化生会困难，所以这种药是可暂不可久的。

结果患者服药三剂，眩晕大减，已能下地活动，患者说五年来从来没有的舌苔居然薄薄的生了一层，口苦、口黏已除，脉象无明显变化。考虑患者邪实的水饮基本得以蠲化，目前主要矛盾是阴虚的本体，治疗转而予以益胃汤稍加茯苓、泽泻、竹茹培补胃气胃津，兼化饮邪，四剂之后患者眩晕尽除后出院。此后予以金匮肾气丸缓补以善后，其间偶对症予以健脾养阴之剂，随访三年患者眩晕未再发作，之前的过敏症状也不见踪影。

总之辨虚实对于快速选方很有帮助，另外即便是选方正确的时候，虚实的主导的鉴别，对于药量的斟酌也是挺有讲究的，眩晕病如此，其他疾病未尝不是如此。

江河湖泊的改造问题

患者是一个 60 多岁的女性，体型肥胖，应该说是白胖白胖的那种，但是腠理并不是那么致密，汗孔增大并且很稀疏，面色倒不怎么白，是泛着红妆的那种，暗红色的。

她是因为胸闷憋气入院的，查房时患者不断咳嗽，进一步追问，自诉咳嗽已经月余，时好时坏，痰少，质稀，容易咳出，怕热又畏风，汗出明显，特别是头汗出更明显。虽然没有双下肢水肿，但是患者给人一种浮肿的感觉。另外还有纳谷不香，时有恶心欲吐，小便不畅，尿频无尿痛，大便尚可，睡眠不佳。舌光红无苔，但舌面可见水滑黏液，口干喜热饮，口中黏腻不爽，脉沉细而软。自觉胸闷憋气持续，无胸痛及放射痛，肩部不适。胃脘部压痛明显，无明显胸胁苦满及少腹部压痛。患者既往有冠心病、高血压病史，急诊考虑心衰可能性大，予以利尿、扩管等治疗后症状未见明显好转。

中医方面据此推知为阴虚水热互结，考虑为猪苓汤证，原文"少阴病，下利六七日，咳而呕渴，心烦不得眠者，猪苓汤主之"。患者有咳呕渴诸症，而且从药证上来看，阿胶可治心烦不眠证，猪苓汤、黄连阿胶汤都用了此药，而且阿胶我们知道是养血滋阴的药物，患者舌光红无苔，显然存在阴虚，所以猪苓汤应该是对症的。

但是我们通常的理解是肥人少气，瘦人少血，患者体胖，应该以气不足为主，怎么出现了这么典型的阴虚证呢？

细细推知，患者体胖，自汗明显，虽不浮肿，但是给人以一种浮胖的感觉，加之汗孔稀疏，显然肺卫之气也不足，但从汗出浮肿的感觉来看，应该选用防己黄芪汤，于是我就选择了猪苓汤合防己黄芪汤。虽然尚未明确二者一阴一阳两方之间有无瓜葛，还是让他们熔为一炉用了。结果三剂药后，患者咳嗽已除，月余之咳，三剂药止，显然药中病机，续服七剂主症告愈。

我之后分析猪苓汤是治疗水热互结的，而且这个互结我们多认为是结于膀胱，也就是说患者大部分水已经结于膀胱，至于咳嗽、呕逆，那只不过是水气上逆而已，总归不至于水气泛滥导致不断汗出的。所以单纯用猪苓汤是无法对治患者不断汗出的。因为下焦水饮为热所结，不得气化而出，肥人的水湿又多，无法下达膀胱气化，因此不断汗出外溢。用防己黄芪汤将外溢之水气转而下输膀胱，之前已有猪苓汤为之分解下焦水热，气化恢复正常，水气不致上逆，故而咳嗽终止，水气不再外溢，因此汗出停止。所以如此看来，两方虽一主阴，一主阳，一主里，一主外，一主上，一主下，但是他们是相互友好，并行不悖的。

另外虽然说阴血不足容易在瘦弱的人身上出现，但是肥胖的患者首先气化不利，水饮停聚，本应该化生成为津液及津血的水谷精微，停聚为水饮痰湿，自然也可以导致阴血亏虚；其次像这样肥胖的患者，不断汗出，津血同源，自然也可以导致阴血不足。

我常用一个形象的比喻来分析这样的患者，那就是我把患者的津液津血比作是江河湖泊中的水，这些患者往往是江河水道中的水不足，而停聚于湖泊中的水过剩，因此表现出一方面阴血不足，另一方面水湿停聚。那么想要改造这种不平衡的态势，当然最理想的是将湖泊中多余的水调动起来，使其进入江河流动起来才是最好的。对于病人来说，最好的治疗方法是将那些本应该化生津血津液的水谷精微，使其不停聚为痰湿水饮，对于那种一味地祛湿化饮，或者是滋阴养血的方法并不是长久之计。

虚烦还是虚、烦

这是一位七十多岁的瘦弱老太太，面色暗黄，两颧泛红，自诉心慌胸闷憋气，乏力气短，浑身不适，纳谷不香，口干，口略苦，大便干，多日一行，小便尚可，睡眠差，入睡困难。查房时见患者不断喃喃自语，舌红质苍老，苔薄黄少津，脉弦。腹软无力，胃脘部轻压痛，两胁下有轻度苦满。

根据患者腹诊结合体质，考虑属于虚证，舌红，苔黄，为热证，故考虑为虚热证，首先想到使用栀子豉汤，因为患者同时有气短乏力，故予以加用了甘草，也就是栀子甘草豉汤，药进三剂，患者神清气爽，心慌心悸不明显了，胸闷憋气感明显好转，胃纳转佳，口苦得除，口干好转，睡眠也改善了。查看患者舌象，舌转淡红，舌上也生了津液，之前的糙黄苔已退，脉象没有太多变化。之后转用健脾养阴法，数剂后患者出院。

关于栀子豉汤，《伤寒论》原文，"发汗、吐、下后，虚烦不得眠，若剧者，必反复颠倒，心中懊憹，栀子豉汤主之；若少气者，栀子甘草豉汤主之；若呕者，栀子生姜豉汤主之（76）。发汗，若下之，而烦热，胸中窒者，栀子豉汤主之（77）。伤寒五六日，大下之后，身热不去，心中结痛者，未欲解也，栀子豉汤主之（78）。阳明病，脉浮而紧，咽燥，口苦，腹满而喘，发热汗出，不恶寒，反恶热，身重……若下之，则胃中空虚，客气动膈，心中懊憹，舌上胎者，栀子豉汤主之（221）。阳明病，下之，其外有热，手足温，不结胸，心中懊憹，饥不能食，但头汗出，栀子豉汤主之（228）。"后世很多医家根据前面第一条，认为栀子豉汤是用来治疗"虚烦"，是与承气汤类的邪实的烦是相对的，但是他们又认为此方治疗的是实证，因为栀子是苦寒的药物，如黄连解毒汤、凉膈散，都用了栀子，显然是治疗实热的，豆豉呢用来发散邪气的，也是用来治疗实邪的。

栀子豉汤证是不是真的只有实热呢？

我想未必吧。我们看以上诸条都有一个共同特点，那就是都出现了"下后"，也就说用了不当的下法。下后自然胃肠之中的浊邪暂时得以去除，但是邪热并没有因此而消退，此时胃中虽然空虚，客气扰动胸膈，因此出现心中懊憹等"虚烦"表现。但是你不要忘了，如果没有"邪气"阻隔，这个所遗留下来的热气，如阳明篇中"阳明病，发热汗出者，此为热越，不能发黄也"，是会发生"热越"的。因为火热之气本主"炎上"，因此如果没有东西阻隔，热是待不住的，要么外散，要么上冲，怎么可能老老实实地呆在一个地方呢？

这么说，这个"客气"，或者说是邪热之所以郁于胸膈之下，还是有或多或少的东西在阻隔着它，那么阻隔它的是什么呢？

我想其实是"水谷之气"。

为什么呢？我们知道邪热是不杀谷的，这个在后来的文章中张仲景提到过，也就是说这种"邪热"是不能消化水谷精微。既然"邪热不杀谷"，那么正热就应当杀谷呗。我们知道食物进入到胃肠，靠的是胃气将其消化，进而变成水谷精微可以吸收的气的。也就是说，这个"杀谷"的过程是消耗胃气的。这个胃气显然也是"热气"呗，否则张仲景何必说什么"邪热不杀谷"，为什么寒的时候不说杀谷不杀谷呢？这样推知也就是说原本的热气是可以杀谷的呗。但是我们知道杀谷是靠的胃气，那么胃气就是这个原本的热气呗。这样一来原来残存的一点"水谷余气"压制着这个客热，而这个客热又不能将其"杀伐"掉，因此就僵上了。所以说栀子豉汤证的患者，并不是没有阻隔邪热的物质，它是有的，但是并不是真正的实邪，而是水谷之气。

那么为什么非得说是虚烦呢？

其实你要是慢慢读一下，你就会发现，哦，为什么不是虚、烦呢？

怎么会是虚的呢？

以方测证，有点讲不通啊。怎么会讲不通呢，你看人家原文不是下后，就是汗后、吐后的，胃中都已空虚，胃气主气不虚，哪有你客气的分，还让你来动膈，所以这个方证本来就是用来治疗虚证的。因为虚，所以客气占据了主要地位。

烦什么呢？

因为客气占据了主气的位置，却不能"杀伐水谷"，使其变成水谷精微而供养人体，所以烦。

那么需要怎样治疗呢？

这个是客气占据了主气的位置，当然是将客气赶走，恢复主气的地位，一切就迎刃而解了。

怎么将客气赶走呢？

你看人家被这个水谷的余气压着，你给涌散到水谷余气的外面不就得了。豆豉在这里就是干这个的。

然后涌散出来了，你还得给他灭掉，不然一股脑全出来了，热还会上扰清空不是，栀子就是干这个用的。

先煮栀子后纳豆豉的煎法，我们知道"后煮先行"的道理，那么也就明白张仲景的意思也无非是先让豆豉涌散出这股客热之气，而后用栀子将其清理掉。至于原文服法后面的"得吐"之说，虽然我用此方还没有看到吐的，古人的医案中也多未见到吐的，我想一可能是煎服法的问题，二者就是这个豆豉量的问题，因为豆豉量的大小牵涉到涌散的力度啦，你真照原方用上四合，可能真得吐。

这样一来，回到文中前面的医案，你就不难发现，原来这个病人这么瘦弱，那是真虚啊，不是吗？

所以说栀子豉汤就是用来治疗虚弱的烦烦的人的嘛。至于为什么这个病人加上甘草，用栀子甘草豉汤，那是因为她气短啊。张仲景不是说若少气者，就这么用嘛。那好，不过少气也好、气短也罢，总归是气虚嘛，如果是，那么多补气的药，你张仲景为什么偏选择甘草这个药呢。其实本来这个就是气不足嘛，前面不是说了嘛，水谷之气将这点客热压制着，那是因为主气（胃气）虚弱的缘故。如果明显出现少气的表现了，你还得加上保护主气（胃气）的药，否则的话，那豆豉一涌吐，客气出来了，主气也回不去，那不就白治了嘛。所以这里加甘草只是用来保定主气坐拥中土而已，换成别的药，你还别说那就不行。至于后面那个栀子生姜豉汤啊、栀子干姜汤啊，大家可以一起来思考。

外台茯苓饮案

《外台》茯苓饮出自《金匮要略·痰饮咳嗽病脉证并治第十二》附方。原文"《外台》茯苓饮：治心胸中有停痰宿水，自吐出水后，心胸间虚，气满，不能食，消痰气，令能食。"方由茯苓、人参、白术、枳实、橘皮、生姜组成。胡希恕先生说此方用于中寒停饮所致心下痞满（或胸满、腹胀）、嗳气、食欲缺乏者。其弟子冯世纶教授传承其经验，常以本方加清半夏治疗心下痞满属中寒停饮者。《解读张仲景医学》一书中指出："本方加半夏则效尤捷，不问其吐水与否，若以心胸满不能食为目的活用于胃炎、胃下垂以及溃疡诸病，均有良验。"并且认为本方与旋覆代赭汤同属治疗太阴病方，书中指出二方的鉴别："此与旋覆代赭汤均属常用的治胃良方。本方证亦常有噫气，但患者以噫气为快，且大便多溏，与旋覆代赭汤证苦于噫气不除，大便虚秘者显异。"

其实就是一个苦于不降，一个苦于不升，二者皆有痰饮，不降者因有气升易化火也，不升者因为气陷易为寒也。我在临床上遇到胃脘痞满，不思饮食者，多喜用此方，而且收效满意。下面列举一个典型案例。

患者六十多岁，体胖，面色偏黄，无光泽，因生气后胃脘部不适已近两周，不思饮食，稍食则饱胀，口干不欲饮，无汗，嗜睡，兼有心慌胸闷乏力，气短，无胸痛，无明显寒热喜好，大便两日未行，平时大便多不成形，小便尚可。查腹探知剑突下压痛明显，两胁下稍有拘紧感，无明显压痛，腹软腹部底力弱。舌淡黯，苔白浊腻，脉沉弦滑。再详问患者有无打嗝呃逆或者排气，患者说偶有，打嗝后或排气后症状会好一些。这就不用说了，这是一个典型的水饮停聚胃脘的病例，所以选用了外台茯苓饮，方中的白术改成了苍术。处方：

　　茯苓 15g　　　苍术 30g　　　生姜 15g　　　枳实 9g
　　党参 15g　　　陈皮 12g

　　三剂药后，患者食欲大开，胃脘部痞满感自觉症状消除，腹诊探查尚有轻度拘紧压痛，口干明显好转，精神状态也明显好转，大便畅利起来，再看患者舌上白浊腻苔已退却一半，显然是浊邪渐退，胃气渐复之象。后又予以小制上方，续服四剂巩固疗效后出院。

 # 温清消斑降血压

　　温清饮见载于明代龚廷贤所著《万病回春·血崩门》，其适应证是"治妇人经脉不住，或如豆汁，五色相杂。面色萎黄，脐腹刺痛，寒热往来，崩漏不止"。汉方家矢数道明认为：温清饮为四物汤与黄连解毒汤之合方，四物汤温补、养血、活血，而黄连解毒汤苦寒清热解毒、凉血止血。此二方的合方既温又清，故名温清饮，为温补养血兼清热泻火之独特方剂，其应用范围广泛；本方虽为血崩证而设，但最常用于慢性顽固之皮肤黏膜疾患，特别是皮肤瘙痒症、慢性湿疹、寻常型干癣、掌跖脓疱症、皮炎、荨麻疹、贝切特氏综合征等；其应用目标，多为皮肤黄褐色，枯燥如涩纸。用于普通体质之疾患或慢性病程者，伴有肝脏功能损害，或所谓变态反应体质之皮肤过敏者。

　　鉴于汉方用温清饮治疗皮肤病经验，我在门诊遇到这么一个患者，不光皮肤病好多了，血压居然也平稳了。

　　患者是一个五十多岁的女性，也就刚绝经两年，因为发现血压升高半年，这才来门诊就诊的。血压最高的时候达到 160/90mmHg，三个月前开始服用硝苯地平控释片 1 片降压治疗，近期血压仍不稳定。患者自己找原因说可能与天气有关，因时值北京冬天，大风肆虐，所以血压更不稳了。平素服用降压药后，血压多在 140~150/70~90mmHg 左右，就诊时测血压 140/80mmHg。父母有高血压病史。患者形体中等，面色黄白，无光泽，时有头晕，面部发热、烘热感，晨起口苦，无明显口干不适，纳可，睡眠也还行，二便尚调，有肩背部不适感。舌淡，有齿痕，少量白苔，脉弦。

　　考虑患者血压升高病史较短，且患者也担心长期服用西药的副作用，刚开始一个劲地说能不能调整一下降压药，改一个副作用小的。于是我建议患者服用汤剂治疗，患者刚开始也是半信半疑的，最终看我坚定的语气，还是同意暂时不调整西药，加用中药汤剂治疗。起初我想使用八物降下汤来治疗的，但是患者脉并不弱，正在思考的过程中，注意到了患者面部散在暗斑。患者说这个已有多年，一旦长出来，就很不容易消退，而且感觉有时还在长。然后注意到患者皮肤却是黄褐色，虽然并没有枯燥如涩纸样，结合患者舌淡，及其面色，考虑还是血虚兼有邪热，我选择了温清饮。处方：

| 当归 15g | 生地黄 15g | 白芍 15g | 川芎 6g |
| 黄连 3g | 黄芩 6g | 栀子 6g | 黄柏 3g |

因为患者住在天通苑那头，离我们医院比较远，开药不方便，于是给开了两周的药量。药后复诊，患者一脸笑容，据说近一周来血压稳定在120～130/60～70mmHg 左右。晨起口已不苦，无头晕，仍有肩背部不适，烘热感最近未发，面部色斑未见明显变化，纳眠均可。查舌仍淡，有齿痕，苔少，薄腻，脉弦。患者要求停用降压药物，我默许了，建议患者注意监测。考虑患者舌苔变腻，烘热感除，但是肩部不适未见缓解，于是前方去了黄连、黄柏，合用了当归芍药散，并且加了半夏以去浊。处方：

当归 15g	生地黄 15g	白芍 15g	川芎 6g
黄芩 6g	栀子 6g	半夏 9g	泽泻 18g
白术 10g	茯苓 15g		

又给开了十四剂药，并一再嘱咐一定注意多监测血压。两周后，患者复诊测血压 120/70mmHg，而且之前面部散在的暗斑居然变淡了不少，整个人面色也好了一些，患者说血压仍很稳定，目前西药降压药已停用两周了，血压最高也就 120/80mmHg。可能是心情变好了，再问肩背部不适感是否还存在时，患者居然说已经忘了之前的不适症状了。舌转淡红，舌尖略红，苔仍少而薄，略腻，脉弦。患者担心血压会反复，同时又感受到了面部多年来的暗斑变淡，所以要求继续服药，于是我又将上方稍作调整，考虑患者舌尖略红，加了 3g黄连，之后这个方子又服用了一个月，其间患者血压一直很稳定，只是面部暗斑并不是想象中的那样，消退得很快，但总体来说还是变淡了不少。后来患者没有再回来复诊，也是此案遗憾的地方，想日本汉方家动不动就让患者服用半年以上，甚至服用几年，那是怎样的一种坚持啊，当然他们的药量确实是很少。我想我当时应该建议患者服用丸剂缓缓治疗就好了，可能多年的宿疾能够痊愈。

诚然，温清饮如其所名，兼有温养血脉的四物汤，同时又有清除邪热的黄连解毒汤。原来龚廷贤是用来治疗妇人崩漏不止的，一边补一边清。刚开始很难理解这个方剂，如果说血虚吧，你用四物那是自然的啰，但是你偏偏还加上清热的三黄，不够使吧，栀子也用上，都知道三黄、栀子苦寒药对于脾胃化生津血是不利的，更何况你本身就血虚嘛，你再用苦寒药败坏脾胃怎么可以呢。

后来研究四君子汤的时候，一下明白了，原来血虚是分等级的。

等虚到一定程度的时候，四物汤是不能用的，只能用四君子汤，你看人家四物汤中又是地黄，又是白芍的，不都是寒的嘛，而且地黄还能腻膈，你说你脾胃虚到一定程度，还能使嘛，当然不能用啦！张仲景当归芍药散就把地黄给去了。所以说能用地黄剂四物汤的患者，脾胃还是可以的，你会说那脾胃可以还血虚呢，其实这是前面说的一个"中焦受气取汁"的过程，你脾胃再好，你取的汁不好，血还是不能化生，就理解了为什么加上三黄及栀子了。实际上是帮助"中焦受气取汁，变化而赤"，以生新血。

桂枝茯苓丸的瘀血背痛

一个五十多岁的女性，形体偏瘦，面色暗黄有油光，是那种偏干一点的，特别是两颧部发红。就诊时主诉后背疼痛间断发作三年，持续时间不定，短则几秒钟，长则两小时左右，部位相对固定。曾有医师建议行冠脉造影检查，患者担心并发症，拒绝行此检查，后行冠脉 CT 检查提示冠脉血管中度狭窄。近几日后背疼痛明显，有时持续半小时到两小时，夜间发作明显，疼痛时伴大汗出，因为担心冠脉血管堵塞故来就诊。

就诊时，除后背疼痛间断发作外，还伴有胸闷憋气，喜叹息，口不干，口中发酸，纳尚可，无明显寒热喜好，时有头痛，头面部自觉有上火感，足跟干裂，睡眠质量不高，多梦，大便不成形，小便尚可，舌黯，苔薄白，脉弦细涩。腹部偏软，未见明显苦满感，左下腹部轻压痛。

根据血瘀辨证特点，患者多项符合，结合头面部上火感，考虑桂枝的上冲症状，于是选用了桂枝茯苓丸，予以开了七剂配方颗粒。

二诊，自诉后背疼痛服药三天后明显减轻，近两日已没有发作，口中仍发酸，多梦，上火感，舌脉较前没有什么变化。结合患者面色暗黄，脉细，多梦，考虑血虚，于是在桂枝茯苓丸基础上加用了 6g 当归。

续进两周后，后背疼痛未再发作，足跟干裂居然也好了起来，但口中发酸一直未好转，仍多梦，舌象较前变化明显，舌质变得淡了起来，苔薄少，脉仍弦细涩，饮食二便没有什么变化。换用当归芍药散以健脾养血，服用三周后口中发酸变得不那么明显了。其间后背疼痛又发作了一次，持续时间较短，疼痛时伴有汗出，调换以桂枝茯苓丸剂服用了两周，症状稳定。后仍予以当归芍药散方加减调理两月，患者面色变得红润了些，后背疼痛一直未再发作，口中也没有发酸感了，梦较前减少了，舌质变得淡红了，苔薄黄，脉弦涩，细不那么明显了。之后一两年，患者间断来复诊，有时出现偶有后背疼痛，便予以桂枝茯苓丸几剂，一般症状都能迅速控制，接着服用养血健脾的丸剂，建议常服，之后患者未再复诊，我想可能病情稳定了吧。

桂枝茯苓丸，出现在《金匮要略》妇人妊娠病脉证并治篇，原来是用于妇人癥瘕的，后世医家广泛应用于临床各种瘀血证，特别是汉方学派，认为此方活血化瘀，用于寒热均可。其实原来主要是治疗瘀热的，方中丹皮、白芍均是偏凉的药，但是如果用于偏寒证的时候，我都将桂枝加量，而且多合用川芎、当归等药。

此患者典型的瘀血表现，症状疼痛部位固定，面色暗红，头面上火，显然是瘀热上攻所致，对症选方，疗效不错。只是患者存在血虚的一面，再活血化瘀之后，瘀血虽去，若不培养脾胃，以生新血，旧之窠巢仍在，瘀血还会再生，因为血少气必偏旺，气旺容易化火，稍不注意即可炼血为瘀。因此治病不能仅注意到当前，还得想好后招，这样才不至于动手便错。

吴茱萸汤证的呕吐

患者因为胸闷憋气收入院，是一位瘦瘦的老爷爷，除了胸闷憋气，还有一个主要的症状就是恶心呕吐。发病已经有近一周了，饮食很少，不吃的时候也吐，食物刺激后吐得更严重。不吃的时候吐的也不是什么食物残渣，而是一些痰涎。患者有口干口苦，口干喜热饮，饮后又多给吐了出来，伴有头部不适，胃脘部怕凉，胸闷憋气，无胸痛，睡眠不佳。多数的时候是坐着的，偶尔能躺下一会，西医考虑心衰，予以利尿、扩管后，胸闷憋气稍好转，但是恶心呕吐不减。

我劝患者服用汤药，家属在一旁说，这还不断地吐着呢，本身就没吃什么东西，吃汤药不得吐得更厉害。我在一旁反复解释，最后还是同意了我的治疗方案。患者舌淡黯，苔水滑，脉弦滑。根据患者症状表现，显然是胃阳虚、痰饮停聚，于是我选用了吴茱萸汤，吴茱萸开了 9g 以温降胃阳止吐。结果药进一剂，呕吐即止，续服三剂，诸症大减。其实方证辨精准的时候，大多是这样效如桴鼓的。

望而知之谓之神

《难经·六十一难》："望而知之谓之神，闻而知之谓之圣，问而知之谓之工，切而知之谓之巧。何谓也？然：望而知之者，望见其五色，以知其病。闻而知之者，闻其五音，以别其病。问而知之者，问其所欲五味，以知其病所起所在也。切脉而知之者，诊其寸口，视其虚实，以知其病，病在何脏腑也。"

我刚开始学医的时候，特别执迷于脉诊，因此也读过不少的脉学书籍，从古代的到现代的，总想通过脉诊提高自己的诊疗技术。也曾有一段时间，在病房每个病人的脉都去体会一下，可能是没有老师指点，至今也只能模模糊糊地体会一二。后来我听说有的老中医看病，也没怎么问，一搭脉几分钟就把处方开了出来，而且效果还很好，难道真的是通过脉诊的吗？我想这么神，这么快，而且辨证很准确的，是不是通过望诊的呢？后来一想，越想越是这样子的，你看啊，人家切诊可是四诊之末，望而知之才叫作神呢！再说"切而知之谓之巧"，这个巧真的是技巧吗？有时候是不是巧合呢？从那以后我便越来越注重望诊了。

丹溪医案的启发

一日翻阅丹溪医案，其中一则医案引起了我的特别注意，原因是黄芪跟党参这样一对平时很容易一起用的药，居然因加了黄芪而病情加重了。

原案如下："东阳陈兄露筋骨，体稍长。患体虚而劳，头痛甚，至有诀别之言。余察其脉弦而大带数，以人参、白术为君，川芎、陈皮为佐，至五六日未减，众皆讶之，以药之不对也。余曰：药力有次第矣，更少俟一二宿当自安。忽其季来问曰：何不少加黄芪？予笑不答。又经一宿，忽自言病顿愈。予脉之，觉指下稍盛。又半日，病者言膈上满，不觉饥，视其腹纹已隐矣。予曰：夜来药中莫加黄芪否？曰：然，止与三帖。遂速与二陈汤加厚朴、枳壳、黄连，以泻其卫，三帖而安。"

后来读到网上的一位老师的评按，整个豁然开朗了，现摘录如下。"按：露筋骨者，体瘦而棱角分明。体瘦者则脾虚，露筋骨而身长者则肝强。值辛劳则肝气逆盛而头痛。脉弦者正肝气盛之象，大者为虚，为劳损。其治自宜培土以抑木，故以参术补脾胃为君，川芎疏肝，陈皮开胃为佐。瘦长人肝气偏旺，虽脾虚亦不可升阳助肝气。故误予黄芪后膈满气壅，肝气上逆也。于是复诊予二陈汤加朴、枳宽胸降气，黄连泻肝也。

又按：余读此案，揣摩再四，不禁慨叹！体瘦本为脾虚，而露筋骨、体长，于是复知为脾弱肝强之体，亦察之仔细矣。其方以参、术、陈补脾开胃，川芎疏肝以预留补气之余地，正合其体而简练得当，不可再添一味亦不可再减一味也。由是知丹溪立方，正如量体裁衣，因人而异，实以体质为主。病邪乃外加之物，居于其次。余前言昔贤投方治病，无不由'体'与'病'二者相合而成，而以'体'为主，试观前人治案，如叶、喻、谢、薛、孙一奎、汪石山诸案，莫不如此。若不察'体'而仅辨'病'即率尔操觚，则必如盲人瞎马，正不知将坠于何渊也。至民国以降，近代中医受西医方法论的影响，逐渐以'病'为主，而以'体'为次。若治外邪，则清热解毒不遗余力；若疗内伤，则活血化瘀恒为常法。竟不知'体'为何物矣。此案若付与今人治之，必以祛风止痛为务，较之丹溪，相去霄壤矣。"

正是这个"体"与"病"的点醒，再一联想叶天士《温热论》中的论述"如面色白者，须要顾其阳气，湿胜则阳微也。如法应清凉，到十分之六七，即不可过凉，盖恐湿热一去，阳亦衰微也。面色苍者，须要顾其津液，清凉到十分之六七，往往热减身寒者，不可便云虚寒而投补剂，恐炉烟虽熄，灰中有火也，须细察精详，方少少与之，慎不可漫然而进也。"可见叶天士也是非常重视体的，同样是湿，不同的人治法是不一样的。

难道张仲景不是这样看病的吗？

当然是啊，你看人家写太阳病，有的人得的是桂枝汤证，有的人得的是麻黄汤证。其实并不一定是什么这个人中了风，那个人受了寒，即便是，也是这么一类人容易受风，那么一类人容易受寒，是因为受邪的人不一样，所以表现出来的证不一样的。原来自古以来大师一直都是这样看病的啊！从此之后，我终于明白了中医是看人治病，而不是看病治人。于是我开始了体质学的研究。

体质辨证的甜头

这天，门诊来了一位老太太，七十多岁，形体肥胖，说话嗓门很大，但是你又能感觉出来她那气喘吁吁的气息。

我让患者就座，问："是不是爬楼上来的，怎么这么喘。"

患者气喘吁吁地说："腿脚都不方便了，哪还能爬楼啊，平时就这样，稍微动动就喘上了，坐着歇会就好了，以前还好，近半年来老是感觉憋得慌。"

除此之外，患者还有气短乏力，大汗出，上半身明显，纳可，食后无腹胀，时有反酸，口苦，口干，平时饮水多，冷热均可，时有心慌不适，怕冷，腿沉，右膝关节疼痛肿胀，眠差，容易醒，大便尚可，每日一次，小便可。舌红，苔白润，有裂纹，脉滑数而软。

我开始打量面前的这位患者，体胖，特别是腹部比较大，面色暗黄，无光泽，嘴唇比较暗，查双下肢无水肿，腹诊发现胃脘部压痛，右侧轻度胸胁苦满，左侧下腹部压痛明显。

患者虽然憋气，乏力气短，但是没有明显水肿，西医查双肺也未见明显干湿啰音，问夜间有无憋醒，患者予以否认，平素喜欢左侧卧位。于是多问了一下患者到底是什么地方憋，谁知患者指的是剑突下。虽然不像心衰的那种憋气吧，我还是给查了一下BNP，也常规查了一下血气分析及血凝，因为我担心是不是肺栓塞之类的疾病，很快结果回来了，居然都是正常的，这下我放心了。

患者倒是急了，"大夫怎么都没问题啊，我这到底是怎么啦？"

我语气很肯定地说："你这就胃的问题，没事，我给你开点中药吃吃就好了。"

"哦，是胃的问题啊，我以前得过胃溃疡，也没这样啊，这老是上不来气啊！"，患者虽然性格很爽快的那种，但是对我说的还是有点半信半疑的。

我开始整理思路，要说患者气喘吧，那是真的喘啊，也气短乏力汗出怕冷，脉象还偏软呢，加上患者年纪也这么大了，应该是个虚症啊，但是患者说话声嗓门很有大，腹部张力也大，舌还是红的，这些又提示有点偏实啊，怎么办呢？

正发愁的时候，想到了体质辨证，患者这个腹诊及面色，符合大柴胡汤合桂枝茯苓丸的体质啊！患者舌红汗出多，喘憋心烦眠差，考虑属于黄芩、黄连体质，结合患者胃脘部压痛感，考虑有痰热痞结，于是我以半夏泻心汤、桂枝茯苓丸、四逆散合方，因为患者年高，还是没敢使用大柴胡汤，换成了四逆散。处方：

半夏 9g	黄芩 9g	黄连 6g	干姜 12g
大枣 30g	党参 15g	桂枝 10g	茯苓 15g
桃仁 10g	丹皮 9g	白芍 10g	柴胡 9g
生甘草 6g	枳壳 10g		

因为患者担心没有疗效，还没有开任何西药，所以要求暂时开一周的药，虽然患者住在离医院偏远的地方，就诊并不是那么方便。

一周后，患者喘息症状较前明显好转了，胃脘部痞满感也减轻了。患者很高兴地说："还真让你说着了，就是胃的事，现在这好多了，也不怎么憋了"，边说着边指着剑突下。

再问症状，仍感口苦，口干好一些，睡眠较前好转了，近几日未出现反酸症状，右膝关节还是疼痛肿胀，新出现一个症状就是咳嗽，咽痒即咳，平时感觉咽部不适，但以前没有这么明显，查舌仍红，苔薄略润，少苔，有裂纹，脉弦数，右侧脉滑大，左侧脉小。腹诊时胃脘部压痛较前明显减轻了，其余没有什么变化。

因为患者咽部不适，考虑痰气兼饮邪上逆，于是合用了八物解郁汤加减，因为患者腿脚不便，膝关节肿痛，还合用了四物健步汤。处方：

半夏 9g	黄芩 15g	黄连 6g	干姜 9g
大枣 30g	党参 15g	桂枝 9g	茯苓 15g
桃仁 15g	丹皮 15g	白芍 30g	柴胡 15g
生甘草 6g	枳壳 30g	连翘 12g	厚朴 12g
苏梗 12g	丹参 15g	泽兰 10g	赤芍 15g
石斛 20g	牛膝 30g		

这次患者主动要求多开一点，因为有效啊，我给开了两周的药。

两周后，患者复诊，喘憋已经很轻微，气短乏力也明显减轻了，口还是有一点苦，夜间口干，白天还好，咳嗽已经好了，但是偶尔还有些咽痒，胃脘部不适感偶尔还有一点，但是不严重，自觉腿脚也比以前要轻松了。这两天帮忙搬家，右膝关节又开始疼了，舌已经不是那么红了，苔还是薄白的，略润一些，有裂纹，脉象变化不大。于是稍将药量调整了一下，又开了两周的药量。就这样反反复复，大约治了有三个月吧，患者症状基本不明显了，膝关节疼痛也好了。有一天老太太又来了，我还以为她又发病了，后来才知道是给介绍了一位新病人。

这个患者，如果按常规的思路，虚实都很难判定，更别说其他的脏腑辨证了，我想还是经方及体质辨证让我很快地入手了，而且取到了满意的疗效。黄煌老师说"柴胡体质的人体型中等或偏瘦，面色微暗黄，或青黄色，或青白色，缺乏光泽。肌肉比较坚紧，舌苔正常或偏干。主诉以自觉症状为多，对气温变化反应敏感，情绪波动较大，食欲易受情绪的影响，四肢冷。女性月经周期不准，经前多见胸闷乳房胀痛结块等。多见于精神神经系统疾病、免疫系统疾病、呼吸系统疾病、胆道疾病患者。半夏体质的人营养状况较好，肤色滋润或油腻，或黄暗，或有浮肿貌，但缺乏正常的光泽；形体并不羸瘦，肥胖者居多。主诉较多而怪异，多疑多虑，易于精神紧张，情感丰富而变化起伏大，易于出现恶心感、咽喉异物感、黏痰等。脉象大多正常，或滑利。舌象多数正常，或舌苔偏厚，或干腻，或滑苔黏腻，或舌边有两条由细小唾液泡沫堆积而成的白线，或有齿痕舌。半夏体质是适合与较长时间或大量服用半夏及其类方的体质类型。代表方为小半夏加茯苓汤、温胆汤、半夏厚朴汤等。此类患者在疾病状态中多表现为痰热内壅、痰气交阻、风痰上扰、痰湿内阻等。"

　　而对于虚实来说，汉方学派将虚实分为三等，除虚、实之外，还有一个就是介入虚实之间的，他们称之为虚实间。而且他们还将方证的虚实做了排序，便于选方。其中对于柴胡系的虚实顺序我总结的大概是，最实用防风通圣丸，其次大柴胡汤、再次四逆散，而后依次是柴胡龙骨牡蛎汤、小柴胡汤、柴胡桂枝汤、柴胡桂枝干姜汤、加味抑肝散等。有时候掌握一下这个虚实系列的顺序，再细细体会各个方之间的不同，遇到病人时能迅速选用更合理的方剂。当然说白了，还是方证辨证与体质辨证的结合吧。

🌿 体质与方证辨证的结合

　　患者是一名护士，中等偏瘦的身材，面色偏白，但有点发青的那种。就诊是因为感冒三天了，初起时发热恶寒，现在体温正常，稍微有些恶寒表现，咳嗽症状明显，咽部异物感，轻微疼痛，咽部发痒，咽痒即咳，咳声重浊，鼻塞，时有浊涕，因担心咳嗽转变成肺炎，故求诊治。

　　患者平素精神易紧张，月经前后不定期，无明显痛经表现，唇红，无明显口干，口苦。舌质偏红，舌苔薄白，脉弦。饮食较感冒前无明显变化，二便尚可。体质辨证，患者属于典型柴胡体质，予以腹诊查两侧腹直肌紧张，右侧胸胁部有轻微苦满，余无明显发现。考虑患者属于虚实间的柴胡证，于是开了柴胡龙骨牡蛎汤，因为尚有些恶寒，考虑外寒尚未全解，加用了荆芥和防风。处方：

柴胡 9g	黄芩 12g	党参 9g	半夏 9g
大枣 15g	干姜 3g	生龙骨 15g	生牡蛎 15g
生磁石 15g	桂枝 6g	茯苓 9g	生大黄 3g
荆芥 3g	防风 3g		

三剂，配方颗粒，水冲服，日一剂。患者服药一剂后，咳嗽大减，因嫌

颗粒药苦，停了一日未服药，又开始咳嗽，嘱续服前药，两日后，诸症痊愈。

这个患者属于典型的柴胡体质，从方证入手，患者明显不如大柴胡证实，也没有小柴胡证虚，加上精神症状比较明显，一个普通咳嗽都担心生出肺炎，可想患者有些焦虑，于是选择了柴胡龙骨牡蛎汤。原方中铅丹一味药物，我临床上都用生磁石代替，效果尚可。

有时候，方证辨证并不是那么容易，所以这时候就需要结合体质，一般能迅速锁定方证群（以某一个主药组成的类方群，如柴胡类方），然后进一步根据这类方证群之间的用药差异，辨别虚实的不同用法，进一步锁定处方。我们常说"机会是留给有准备的人的"，一个患者站在你面前，你能够快速辨别出体质来，这样还不够，你得迅速选出合适的方药给治才行，这就需要平时不断地积累，注意类方之间的细微差别，这样子你就能快速根据患者虚实来断定使用哪个柴胡方剂。当然平时也可以从不同的方面归纳、总结，比如说柴胡龙骨牡蛎汤偏于治疗精神类疾病，而柴胡桂枝汤偏于治疗关节、肌肉等疾病，当然前提条件是一个偏于实，一个偏于虚，这个虚实是不能搞错的，柴胡龙骨牡蛎汤也可以用来治疗关节、肌肉的疼痛，当然柴胡桂枝汤也可以用来治疗精神类疾病。所以我认为平时只要能好好将类方以虚实排序，做到胸中了了，辨证选方时，如果体质辨证对了的情况下，还是不容易出错的。

快速方证辨证的验案

这位患者五十多岁，男性，中等身材，面色偏黄，因为左侧眉棱骨上方疼痛明显，已近两周，因为不明确什么病因，加上似乎伴有轻微的胸闷憋气，查心电图提示可能心肌缺血，于是乎更觉得胸闷憋气似乎不止一天两天了，这便住院为求造影检查以明确诊断。

入院后细问一下，患者家属道出其中缘由，原来患者一个要好的哥们，新近去世，死因是大面积心肌梗死。患者平素抽烟、饮酒，饮食多有不节，加之又患有轻度高血压、血脂异常，这才来就诊。但是眉棱上方疼痛，这个发病在其哥们去世之前。予查造影结果为阴性，患者虚惊一场。方才想起左侧眉棱骨上方疼痛明显，要求进一步排查原因，担心是不是脑子里长东西了，于是一方面满足患者要求，查了头颅 CT。另一方面，我劝患者服用中药治疗，患者说不管什么药，只要能治疗好就行。

再问患者也没有其他什么症状，口干口苦均无，无冷热喜好，饮食二便均正常，虽然疼痛，但是不影响睡觉，醒来后就感觉疼痛，疼痛性质也不是特别明确，患者自己描述是多半时候是隐隐疼痛，有时候感觉胀胀的，时好时坏，舌淡红，基本无苔，略偏滑，脉弦长而软。

因为望诊没有得出太多的辨证依据，问诊患者症状又很少，闻诊更别说了，切脉吧，自己把握的特殊脉象也没有探测到，怎么办呢？于是只有拿出腹诊来了。腹诊一查，患者腹部偏软，虽然是一个看似健壮的男性，腹部没想到这么软，特别是下腹部，也没有探查到胸胁苦满，以及属于瘀血的体征。眼看腹诊也没啥大问题，不知如何辨好。

但是出于对腹部张力比较软的疑问，再次探查了患者的下腹部，确实还是那么软，于是我下意识地往肚脐上方探查，结果真如我所料，还真有铅笔芯的感觉。我心中一喜，"得了，典型的金匮肾气丸证"。回过头来再看患者舌象，舌面无苔，略滑，脉弦长而软，加上患者胸闷憋气，这不是张仲景所说的"夫短气有微饮，当从小便去之，苓桂术甘汤主之，肾气丸亦主之"嘛！因此更加确定是金匮肾气丸证。

那患者头痛怎么办，我想大概是水饮上逆所致吧，水饮不会平白无故上逆，能够往上的只有风木与火热啦！风可以上扬，火本就炎上。患者没有明显的内生风火之象，所以我想可能是兼有外感六淫的邪气吧。因此合用了治疗眉棱骨痛的神方——李东垣《兰室秘藏》的选奇汤，原方羌活、防风祛风，黄芩解热，说是治疗"眉棱骨痛不可忍"。虽然患者并不是眉棱骨痛，但是部位与其相当接近，因此选用该方。如我所料，头颅 CT 结果回来，压根就没有事。

三剂药后，患者头痛若失，精神各方面转佳，胸闷憋气也不再有了，于是也没有再追问疼痛原因了。其实患者再追问我先前发病的原因，我也只能说从中医讲这是风热兼有饮邪，西医只能勉强归咎于神经官能症了。

这个患者而言，对于一般初学者来说，真是没有太多症状可辨，至少我刚开始是没有发现太多可辨的症状。望诊来看，体质辨证也没有太多的可用的依据（可能是我道行浅的问题），脉诊吧又不是特别精准，还好有典型的金匮肾气丸腹证，所以很快锁定了处方，进而找到了头痛的相关病机，结果还是不错的。因此适当地掌握一些方证的特殊体征，或者望诊、闻诊等特殊表现，可以帮助快速辨别出方证，应用于临床也是一种不错的选择。

证随病转之麻黄附子细辛汤的过敏案

就诊的是一位四十多岁女性，中等偏胖的身材，面色暗黄，带有浊垢那种，给人的感觉就像是没有洗脸似的。患者每逢春秋之初即出现过敏症状，表现为打喷嚏，流鼻涕，眼睛痒，喉咙痒，身上有时候出现散在的大风团，每年都靠开瑞坦顶着，但是一吃上这药，就犯困，迷迷糊糊的。这不这天又发病了，于是找到我给治疗。

就诊时患者频繁地打喷嚏，鼻涕流个不停，呈稀水样涕，眼睛水汪汪的，满满的都是泪啊！但是眼睛倒不怎么红，咽痒，咳嗽，痰也不多，饮食没有什么变化，大便偏干，小便尚可，睡眠质量不好，多梦，醒后仍感困乏。舌淡黯，苔略水滑，脉弦细弱。患者自觉昏昏沉沉的，没有精神，老想睡觉，口干，不喜饮。

这是个典型的水饮上泛表现，日本人把这个不停地流鼻涕、咳痰，也比作溢饮，说是水饮往上溢，虽然我们常规认为的溢饮是四肢肿，张仲景言："饮水流行，归于四肢，当汗出而不汗出，身体重痛，谓之溢饮。"治疗溢饮主要是大小青龙汤。这个患者吧，我刚开始也想用小青龙汤，因为有很多报道小青龙汤用来治疗过敏的。但是患者精神萎靡，脉象也弱，还是考虑少阴病，于是给开了麻黄附子细辛汤，麻黄 8g、附子 14g、细辛 6g。

一剂药后，鼻涕即止住，原来那真是如涌泉，咽痒咳嗽也好转了，继续服用两剂，精神状态也明显好转了，还稍微有些咳嗽，于是继续开了三剂药。没想到患者继续服用两剂药后，夜间心慌明显，不眠，虽然过敏没有明显发作，但是患者担心药不对症，所以停用了药。偶尔过敏症状稍有发作，即服用开瑞坦，但总体来说患者此次过敏时间比之前发作的时间缩短了不少，患者还是比较满意的。

这个患者，刚开始来说应该是典型的少阴病，水饮停聚，心阳被蒙的情况，所以用上了麻黄附子细辛汤，显然是对症的，而且有桴鼓之效，但是进一步服药为什么患者出现严重的心慌不适呢？

我后来分析，大概是因为麻黄、细辛发散的缘故吧！

首先对于这种过敏的患者，明显存在水饮停聚，我们知道这个停聚的水饮，其实就是多余出来的水谷精微，本应该是用来化生成精血的，但是患者脾胃不足，不能将其变化成精血，因此停聚而为水饮。长期如此，患者精血肯定不足，这个从患者面色暗黄，脉细弱均可以推知。因此患者水饮暂得以化后，治疗的方案，应该及时调整为养血健脾逐饮为主，而不是继续使用发散药。发散药虽可以暂时散去停聚于胃中的水津，但是继续使用会导致胃中水津过少，使化生精血的水谷精微进一步变少。这就是后来张仲景在姜辛夏杏汤方证中说："其症应纳麻黄，以其人遂痹，故不纳之，若逆而纳之者必厥，所以然者，以其人血虚，麻黄发其阳故也。"也就是说患者血虚水停，不能进一步用麻黄等药发散，麻黄发其阳，这个阳不是指的阳气，而是津液。所以我认为如果我及时调整为当归芍药散治疗，患者就不会出现那个心慌不眠的表现了。

也因为此案，使我明白了，张仲景所说"观其脉证，知犯何逆，随证治之"，这个随证治之，教你的只是暂时平乱而已，你不能忘了患者要有那么一个病在那，所以张仲景的《伤寒论》都是什么"辨太阳病脉证并治""辨阳明病脉证并治"。不同的病，治疗证时是随证治之，但是证是随病转的，抓住病，才能从全局把握住证，否则你一条道走到黑，刚看见点光明，不知道转向，最后恐怕又转到黑里面去了。

过敏之"灭火"论

过敏是一种机体的变态反应，是人对正常物质（过敏原）的一种不正常的反应。过敏的表现不一，单就过敏性皮炎主要表现就有皮肤红肿、瘙痒、疼痛、荨麻疹、湿疹、斑疹、丘疹、风团皮疹、紫癜等。诱发过敏反应的抗原称为过敏原。过敏原是过敏发生的必要条件。引起过敏反应的抗原物质常见的有 2 000～3 000 种，医学文献记载接近 2 万种。治疗顽固性过敏最有效的措施是寻找出过敏诱发因子（过敏原），但要在 2 万种不同的诱发因子中准确地找到致病因子犹如大海里捞针。常用的抗过敏药物主要包括四种类型：抗组织胺药，过敏反应介质阻滞剂，钙剂，免疫抑制剂。其实他们的一致的目的是减少因过敏导致的炎性渗出。

从中医来说，我们大都考虑与肝有关，过敏诱发是有诱因的，并且表现多变等特性，应与风相关，因为中医说"风善行而数变"，所以很多医家从肝风论治。如著名的过敏煎，就是其中一个典型，过敏煎乃祝谌予先生所制，药凡四味，由防风、银柴胡、乌梅、五味子组成，很显然乌梅、五味子取味酸以补肝柔肝，防风、银柴胡为祛风而设。

我个人认为，中医西医在某些方面是可以结合的，像这个过敏，西医研究得很明白，过敏反应就是肥大细胞变形，产生过敏因子，进而出现过激的炎症反应渗出，虽然可以因不同的人而表现在不同的部位，但是这个炎性渗出是都有的。那么我们中医也可以把这一现象借来一用，这个炎性渗出增加，我们可以把它归类于五行的火，很显然"火性炎上"嘛，虽然这个火不一定是实火，有可能是虚火或者阴火等等。因此我个人认为，中医治疗过敏不光要从肝风来看，还得注意这个"火"。这样子看，上面四类抗过敏药，实际上是在灭火。而中医的灭火方法，可远不止四种。

这个患者是一位六十多岁的女性，三个月前，好像是吃了蘑菇之类的食物，突然出现面部皮疹，进而发展到全身，瘙痒，咽痒，打喷嚏，流清鼻涕。起初皮疹颜色是红色的，考虑过敏服用了西药开瑞坦等药物，瘙痒好转了，皮疹颜色变淡了，变暗了，但是仍是此起彼伏。另外就诊时还有一个困扰近一月的症状，就是呃逆，与吃饭没有关系，空腹时也呃逆。细问一下，患者呃逆前，先是觉得胃部不适，而后不断气逆，每次发作达半小时之久，每天数次。

患者形体偏瘦，面色暗黄，面部散在多处暗褐色丘疹，局部瘙痒感不明显，自诉之前面部一点斑都没有，虽然已经六旬开外了，这下子可给毁容了。除此之外，有轻微咳嗽，纳谷不香，胸中有点发憋感，特别是呃逆的时候，大便偏干，只是初头硬后面溏的那种，小便尚可，睡眠一般，经常梦见去世的人。查舌淡黯，偏水滑，少苔，脉弦；腹诊无明显胸胁苦满，胃脘部轻压痛，腹软无力，余无明显发现。

针对这样一个过敏的患者，首先我考虑到上面有火，但是这个火显然不是实火，是一个浮游的虚火，这个虚火为什么不降呢？

根据患者喷嚏，鼻流清涕，面部暗色丘疹，舌苔水滑，这是汉方家所说的溢饮，也就是说患者有水饮，因为水饮阻隔，虚火不能下降。患者呃逆不断，气上冲胸，显然与肝气冲逆有关，符合过敏的肝风表现，那么病机出来了，肝风夹水饮上攻外散，虚火不降。

选方怎么办？

像这种虚火，我们灭它当然是不能直接用水浇的，需要把它从地下收回去，这就需要温潜。因为这个温潜的过程中，有水毒的阻碍，所以得先将水毒除去。因此我选用了苓桂术甘汤合附子，使用附子、桂枝温化，茯苓、苍术利水，同时考虑到患者呃逆气逆表现，加用了桂枝汤加厚朴杏子汤。处方：

桂枝 12g	苍术 15g	茯苓 15g	炙甘草 9g
附子 14g	白芍 12g	干姜 6g	大枣 15g
厚朴 6g	杏仁 6g		

三剂，配方颗粒，水冲服，日一剂。

药后，面部暗褐色丘疹消去一大半，一月来的呃逆症状，药进两剂就已消失了，咳嗽胸憋都没有了，纳谷也改善了，精神状态也好多了，查舌转淡红，苔薄白略滑，脉弦。很显然药对病机，但是有之前的麻黄附子细辛汤案的教训，于是将处方调整为当归芍药散合附子，又开了一周的药。后来患者没有再来就诊，据家属说症状未反复，只是有些便秘。

对于火来说，我们常规的理念是以水灭火，其实绝大部需要水灭的火，你临床上是见不着多少的。

为什么呢？

因为你想，首先能用水淹的火那肯定是实火，否则一个虚弱的火，你一把冷水浇上去，整个火都灭了，人也没了。

那这个实火是什么呢？

我们的先祖说那是气，"气有余便是火"，这个气化成的火，要么横散外越了，要么炎上上越了，即便还存在一些，也是迟早会散出去的，除非有物阻隔，这时候你用单纯的寒凉药（水）来灭火是不行的，你还得去除阻隔的障碍物，甭管他是先有的，还是后来的，反正它在那，你不去除，即便你用水浇灭了火，它还会生出来的。所以临床上可以水来浇灭的火是很少的，大部分需要联用其他药物去清除这个湿、痰、瘀。

那么还有一类火是不能用水来灭的，那就是虚火，或者说是"三昧真火"，这种火，你用苦寒药去清它、灭它，有的时候虽然可暂时杀一下它的威风，但是反过来它会更嚣张，直到嚣张气焰全无，那点元气也就给你折腾玩完了。

这种火这么办？

也只有学习火神派，引火归原，一扫阴霾，离火归位，自然天下太平。

这之中，还有一种特殊的火，那就是李东垣所说的"阴火"，这种火用引火归原的温阳方法，也是行不通的，只能用他东垣的法子，用土来一点一点的把这火给温煦起来，逐渐培养壮大。

其实这不是说一个简单的过敏，我们需要从火论治，对于其他的疾病何尝不是如此呢！

经络辨证一例

这个案例是我的老父亲，形体瘦小，面色暗黄，一副朴实老农的样子。他发病在寒冷的冬天，主诉是右侧手臂疼痛，疼痛部位沿着臂臑穴往下一直到手腕，呈酸痛。刚开始他以为是肌肉受风寒了，就去小区锻炼牵拉，数日没有好转，也是我太忙一直没有发现。后来有一天，他跑来让我开点止痛药回来，我才知道他的手臂已经疼痛一周多了。我说开点汤药吃吧，几剂药就能好了。他倒是不太相信，反倒是说你老说这个有效，那个有效，你把我手臂治好了，我就相信你。

我一搭脉，左手洪大而软，右手弦长。再问诊，没有什么特殊的表现，饮食二便均可；睡眠差些，因为疼痛难忍；也没有恶寒发热等表现，没有口干口苦，大便偏干，小便尚可。伸舌一看，舌质红，舌苔白厚腻。

我想，得了，我爸他喜欢抽烟，这是烟毒内灸，外受风寒所致，烟毒内灸，搏结津液为痰，风寒不解，痰滞经脉不畅，因此出现了手臂疼痛。而且这个疼痛的部位比较特殊，典型的沿手阳明大肠经走向，因此我考虑阳脉受邪，手阳明大肠经主升，今风寒夹痰湿阻滞经脉，经脉循行不畅，手阳明经气不升，因此疼痛。治疗可考虑升阳明大肠经经气，也可从降阳明胃经经气着手，考虑患者痰湿阻滞，还是选择了降阳明胃经经气，予以温胆汤温降痰浊为基本方，加芦根、白茅根分销水湿，配合诸子以助通降。处方：

枳实 9g	橘红 12g	茯苓 15g	半夏 9g
竹茹 30g	芦根 30g	白茅根 30g	车前子 9g
白芥子 9g	栀子 9g	牛蒡子 9g	

药进三剂，我问我爸手臂还疼吗？他说现在一点都不疼了，感觉很轻松，再看舌苔较前已经化了不少了，因为不愿多服药，所以我也就没有再开药了。后来一直很好，没有复发。

这个病例疼痛部位很特别，我爸一说，我就注意到了这点，所以就从经络上考虑，然后结合经脉的升降浮沉，同时考虑兼夹因素，因此药进病失。其实我们的疾病跟经络或多或少是相关的，但是我大多数时候忽略了经脉循行的特点，以至于有时陷入了五行的困扰之中。这一点上，我还得修炼修炼。

体质辨证先显效后失败的困惑

这是一位我之前一直认为是典型的大柴胡汤合桂枝茯苓丸体质的患者，中年女性，形体肥胖，肌肉充实，面色黄暗，略有光泽，有少量黑斑，口苦，口干，咽部不适，主诉是胸闷憋气，乏力，气短，食欲尚可，但不能多食，多食则腹胀，时有反酸烧心，大便干不畅，一日两三次，小便尚可，眠不佳，心烦急躁。查舌黯红，苔薄白，脉沉。两侧胁肋部明显压痛，左下腹压痛明显，胃脘部按之不适。双下肢静脉曲张，足跟干。既往有高血脂、脂肪肝、高血压病史。因为患者口苦、口干、胸胁苦满，大便不畅，加之形体腹诊，皆符合大柴胡汤及桂枝茯苓丸证，于是开了合方。处方：

柴胡 15g	黄芩 15g	半夏 12g	枳实 12g
生姜 9g	大枣 30g	白芍 15g	生大黄 5g
桂枝 12g	茯苓 15g	桃仁 10g	丹皮 9g

药进七剂，患者诸症明显改善，于是继续服用两周，患者症状进一步改善，口干、口苦好转，食后腹胀不显，憋气乏力仍有，较前减轻，大便畅利，一日一次。后又继续服用该方两月，患者胸闷憋气未见进一步好转，仍时感乏力，心烦急躁，睡眠不佳，有时竟彻夜不眠，于是要求服药予以改善睡眠，我查看舌象已经不是之前的暗红舌了，舌色转淡，但也不是特别淡的那种，苔薄白略润，脉沉软。胸胁仍有轻度不适，胃脘部不明显，少腹部压痛较轻。因为当时着迷于体质方证辨证，考虑患者典型的这两者方证体质，刚开始服药有效，而且很明显，后来怎么就效不佳了呢？虽然苦恼，但是总没有跃出两方方证范围，一直是两方加减，虽然没有太多疗效，但是患者因为之前服用我的药后，感觉到了从来没有过的舒适，所以之后也还是复诊取药。可我当时真是有点黔驴技穷，最后没招了，患者服用地西泮也没有太多疗效，于是我将患者推荐到郝万山老师那去了，后来病人没有再回来，也不知怎么样了。真是很遗憾！

通过观察，我发现很多病人在服用桂枝茯苓丸活血祛瘀一段时间后，患者之前的暗舌，变得淡了，我想是血瘀化开了，或者是活血药伤了阳气的缘故吧，因此我逐渐体会到这之后需要略微地温补一下。但是上面这个病人，因为出现严重的失眠，舌象后来也挺淡的，我当时也考虑阳气浮而不能潜藏，于是试用了附子磁石的温潜方法，但是也没有取效。一直以来也没想明白，直到后来我遇到了另一个相似的病人方才醒悟。临床真不是那么简单啊！

反转虚实柳暗花明又一村

这是一位冠脉搭桥术后的患者，两天前刚从外院行冠脉搭桥手术治疗，术后仍觉胸闷气短，乏力明显，因此来我们医院调理。患者体型偏胖，面色黄暗，无光泽，形体充实，肌肉结实，腹部偏大。初诊即觉大柴胡体质可能，患者虽说气短乏力，但语声并不无力，声音也不低沉，腹诊因为患者打有腹带，按压时感胸胁不适，剑突下也明显抵抗，少腹部也有明显压痛，舌淡红，苔薄黄略腻，脉弦软。此外有纳谷不香，睡眠尚可，无明显寒热喜好，大便无力，排出不畅，一日两次，小便尚可，稍觉口苦口干。

患者想让调理乏力气短，但是看体质首先还是考虑实证，可能是前人说的"大实如羸状"，实热内盛，热伤气，所以气短乏力，因此选用了大柴胡汤合桂枝茯苓丸。药进三剂，患者仍是气短乏力，症状若前，大便较前稍好一点，舌脉也没有变化。

我想大约是病重药轻，又续进了四剂，这下好了，患者感觉更虚了，以前还能下地活动活动，现在下地一活动就感气短喘息，西医方面从心衰来看，并没有明显的水钠潴留加重，因此也没有改变医嘱。患者还是希望中药调理，另外患者要求我将其腹带重新包扎，患者认为腹带紧的时候，气力还好一点，现在感觉腹带松了，所以接不上气来了。我将患者腹带解开，下意识地查了一下腹诊，居然不是我想象的那样底力很强的那种，而是偏虚软，我一下醒悟过来。

原来这就是大柴胡汤的虚证啊！

我将腹带给患者重新包扎，虽然不是太紧，患者也勉强接受了。于是我重新整理思路，这就是个虚证，患者手术之后，元气亏虚，大气下陷，治疗当以升阳举气为法，选用了李东垣的补中益气汤原方。处方：

生黄芪 15g　　党参 12g　　白术 9g　　陈皮 6g
当归 6g　　　　升麻 3g　　柴胡 2g　　炙甘草 3g

三剂，水煎服，日一剂。

患者服药后，症状明显改善，已能下地活动，而且口干、口苦也没有了，胃口较前也好了很多。于是我又开了四天的药，并将黄芪的药量加大到了30g，患者服药后，自觉恢复到以前的状态了，气短乏力已经不明显了，大便也没有排便无力感了。之后给患者带了两周的补中益气配方颗粒剂回家了，虽然走了点弯路，最后结果还不错，患者还是很满意的。

这个患者，我之前囿于体质及方证辨证，考虑患者形肥体胖，肌肉结实，大腹，口干口苦，结合"腹诊"，所以考虑属于大柴胡汤合桂枝茯苓丸证，但是我之前的腹诊没有将其腹带解开，可能有些误差，这也是导致选错方剂的原因之一吧。但是如果临床上没有时间去完善腹诊，或者没有条件去查腹诊的时候，怎么办呢？难道就不能通过四诊鉴别出来吗？我想还是有办法的吧，只是之前我一直过分专注体质的缘故吧。

此外这个患者让我回想起了上一个患者，初使用大柴胡汤合桂枝茯苓丸剂，疗效甚佳，随着时间的推移，患者血瘀已经逐渐祛除，加之大黄的克伐胃气，所以患者之后中气越来越虚，我却被体质的固定思维给禁锢住，一直没有注意到患者逐渐由实转虚的变化，没有及时调整处方用药。

《素问·五常政大论》说："大毒治病，十去其六；常毒治病，十去其七；小毒治病十去其八；无毒治病，十去其九。谷肉果菜，食养尽之，无使过之，伤其正也。"我用的药显然不是无毒的，也不是使用谷肉果菜等食材，而是大柴胡桂枝茯苓丸方啊，服用了近两月有余，患者脾胃难免受其伤伐，因此导致了中气亏虚，血虚阳浮的失眠症状。我想治疗当及时改为益气养血之剂，可能就解决问题了。

这个患者虽然从形态体貌上来看，符合大柴胡汤合桂枝茯苓丸体质，但是患者行开胸手术之后，元气大伤，中气下陷，因此之前的形态体貌另当别论。其实从面色上还是可以鉴别出来的，那就是大柴胡汤证患者面色多有油光，这是因为有实火，火性炎上，浊邪上滞，外露于面，而中虚气陷的患者，清阳不升，津液都难以上达，哪有这般面容。所以也不能怪体质辨证，还是我等学艺不精啊！

暗合东垣风升阳

这天，我突然接到一个电话，老家打来的，一听是我三伯父，寒暄了几句。伯父就给我进入主题了，原来他的一个小孙子，四五岁了，多年腹泻，想我开个方子吃吃看。我想这怎么看啊，病人也见不着，还是个小孩，但是没有办法拒绝长辈的要求。

于是我详问一下病史，原来这个小孩儿，从一出生开始，用他爷爷的话说就体质不好，经常感冒，大便一直以来就没有成形过，多数的时候大便一天两三次。患儿饮食不佳，平素多动，汗出较多。因为这个大便问题，没有少看病吃药，中药西药没少吃，甚至还有一些偏方什么的，最近又听说吃点紫河车管用，这不已经吃了一段时间了，也没有什么疗效。

因为看不见人，我只有推测，患儿应该是个面色黄白的那种，问了问也不胖，汗出明显，食欲缺乏，腹泻便溏，考虑应该是脾虚。但是人家也没少看中医，怎么会没有效果呢？

我想大概之前的医家可能一直关注了患儿的腹泻，而忽略了其他症状吧，要不然应该不至于吧！于是我不从腹泻入手，针对患儿平素易感冒，多汗出，考虑肺脾中气不足，卫气不固。于是我选用了玉屏风散，同时考虑小儿容易食积，加了少量的鸡内金与陈皮，考虑腹泻可能属于阳气下陷，加了升麻、羌活。处方：

生黄芪 3g　　　防风 2g　　　白术 3g　　　鸡内金 2g

陈皮 1g　　　升麻 1g

三剂，水煎服，日一剂。

药后，我又接到电话，电话那头我明显感觉到我伯父的喜悦心情，症状明显改善，大便一天一次，今天大便居然成形了，食欲也较前好了些。电话过来问我需不需要调整方药。我看病情缓解，于是让继续服用上方一周，如果腹泻停止了，停药看看，如果不行再看。

一周后电话告知，腹泻已经停止了，大便成形了，于是我让停止了用药，等有时间回家再给仔细看看，调理调理体质。过来两年，我伯父带着孙子过来了，我看小伙子还真是面色黄白，形体不太胖，一个典型的脾虚的样子。我伯父说起当时那个药真灵，方子小，剂量也少，没想到几块钱就把多年的腹泻给治好了，从那以后大便就一直很好，没有再出现腹泻便溏，也没有像之前那样反复感冒了。

这个医案，当时我只是从另外一个视角考虑问题，没有把腹泻当成主症，而是把汗出、易感当成主症，因此选用了玉屏风散为主方，没想到居然有这般疗效。后来我读叶天士医案，看到叶氏治疗一个"食下不化，食已欲泻"的医案，说是得用李东垣的升降法来治。原文是"夫脾胃为病，最详东垣，当升降法中求之"，后面的处方是健脾益气的四君子去茯苓，加防风、羌活等药。方才明白原来我一直说的东垣用"风药升阳"方法，用在这呢。

我很快联想到这个腹泻案，原来冥冥之中我的方法暗合东垣风药升阳呢！

肝着是个什么东西

这是一位以胸痛为主诉的患者，曾多次入院行冠脉造影检查，结果未见明显异常，此次发作胸痛，持续时间较长，故又入院治疗。患者是形体偏胖的老年男性，肌肉尚属结实，面色黄，主诉左侧胸痛，间断发作，每次持续时间大都在半小时以上，甚至两三个小时，服速效救心丸后，症状逐渐缓解，发作时伴有汗出，平素无明显气短乏力不适，易起急，说话较贫。

因为老是发病，每次住院都不了了之，也没有查出什么原因来，只说是神经官能症，输活血化瘀药物，症状略好转就出院了。出院后接着发病，患者为此也甚是苦恼。查舌淡红，苔薄白，舌面略水滑，脉沉弦。腹部底力中等，胃脘部轻度紧张感，余无明显发现。

患者胸痛，每次发作持续时间较长，显然与心绞痛特点不符，因为按西医的常规鉴别思路，局部无压痛，感觉只是胸中疼痛，不是局部肌肉疼痛。从舌象结合患者体质，存在水饮，因此考虑可能是"肝着"，于是进一步询问疼痛发作时是否喜欢捶胸，捶胸后是否感觉舒适，患者一回想还真是如此。

患者正要问我怎么回事，于是我说："得了，这个就叫肝着。"

患者满脸疑惑，"怎么这个还有名字，一直以来其他医生也没告诉我这怎么回事，哪两个字？"

"肝脏的肝，着迷的着，两千年前就取好了，没事我给你治治。"

"嘿，那感情好啊，您给瞧瞧。"

我顿时回想起来陈修园编的那个方歌，"肝着之病欲蹈胸，热汤一饮便轻松，旋覆三两葱十四，新绛少许佐温通"。

于是开了三剂肝着汤加减，以茜草代替新绛，薤白代替青葱，结合《临证指南医案·胁痛》中"肝著，胁中痛，劳怒致伤气血"的理论，加用了降香、归尾辛润入络之品。处方：

| 旋覆花 9g | 当归尾 9g | 茜草 6g | 降香 6g |
| 半夏 6g | 苏子 6g | 薤白 9g | 桂枝 6g |

三剂，配方颗粒，水冲服，日一剂。

患者服药后，第一天症状即有所缓解，三剂药后，胸痛症状已除，患者也是连连称奇。继续予以四剂药巩固，症状未再发作。

这个"肝着"是个什么东西呢？

最早见于张仲景的《金匮要略·五脏风寒积聚病脉证并治》篇中："肝着，其人常欲蹈其胸上，先未苦时，但欲饮热，旋覆花汤主之。"后来《圣济总录》卷第四十一·肝脏门："论曰肝着之状，千金谓病患常欲蹈其胸上，先未苦时，但欲饮热者是也。夫食气入胃，散精于肝，淫气于筋。今风寒客于肝经，不能散精，气血凝留，故着于胸上，其未苦时，但欲饮热者，盖血得温则行，遇寒则涩也。治肝气虚寒，邪着胸中，实塞不快，气血留滞，胸上欲人蹈之者，桂附汤方。"

其实从现代医学来看就是一个神经官能症，至少目前是，检查一堆也不能明确什么病因。从中医来看，无非是考虑痰饮瘀血留滞，但是怎么跟肝扯上关系呢？

我想《圣济总录》的观点可能是对的，如《内经》经脉别论篇所说："食气入胃，散精于肝，淫气于筋。食气入胃，浊气归心，淫精于脉；脉气流经，经气归于肺；肺朝百脉，输精于皮毛；毛脉合精，行气于腑；腑精神明，留于四脏；气归于权衡，权衡以平，气口成寸，以决死生。"这个肝气在散精的过程中，因为风寒影响，从中焦食气变化出来，经肝散出来的这部分水谷精微，你说它是饮吧，不全是，你说它是血吧，也不全是，停而不行，变化出来这种似饮不是饮，似瘀不是瘀的东西，着于脉络，所以叫作"肝着"。

对于"肝着"治疗方剂，莫过于旋覆花汤啦！我们知道"花主化也"，凡是入药使用植物花的这一部分，我觉得可能大多是取"花主变化"的这层意思。

那么这个旋覆花在这里，是用来化解什么的呢？

当然是这个经肝散出来的水谷精微，后人把它归纳为降气、消痰、行水等作用，我认为这个"化"的作用还是不可忽略的。

其实方中还有一味药比较特殊，那就是新绛这个药，新绛本是刚刚用中药红花或茜草榨汁染成的布料，这个干什么呢？

如果说旋覆花是用来化解肝着里面这个水分的，那么新绛就是用来化解肝着里面这个血分的，其实我认为二者均是取其"化"的这个作用，本来就分不清水还是血了。

后世对于这一方法的研究，我比较推崇叶天士的。叶氏在《临证指南医案》中总结到"内经肝病，不越三法，辛散以理肝，酸泄以体肝，甘缓以益肝，宣辛甘温润之补，盖肝为刚脏必柔以济之，自臻效验耳。"如叶案中"左胁疼痛，痛势上引，得食稍安"，叶氏考虑"操持太甚，损及营络，五志之阳，动扰不息，嗌干舌燥心悸，久痛津液致伤也。症固属虚，但参术归补方，未能治及络病"，而采用辛润理络的方法，处以炒桃仁、柏子仁、新绛、归尾、橘红、琥珀。痛缓时用丸方，真阿胶、小生地、枸杞子、柏子仁、天冬、刺蒺藜、茯神、黄菊花四两，丸。

叶氏这里选用的琥珀这个药，我想实际上就相当于旋覆花的这个化的作用。琥珀这个药经过千年变化而来，其化也久也，其化也缓也。其他诸多胁痛医案，均可见到旋覆花汤的影子。对于这个患者，我这个处方也是仿叶天士思路而拟的，抓住"化"这个字眼，而不是一味地强调活血祛痰。

中医不传之秘之剂量的智慧

常听人说"中医的不传之秘在于药量"，对于一直以来研究《伤寒论》的我来说，当然很好理解这句话，同样的药物，经过张仲景的一番增量或者减量，作用的部位就明显不一样了，因此后世诸多医家非常注重量效的研究。

受古代封建思想的影响，一些医家一方面想把自己多年来的经验传承下去，另一方面又不愿意随随便便就示之于众人，可能与其多年来研究心血有关，或者担心轻易被别人学了去，扫了自家生意，于是乎在撰写医书、医案的时候，故意不写清楚剂量，这样渐渐地形成了一个不传之秘在于剂量的说法。

其实对于真正能理解他们的后学，是可以窥测到他们的剂量变化的，这也是他们不轻易写出剂量的原因，只等有缘人来采掘。对于那种原方照搬之徒，无须多管，反正他们也学不会，就算给写了剂量了，他们依葫芦画瓢也不一定画得像，倒有可能邯郸学步，最后反而辱了自己的名声。

其实这种人现在也不乏其人，学人家"张石膏""陆黄芪""祝附子"，都有一个共同特点就是用量都很大，其药量之大之奇，远远超出常规，所以被人称"奇"，也因为这个"奇"，所以产生了诸多依葫芦画瓢之辈，但真正能画成瓢的人少之又少。而他们对于那种量小或者常规量的研究反而忽略了，其实"张石膏""祝附子"，也不是张张方子都是大剂量，只是遇到某种病证的时候，用量大而已。

对于用量大小的问题，有一段时间也曾困扰我，后来我深读《脾胃论》方才明白，原来治病得以脾胃为主，所有的汤药丸散啊，都需要喝进胃里（当然现代医学的静脉输液我暂时不讨论，另外外用药、肛塞等方法暂时也排除在外），通过脾胃的蒸腾运化，进而发挥作用的。倘若你的这个病人胃气都已经很差了，你怎么还能用大量、足量的药物呢？也许你会说，那就多加一点补充或者强健胃气的药物吧，但是你别忘了，那个汤药在未变成帮助胃气的精华之前，是需要消耗胃气的。打个简单的比方，一个即将熄灭的油灯，灯芯也不长了，油也不多了，这时候你说油少了，给多添点油多好啊。于是一下子你给添了很多，最后油灯还是灭了。怎么回事？原来突然添进去的油把那点些微的火苗给淹没了，所以火灭了。这时候你应该稍微添一点油，不要没过灯芯，本来微弱的火，又可以暂时旺起来了。这个灯芯就好比人的胃气，胃气已经不足的时候，你不能使劲地补，补过了灯就灭了。这样我们便可以轻易知道李东垣的用意了，你看《脾胃论》中所处之方，那个用量简直是少得惊人，经常是几分几分的用，你会想那是小孩的量吧。呃，你还别说，就是应该用小孩的量不是，人家小孩气血未充，脾胃之气本就虚弱，所以用量要小，那这个成年人脾胃很弱的时候不也应该如此嘛。

《黄帝内经》中说："大毒治病，十去其六；中毒治病，十去其七；小毒治病，十去其八；无毒治病，十去其九。谷肉果菜，食养尽之，无使过之，食其正也。"也就是说治病得中病即止，张仲景在诸多方之后，有"止后服"三个字，说的就是这个。一方面你治病纠偏，越偏越毒的药，越是伤脾胃，治疗的时候越要中病即止。所以我们与其说是对症下药，不如说看"脾胃"下药。

那么怎么来判断"脾胃"功能强弱呢？

我觉得不能从老百姓认为饮食好不好来判断，这个饮食的好坏，受诸多因素影响，有时候是因为情绪的因素，那个更不能说明问题了。我总结的一个好的办法就是看人的体魄与舌体大小，因为我们知道肝藏魂，肺藏魄，肺属金主管体魄，舌虽然为心之苗，但是舌体本来就是一块肌肉，我们知道肌肉为脾胃所主，所以舌体的大小厚薄是可以反映脾胃之气的。当然你也可以选择其他肌肉来分析脾胃功能的盛衰，只是其他肌肉没有这么直观。

所以如果这个人体型中等，舌小，那么他的脾胃较弱，用量要小一些；如果这个人体大舌小，说明金旺土虚，这个就是脾胃本来就比较弱，加上金旺土虚，子盗母气，土气更虚，所以用量需要更小些；如果这个人体小舌大，说明这个人脾胃还可，但是土不生金，土主变化的功能还是弱一些，用量可以大，但是最好加入一些芳香助化的药物；如果是体适中，舌体大，说明脾胃还可，可以用选择大剂量的药物来治疗。

小剂量清热补气汤治疗顽固性心衰验案

这是一位风湿性心脏病多年的患者，此前先后多次因心衰入院治疗，疗效欠佳，出院后一两个月症状即反复，再次入院。此次入院病情较重，喘憋不能平卧已近两周。

患者瘦长体型，腹部偏大，面色虽潮红，但整体是色暗而无光泽的。伴见语声低微，神疲气短，喘憋气促，乏力，头不停出汗，咳嗽痰黏，不易咳出，痰成黏涎，昼夜不能片刻平卧，腹胀，口干非常明显，喜热饮，饮后腹胀加重，胃脘部憋闷感，口淡无味，纳谷很少，眠差，大便偏干，小便量少，排出不畅。查双下肢水肿中度，腹偏大，腹部按诊松软无力，无明显胸胁苦满。舌红偏瘦，舌两侧上附着一层似苔非苔暗褐色物质，舌中光剥无苔，脉濡软而数。

从西医来看，诊断明确为风湿性心脏病，二尖瓣狭窄伴关闭不全，心脏扩大，心功能IV级，肺部感染，胸腔积液，肝功能异常。治疗予以强心、利尿、扩管及抗感染治疗，但未见明显改善，后转入 CCU 病区，我予以加用中药。西医仍予以前法治疗，初诊考虑心衰病，患者典型的气阴两伤，同时合并痰饮浊毒停滞，治疗先使用的是益气泻肺平喘法。当时考虑患者咳嗽气短，结合西医胸腔积液诊断，考虑水饮停滞胸胁；足阳明主降，一切浊邪污物都从阳明而降，水饮也应如此，水饮停滞，当降不降，所以治疗一方面予以健脾益气，另一方面予以稍助足阳明以降浊。处方：

黄芪 30g	党参 15g	败酱草 12g	葶苈子 9g
马齿苋 10g	大枣 15g	玉竹 12g	白芷 3g
芦根 12g			

药进三剂，在西药利尿剂未增情况下，患者尿量大增，原来 24 小时尿量 500～1 000ml 左右，第三剂药后患者尿量感觉一下子全出来了，居然达到了 3 100ml。心衰症状明显改善，喘憋症状改善，但是口干不减反增，腹胀如故，气短神疲依旧，纳甚少，舌中光红，一点唾液都没有，舌两侧似苔非苔之物较前变得更加暗，甚至有些发黑，且有向舌中发展之势，脉如故。

当时欣喜中药强心利尿之功，未曾太多细想，前药强心之功，考虑玉竹的作用，该患者阴虚明显，符合玉竹的适应证。今尿液陡增，考虑心功能改善，所以前方将玉竹加量到了 24g，续进了三剂。这期间甚至将西药利尿剂予以减量了，患者尿量依旧如涌泉，多达 4 000ml，如此下来的负平衡，患者腿肿早消，胸腔积液复查也少之又少，住院时打算予以穿刺抽吸胸腔积液，现在看来已无必要。

但是患者神疲气短乏力依旧，咳嗽，痰更不易咳出，白天能平卧一些，但夜间还是憋气不能平卧，异常口干，嘱限制饮水，患者无法接受，尽管饮后腹胀，还是不停地饮水，食欲缺乏，时有恶心欲吐，舌依旧很红，舌上原来那个似苔非苔之物而今已经布满整个舌面，颜色暗黑，无半点津液，大便尚可。

我这时方才醒悟，患者舌瘦形瘦，舌面津液如此之少，前方黄芪温升，且量较大，虽有诸多监制之药，加上西药的利尿之法，但难免伤阴，阴伤气无所附，再怎么补气也是枉然。所以我予以调整处方，选用《口齿类要》中的清热补气汤，原方是用来治疗"中气虚热，口舌如无皮状，或发热作渴"，遵守"如不应，加炮姜；更不应，加附子"之法。患者中气亏虚，气阴两伤，口渴明显，虽然口舌不是无皮状，但是那个似苔非苔之物形成之前，想必是舌光红无苔吧。处方：

人参 6g	白术 6g	茯苓 6g	当归 6g
白芍 3g	升麻 2g	五味子 2g	麦冬 2g
玄参 2g	甘草 2g	附子 6g	炮姜 6g

一下子从前面中等剂量的药物，调整为小剂量，当时跟随学习的学生多有不解。我说这个患者胃气胃津已亏虚成如此，只能用此小方，而且原方实际

上比我这个还少一半，只是因为我们放在医院代煎，古人那是自己煎药，所以我还是给多了一点药。

药进三剂，患者口干明显好转，口中多久未见的唾液又有了点，气短乏力也减轻了一些，最好的是患者夜间能够平卧了。在西药利尿剂辅助下，出入量依旧平衡，只是出现了几次腹泻，但患者无腹痛，腹泻后腹胀明显减轻了，反倒觉得舒适了。于是在上方基础上，将附子、炮姜改成 3g，考虑腹泻更将伤及阴液，加用了山药 6g、白扁豆 6g、粳米 10g。

三剂药后，患者口已不干，腹泻停止，纳较前明显增多了，咳嗽不显，原来潮红的面色已经看不见了，头汗也不怎么出了。患者说舌之前那个似苔非苔之物，居然完全脱壳而起。今舌转嫩红，舌上无苔，脉濡软已不数。考虑患者诸症减轻，前方续服了一周，患者已能下地活动，心功能改善至Ⅱ级后出院。

患者再次住院已是 1 年以后的事情了。当时是发现腹部胀大，考虑有腹水，入院后予以放腹水后出院。其间追问患者说近一年来症状相当稳定，这次住院也没觉得喘，只是腹部胀大，大夫说是有腹水才入院的。

治病的层次问题

刚开始起这个题目的时候，觉得对目前的我来说感觉题目很大，空空的，但是我一直在思考这个问题，所以我还是想要通过两个验案来阐述一下我目前的观点。

第一个是一位心慌反复住院的老奶奶。患者八十多岁，形体中等偏瘦，面色白而无光泽，此次住院是因阵发心慌气短，伴见口干略口苦，头晕，神疲乏力，食欲缺乏，眠差，偶有咳嗽，少痰色白，便秘，小便尚可，舌淡，苔白略腻，脉细弱。查腹见腹软无力，右侧胸胁略苦满，剑突下痞满感。

患者形瘦神疲，食欲缺乏便秘，脾胃气显属不足，再看其面色白而无光泽、舌淡、心慌，考虑尚有血不足。治疗最好是健脾益气养血、宁心安神了。但是患者刻下口苦、口干，胸胁略苦满，心下痞满，此等情形若加养血四物之品，似属黏腻，反倒碍胃伤气。况且现在肝脾不调，一心一意健脾养胃，必然导致肝气更加壅滞。分清上述层次，目前治病当以调和肝脾，健胃去除心下之浊邪为主，而后再行调补脾胃之气，最后气血双补方能收工。结合患者体质，从六经辨证思路处方，选用了柴胡桂枝干姜汤合外台茯苓饮。处方：

柴胡 9g	桂枝 9g	干姜 6g	黄芩 9g
生牡蛎 15g	天花粉 12g	炙甘草 6g	党参 9g
茯苓 6g	枳实 3g	白术 3g	木瓜 3g
伏龙肝 12g	五味子 6g		

四剂，水煎服，日一剂。

药后，口干减轻，心慌仍发，口苦已除，胃口仍不佳，大便不通，之前的腻苔已无，现舌淡，薄白苔，脉细弱。考虑肝脾已和解，治疗予以健运脾胃为主，选用异功散健脾化滞，同时仍佐酸药柔顺肝木，炮姜略辛以助肝散，伏龙肝降服土中之龙（肝木），勿使阴火四起。处方：

党参 12g	茯苓 9g	生白术 6g	炙甘草 3g
陈皮 6g	伏龙肝 12g	木瓜 6g	乌梅 3g
炮姜 6g			

三剂，水煎服，日一剂。

药进三剂，患者心慌大减，头晕不发，纳较前明显改善，气短神疲诸证均明显减轻，大便畅利，睡眠转佳，舌转淡红，苔薄白略腻，脉细弱。分析心慌大减原因是脾胃健运，气血生化之机得复，新生之血上荣于心，因此病减。时下患者肝脾调和，脾胃之气渐苏，可酌加养血之品，但四物当中当归味苦，地黄嫌滞，川芎太散，只有白芍既能养血，兼能柔肝。但是仲景曾明言"设当行大黄、芍药者，当减之，以胃气弱，易动故而"，可以想象芍药跟大黄是一类的，都能伤动胃气，所以量得少。否则刚刚复苏的脾胃之气，就被芍药给灭了，岂不冤枉！

新开处方，上方加芍药 3g，续服四剂，患者心慌不作，体力恢复至发病前，纳眠也佳，要求出院调理。此等情形，其实病尚未完全康复，但此时患者要求出院，自觉症状改善了嘛！但是气血尚未得充，心悸迟早还得发作，为此将上方带药十四剂，嘱出院后继续服用，并且随诊。患者家属之后又来取了一次药，追访患者情况稳定，建议服用归脾丸。之后患者未再来复诊，可能情况还比较稳定吧。

第二个是一位近期急性心肌梗死的患者，女性，八十出头，中等偏瘦，面色黄而无光泽，来的时候是用平车推入病房的。因为三周前大面积前壁心肌梗死，于外院行冠脉造影检查考虑严重三支病变，内科医师建议外科行冠脉搭桥手术治疗，外科医师会诊后考虑心功能太差（EF 23%），手术风险太高，暂时不建议手术治疗，于是建议回家休养。患者家属无奈，只好转求中医治疗。

入院时患者精神萎靡，神疲乏力，气短，头晕，食欲缺乏懒言，大便偏干，小便尚可。测血压偏低 90/50mmHg，患者入院前近一周来，仍偶有胸痛发作，持续时间较短，考虑为梗死后心绞痛可能。现西药治疗仍予以冠心病二级预防为主。中医方面，患者气短，神疲乏力，食欲缺乏懒言，舌淡黯，少苔，舌面散在一些略浊腻之苔，脉沉弱。显然气血不足，痰瘀阻滞。

此时治病当分清层次，当以脾胃为急。患者神疲乏力，食欲缺乏，舌苔少而分布不均匀，显然胃气虚弱，运化不利。患者无口苦咽干，无胸胁不适，虽懒言但不是肝气郁滞所比，初步排除肝木克土，土木不调的情况。因此治疗当以健养脾胃为急。张仲景说"见肝之病，知当传脾"，反过来看我觉得"见脾之病，当防肝伐"应该也是要考虑的。所以选择了异功散加伏龙肝、木瓜、五味子，一方面使用四君子调补脾胃，稍佐陈皮化滞，另一方面予以伏龙肝中土伏木，木瓜、五味子酸柔抚肝。处方：

| 党参 9g | 茯苓 6g | 白术 6g | 炙甘草 3g |
| 陈皮 2g | 伏龙肝 9g | 木瓜 6g | 五味子 3g |

药进一周，患者精神状态明显好转，气短乏力减轻，胃纳渐开，舌转淡红，之前的浊腻散在苔已去，代之薄薄均匀的白苔，脉仍沉弱。但是患者一度稳定的心绞痛，近两日再次发作。考虑可能是党参、白术升提，引动络脉中瘀血，故而发作。因为目前患者胃气渐旺，故而可稍加辛润理络之品以治其标，前方加川芎 3g、当归 3g、桂枝 2g，意在活血理络。

药进三剂，患者胸痛未再发作，余症皆明显减轻，仅稍感乏力，纳谷已香，二便皆调，寐亦佳。

如此这般状态，是否仍要前方继服呢？所谓效不更方嘛！

我选择的是不！

虽然诸症改善，但脉仍沉弱，尤其是两寸脉，显然上焦气血不足。之前中焦气血自顾不暇，上下二焦及四旁气血哪能接续，于是诸症四起，先得中焦气血旺，方才是正道，所谓"执中州以运四旁"，前方之意即是。现在中焦已渐入佳境，可以一鼓作气，补而助之，以助上焦病所复原。因此我选择了补中益气汤加味。处方：

生黄芪 9g	党参 9g	生白术 6g	当归 5g
升麻 3g	柴胡 2g	陈皮 2g	桂枝 2g
白芍 3g	炙甘草 2g		

药进两周，患者整个精神状态明显转佳，面色较前也荣润了些，体重增加，纳眠可，二便调，活动后也不觉得明显乏力了，舌淡红，苔薄白，脉较前清晰有力，心脏超声心功能也明显改善了（EF 48%）。但是患者近日来出现流鼻涕，打喷嚏，初起时稍有恶寒表现，现已不明显，咽部疼痛，口不干不苦，考虑并非外感风寒，而是气血渐复，阳气来复的佳兆。《黄帝内经》说"雷气通于心"，打喷嚏好比是打雷，六十四卦中复卦是外地内雷，一阳从五阴之下

振动欲出即是阳气来复的复卦之意。患者久病阳气衰败，犹如阴霾四部，无故喷嚏，当然似地中生雷，阳气来复啊！治疗仍以补中益气汤加减，上方继续服用，嘱患者不要轻易服用感冒清热的中成药，前方续进一周，患者无明显不适，予以出院。

这样两个病人，同样是气血亏虚，第一个患者肝脾或者说是木土尚有不调，一开始不能只补益脾胃而不顾调和土木。譬如家虽破，但粮仓犹有余粮，但是家中内部分配上出了问题，当先解决内部矛盾，然后同心协力共渡难关。第二个患者是气血亏虚显然较第一个更甚，也就是说其家更破，粮仓的余粮已经很少了，但是家庭内部的关系看似还不是那么复杂，其实是没有多少余粮可以争而已。因此治疗方案是先充实中州粮仓，而后再行调配，但是实中州的过程中，余粮渐多，还是得防自家盗贼来犯，所谓的"治土先远木"，然后粮仓渐满，分配当然是先助穷苦之人，最后实现共同富裕的梦想。这就是我目前所能领悟到的治病层次问题。

又见东垣之升阳散火汤案

这是一个年纪轻轻的患者，二十多岁的女性，刚就诊时自己也没说得了什么病，有什么不舒服，就让我赶紧看看吧。

我一看患者虽然年纪轻轻，但是面色很不好，整个面部中轴线上发青发暗，用那句俗话说"印堂发黑啊"，再看患者眼睛略突，神色外露，似有惊恐状，我说："你最近是不是受到惊吓吧。"

她一听顿时觉得很神秘，然后点头说："最近老家邻居去世了，心里害怕。已经有一周不能睡觉了，几乎每天晚上都是睁着眼睛的，这两天也还是睡不着。"

我打断地问了一下："是多梦吗，白天犯困吗？"

"不是，根本就没睡着，哪有什么梦不梦的，白天倒还精神，不耽误干活，就是稍微有点头晕，你快给看看吧！"

我接着打量了一下她全身上下，面色除了中轴线发青发暗外，整个面色也是蜡黄蜡黄的，没有太多光泽，鼻头比起印堂来说更青暗，再看舌象是淡淡的，略微有一点偏淡红，舌上也没有什么苔，一搭脉略微有点沉弦。再问一下除此之外还有什么症状，什么饮食、二便、出汗啊都还好，月经平时偏少一点，有痛经史，没有什么白带。

我正心里捉摸不定的时候，旁边一患者说："要不你先看看我手心热怎么回事？"

"我手心也热，脚也热，特别是晚上的时候更热"，这患者也插上话来，一边说一边还让我摸手心，我一摸还真是很烫。

于是我迅速从我脑库里搜索到了"升阳散火汤"，原本东垣不就是用来治疗手足心热的嘛！而且我记得东垣说因血虚的问题，当时无法理解，既然是血虚的问题，又用了一堆发散药（传统意义上的风药），不是更伤津耗血嘛！所以一直暗记在心，遇着这种病人一定要尝试尝试看看效果怎样。这下终于有机会尝试一下这个名方了。处方：

柴胡 9g	升麻 9g	葛根 9g	羌活 9g
防风 6g	独活 9g	炙甘草 3g	生甘草 6g
党参 9g	白芍 9g		

三剂，配方颗粒，水冲服，日一剂。

我很期待这三剂药下去的功效，回家后还特意打开了《脾胃论》复习了一下原文，"治男子妇人四肢发热，肌热，筋痹热，骨髓中热，发困，热如燎，扪之烙手，此病多因血虚而得之。或胃虚过食冷物，抑遏阳气于脾土，火郁则发之。"虽然当时还是搞不太懂这个"阴火"为什么不能直接通过补脾胃，或者滋津血来治，而选择这样一种发散的方法，还是等等这个药效看看吧。

三天后，患者神采奕奕地过来告诉我，"我的失眠好了，现在都睡不醒了，吃了一剂半药以后就这样了，还真神！"

我也觉得挺神的，再看患者面部中轴线上，印堂处青暗已经不明显了，但是鼻头部还是青暗的，手足心还是偏热，但是已经不影响患者的正常生活起居了。

这个时候我一方面叹服东垣的道行高深，另一方面开始反思，从这个患者来看，血虚的问题是很明显的。诸如面色蜡黄，月经量少，失眠啊，都无一不支持血虚，但是如果从常规意义来说手足心热，我们很容易把它理解为阴虚。但不管是阴虚、血虚，使用风药发散总感觉是不合规的，风药胜湿，阴血类似于湿的液体，风药自然能伤阴耗血。对于阴虚来说，我们肯定是会慎用风药的，因为阴虚火易旺，阳易亢，亢阳雷火都在上浮着，哪还能用风药去升阳，耗散啊，如果那样不得风火相煽了嘛！血虚这个问题，似乎也是这样，好像也应该摒弃风药。但是细想一番，道理远没有那么简单。

首先分析一下这个血是怎么回事。《灵枢·决气》："何谓血？岐伯曰：中焦受气取汁，变化而赤，是谓血"，可以推知这个血的形成关乎中焦，存在一个"受气"与"取汁"，以及"变化"的过程，总得来说是血离开气是不能生成的。但是如果只有气，而没有中焦这个"汁"也是无法生成的。至于后面的"变化而赤"的问题是否仅仅关乎脾胃的问题，可能答案是不对的。至少我们目前现代医学知道血的生成离不了肾，我想这个变化而赤的问题是关乎肾的气化问题，或者说是元阳的蒸腾变化的问题。所以现代医学一些疾病诸如白血病、再生障碍性贫血等血液系统疾病，有些学者主张从肾治疗，我想是很有必要的。

话说回来，这个血关乎上面三个步骤的问题，不是简简单单的就是滋阴补血，我想这也是唐朝以前的本草，对于"当归"这样一个我们现代认为很平常的一个补血药，却只字未提补血，而《神农本草经》首提的却是其"主咳逆上气"的功效，实际上是关乎气逆的问题；《别录》说其"温中止痛，除客血内塞"，实际上就是活血的作用。而后来唐宋的四物汤一出，后世就逐渐归类于滋阴养血了，以至于让后人渐渐淡忘了血因气生的问题。

四物汤能养血补血，难道四君子汤就不养血补血了吗？

四君子汤原来用于"治荣卫气虚，脏腑怯弱，心腹胀满，全不思食，肠鸣泄泻，呕哕吐逆，大宜服之。常服温和脾胃，进益饮食，辟寒邪瘴雾气"。这个治疗里面除了卫气虚，别忘了说的还有荣气虚不是！再说如果回想那些用四君子汤的病人，气虚都已经那种程度了，难道真的没有血虚的问题吗？当然是有的！那为什么不直接用上八珍汤，那个多好，又益气又养血。这个先得问问人家脾胃功能，人家脾胃虚成那样子了，自己中焦那点津液都难以化了，如果这时还用点四物汤帮人家增加的津液，那一用准得壅在胃脘中焦。受气都少了，取汁谈何容易，也就是说这个取汁是在受气的前提下完成的，这点从当归补血汤来看，更能明白受气比取汁重要。

再来看这个因血虚而生的升阳散火汤证，这个汤方如其名，除了参、芍、草之外，都是风药，干嘛使呢？

自然是升阳散火啰！东垣认为是阳气郁于脾土，那么是因为血虚导致阳气郁于脾土，还是阳气郁于脾土导致血虚的呢？

从东垣原文来看说是"此病多因血虚而得之"，看来是因血虚阳气郁于脾土，既然可以用风药升散，自然中焦的津汁不是太亏，否则还是那个风胜湿的理论，血更无以生。

那么津汁够用，却不能生血，是不能变化的问题吗？

如果是的话，那得补肾助阳，显然不是这样子的。如此说来只剩下一个受气的问题了。

这个气是不足吗？

如果是，怎么不用四君子或者是党参、黄芪等药直接补气不就得了，怎么还用一堆风药。这样来看，这个气并不是特别不足。

那是怎么回事呢？

原来关键是这个"郁"字，郁于脾土中的阳气是到不了中焦的，自然不能去受气取汁的，郁于土中，自然得升举出来。这个升举过程中难免会消耗津血的，所以适当佐治了一些参、芍、草来固护阴液。这个过程只是解决了阳气郁于脾土不能生血的问题，并没有解决血虚为何阳气会郁于脾土的问题。

那么血虚为何阳气会郁于脾土呢？

我们知道"气主煦之，血主濡之"，血本来是用来濡润脏腑肢体百骸的，血中自然是载着气的，血多自然载的气就多，血少载的气就少。所以血虚的情况下是阳气浮在外面，这个时候如果外形受寒，内体饮冷，阳气就很容易被郁，轻者郁于脾土，重者郁于筋节骨髓而为病。郁于脾土当升散，郁于筋节骨髓当然也应该升，所以张仲景用于治疗"诸肢节疼痛，身体尫羸，脚肿如脱"的桂芍知母汤，也用了防风不是！只是郁得更深，更容易化热，所以还用了知母清热。这样来看，东垣原来也是传承于仲景啊！

郁证归脾丸案

这天病房来了这么一位患者，女性，四十多岁，一副愁苦面容，颤颤巍巍地由家属搀扶进了病房。一进病房就倒卧在病床上，我进病房去，看患者正趴着，轻轻地拍了拍她准备问诊。谁知患者突然一个激灵，感觉是受了惊吓。查看患者形体中等偏瘦，面色黄暗，两目发暗，精神恍惚。自诉近一周来几乎不能进食，恶心呕吐，吃什么都吐，没有正经吃过一顿饭，现在头昏脑涨，下肢萎软无力，自己一个人的时候不敢迈步，两腿发软，走路哆嗦，严重失眠，大便无力，小便尚可。

问起病之由，家属诉平素就有些胆小焦虑，近两月来可能因家中变故，精神受些影响，刚开始还没这么严重，去了几家大的西医院检查，什么 CT、核磁、脑电图啊，都检查完了，也没查出什么原因。最后同仁医院给诊断为焦虑症，给开了劳拉西泮、舍曲林等抗焦虑抑郁的药，吃了一个多月，症状不但没好，反而越来越严重了，路也走不了了；而且平素一直偏低的血压，居然也高了起来，最高能到 160/100mmHg，门诊又给开了高血压药。我一看原来是厄贝沙坦氢氯噻嗪片。说是这药已经服用了近两周了，血压也没降下来，这才想找中医院吃中药看看。

我安抚了一下患者，查两脉沉细弱，再一看舌象，着实把我也惊了一下，舌体偏瘦，舌色淡得惊人，就像手指头放在水里头泡久了，那种淡的感觉。但是患者舌上并没有什么苔，也不水滑，说实话当时看到患者的面色还略微有些光泽，真没有想到是这么一个舌象。这种舌象，我之前都从阳虚论治，辨证的基础上都会加温补中阳的药物来治疗，但有一个患者从温阳的方法治疗未见显效，转身从补中益气来治，居然取到了意想不到的效果。原来这是一种血虚的表现，那个补中益气汤是在补中益气的基础上，达到了一个补血的目的，所以才显效的。

对于这个患者，无论从患者面色黄暗来说，还是头晕乏力，腿软，脉弱舌淡，都提示气血两虚。一般对于这么一个气血两虚的郁证，我们常规思路会首先考虑使用逍遥散，病机大多不离肝郁血虚脾弱嘛。我在读薛己的《内科摘要》看到诸多郁证的医案，用的不是逍遥散而是归脾丸，于是我研究了一下这两方。

首先它们都存在血虚，所以逍遥散中有四物汤的当归、白芍，归脾丸中有当归、酸枣仁、龙眼肉；同时兼有脾虚，逍遥散中有四君子汤的白术、茯苓、炙甘草，归脾丸中也有三君子，只不过是人参、白术、甘草，而且还嫌补力不够，用了补气药中长老级别的黄芪。单从健脾养血来说，很容易分别逍遥散补血健脾力量均不如归脾丸，虽然补血都有当归，白芍和酸枣仁、龙眼肉来比，白芍补力显然更弱；补气健脾自然更不用说了，一个人参、黄芪都上了，一个只有简单的白术、甘草、茯苓。除此之外，逍遥散尚有柴胡、薄荷，这两药从传统意义来说，是用来疏肝的，所以我们常规认为逍遥散是用来治疗肝郁脾虚血弱的。归脾丸除上面益气健脾补血，尚有安神的远志、茯神。

哦，还漏了一个药吧，木香啊。

在《药品化义》中："木香，香能通气，和合五脏，为调诸气要药"；在《本草汇言》中："广木香，《本草》言治气之总药，和胃气、通心气、降肺气、疏肝气、快脾气、暖肾气、消积气、温寒气、顺逆气、达表气、通里气，管统一身上下内外诸气，独推其功。"

这么看难道这个归脾丸，就真的没有肝郁了吗？

当然有啦！脾虚气弱，本身就提示肝的疏泄不及。因为这个脾属土，肝属木，脾土薄弱，木如果不郁于脾土，自然可以冲破这层薄薄的脾土而上浮外散。所谓的肝阳上亢，肝阳外扰就是如此。这个肝阳突破脾土，在外的不是一种气弱的表现，而是气旺气浮，虽然本身还是虚的。所以在外表现呈一种脾虚气弱的时候，肝木也并不是特旺，否则就是上面说的那种情况。那么好了，这个归脾丸自然也是有肝郁于里啦，所以除了上述补益之品，还用了木香这一疏肝，统领诸气之品。

这下好了，二者更不好鉴别了，其实很简单，"知其要者，一言而终。不知其要，流散无穷。"凡事都得把握阴阳，这个逍遥散偏于肝旺容易化热属阳，这个归脾丸偏于脾虚容易变寒属阴。

言归正传，上面那个病人我还是开了归脾汤，因为患者舌象特别特别的淡，又兼有呕吐，所以我同时加用了附子理中丸。三天后，患者无恶心呕吐了，但是还是心慌乏力，迈不开步，不能下地。但是患者舌象比之前好了很多，可以描述成那种普通的淡了，脉象无明显变化。患者也能进食了，睡眠略有好转。于是我加大了归脾汤的用量，没有再合用附子理中丸，继续服用了一周。

再次查房时，患者跟换了一个人似的，面色较前荣润了不少，睡眠已经不成问题了，心慌心悸基本上没有发作，饮食二便也正常了。只是下地走路还是感觉腿欠缺力量，但是较入院前是明显好了很多。后来我给患者又带了两周的配方颗粒出院服用。

两周后患者过来随访，自诉症状明显改善，现在走路基本没事了，但是不敢一个人独自去菜市场买菜，担心走不回来。我还是以归脾汤为主，稍加了二至丸，患者后来又过来了两次，总体情况是一次比一次好。

最后一次复诊大约是两个月以后的事，患者特意跑过来给我送了一面锦旗。当时患者整个人都变得很好了，走路已经完全没有问题了，虽然还是遇事容易激动。我想那还是气血不足的表现，于是建议转服归脾丸成药继续服用三个月。

还有就是患者那个血压，我出院的时候还给带了一点降压药，后来患者服中药过程中，自测血压都在 110/60mmHg 左右，所以就停了西药，先后几次复诊的时候测血压均正常。我想那个血压大概还是因为血虚肝旺的原因吧，血得补，肝旺的问题解决了，自然血压也就正常了。

治土先远木案

这又是一位焦虑的患者，男性，六十七岁，清瘦体型，面色苍白无泽，面露愁容，双眼发直。患者是因心慌反复发作来院就诊，被收入院治疗的。

入院时自诉心慌胸闷，莫名烦躁，坐卧不安，夜间明显，经常憋醒，出冷汗，发作时服用速效救心丸后自觉舒适，但细问一下，并不是迅速缓解，而是持续几小时方才逐渐好转。因此睡眠极差，有时彻夜不眠。最为苦恼的是，近两周来进食很差，每餐仅进淡粥半碗，纳后胃脘部胀满。腹部胀满莫名不适，口干不喜饮，小便尚可，大便排出无力。查舌淡，苔白腻松腐，右侧为主，不满布舌面，脉沉而弱。查腹右侧胸胁略感苦满，剑突下轻压痛，腹部整个底力弱。

这个显然是一个虚证的舌脉及体征。于是我先从患者食欲缺乏入手，选用了异功散加味。处方：

党参 15g　　茯苓 12g　　白术 12g　　炙甘草 6g

陈皮 6g　　伏龙肝 15g　　木瓜 6g　　炮姜 9g

灵芝 6g

考虑病机为脾胃阳气不足，肝木夹痰饮来犯。选用异功散健脾益气畅中，加炮姜成理中格局以温中阳，仿叶天士"治土先远木"之法，佐木瓜酸以远肝木，伏龙肝降伏土中之木（伏龙肝取龙肝属木之意），灵芝以增强体力。

本以为用心之深，攻自然成。谁知三剂药后，患者诸症同前，未曾半点改善。患者又甚是焦虑，频繁发作心慌憋闷，有濒死感，心电图多次发作时，偶尔能测到室性早搏而已，未曾有心肌缺血表现。因为期前收缩关系，无法行冠脉 CT 检查，上级医师建议可选择冠脉造影检查。患者胆小而犹豫不决。

于是我重新整理思路，患者胸闷憋气心慌，夜间发作明显，面色苍白，脉沉而弱，整个一阳气亏虚的表现，但是从患者苔腻，口干不喜饮，肠鸣，心下痞满，诸症来看尚有水饮浊邪，浊饮之邪若无气之激荡，以阴邪重浊之性，自然往下降而不会上逆，因此我认为凡是上逆之阴邪，皆与气逆有关，而气逆多与肝、胃、冲气相关。该患者因其脾胃虚弱如此，故而我认为与肝木上冲相关，因其苔腐提示尚有宿积。前方虽有四君子汤健脾益气，炮姜温中散寒，但是逐饮降浊之力不足，且温肝降逆气之法未备，因此未见显效。于是我调方选用了吴茱萸汤合大黄附子细辛汤加味。处方：

吴茱萸 9g　　炮姜 30g　　大枣 30g　　党参 30g

酒大黄 5g　　附子 12g　　细辛 3g　　伏龙肝 15g

海螵蛸 15g

选用吴茱萸温肝降逆气，加大炮姜用量，联合附子温中阳以防肝阳僭越，细辛、海螵蛸以化饮，酒大黄以降浊，党参、大枣以补益脾气脾津。因没有十足把握，患者又诸多焦虑，故仅开一剂药。药后当日夜间，患者发作症状即有所减轻，于是第二日，我予加大药量。处方：

吴茱萸 9g　　炮姜 45g　　党参 30g　　大枣 60g

酒大黄 5g　　附子 20g　　细辛 3g　　伏龙肝 15g

海螵蛸 15g

三剂，水煎服，日一剂。

上药服完，患者诸症明显减轻，夜间心慌憋闷已除，白日仍偶有心慌不适，纳较前明显改善，已能进食饭菜，进食后仍时有剑突下痞满感，莫名感已无，腹胀除，肠鸣未作，冷汗未发，大便近日来得畅利。再查舌脉，舌苔腐已退，舌面新生之苔尚嫌不足，脉仍沉弱。考虑腑气得通，浊邪得降，因此症状改善，处方小其制，选用六君子汤合吴茱萸汤加减。处方：

吴茱萸 3g	炮姜 9g	党参 15g	半夏 9g
伏龙肝 15g	海螵蛸 15g	茯苓 12g	生白术 12g
陈皮 6g	炙甘草 3g		

续尽五剂，患者心慌胸闷症状已无，愁容尽逝，纳眠可，二便调。准予出院，以上方将党参改人参 9g 继续服用半月，嘱半月后改六君子丸继续调理。

该案，初起从脾胃入手，选用叶天士常法异功散合木瓜之法，未见寸效，后以温肝散寒、益气降浊之法，效乃大显。其实是阳与气的辨证初起辨别不甚明了，初起偏重于气，后则侧重于阳，法还是那个法，只是侧重不同了而已。前面以治土为主、远木为辅，后则以远木为主，治土为辅。正所谓"下笔之前宜复想、用心已到勿迟疑"，临证处方可不深究乎！

从"气有余便是火"辨治咳嗽一例

"火，阴虚火动难治。火郁当发，看何经。轻者可降，重者则从其性而升之。实火可泻，黄连解毒之类，虚火可补。小便降火极速。凡气有余便是火，不足者是气虚。"《丹溪心法》这段关于火论述很是值得玩味。

这个患者是一位五十多岁的女性，近日因心慌胸闷不适就诊，收入院诊治。患者有多年糖尿病、类风湿关节炎病史，曾因胆囊炎、胆结石行手术切除。这次入院前一周感心慌气短，无胸痛，门诊查 24 小时心电图提示频发室性早搏。查房时追问其病因，自诉两月前感冒发热咳嗽，后自服感冒清热药物，热退而咳不止，初起尚有少量白痰，后发展至干咳无痰，声音嘶哑，两月来中西药不少服用，未见寸效，浑身酸软无力，平素时有心慌，近一周心慌明显加重，自觉停跳感。

现仍干咳无痰，咽部发痒，一痒即咳。此外还有双膝及指、趾关节疼痛，视物模糊，双上肢麻木，双下肢轻度可凹性浮肿，口稍干，无明显寒热喜好，纳尚可，眠差，夜尿频，大便调。患者面色虚浮，泛青，稍有油光，形体偏胖，声音嘶哑。望其舌略红，薄少而黄白相间的苔，苔面略糙而欠津液，舌中有裂纹，脉弦细滑。患者有吸烟史，及肺结节、肺纤维化病史。

《黄帝内经》说"五脏六腑皆令人咳，非独肺也"，又说"此皆聚于胃，关于肺，使人多涕唾而面浮肿气逆也"。基于此，对于咳嗽，我大都先考虑肺、胃的问题。此患者干咳，头面油光，口干，舌红而欠津液，考虑存在火象。

火从何起呢？

于是我想到了丹溪的"气有余便是火"之论，火从气来。

这个"气有余"是真的指全身之气有余吗？

我想不是吧！朱丹溪说"凡气有余便是火，不足者是气虚"，"凡"也就是说只要是气有余就是火，这个气有余可以是局部的，也可以是整体的，我倒是觉得"局部的气有余"似乎更合理些，否则全身都是气火，人何以堪。即便是实火，也无非是气实于某部，整体来说并不虚而已。这种情况下，朱丹溪说可以用黄连解毒之类的方法清泻。对于虚火而言，实际上是气有余于一地，而整体来说是气虚的情况，这个时候需要补。后文朱丹溪提到"中气不足者，味用甘寒"来治，实际上是用这甘寒来泻这"火"的。对于其"虚"，还得用甘温的补中益气法。相比之下，对于"郁火"来说，丹溪说"火郁当发，看何经。轻者可降，重者则从其性而升之"，也就是说，郁火并不是一味地发散，主要看在何经，因为在不同的经络气郁化火的程度是不一样的，即便是同一经络对于气郁火轻的来说，仍可以使用降法。对于火重的，还是采取随火炎上之性而升散的方法。

这个患者的火主要集中在上部，因此咽痒，视物模糊，咳嗽，面差，面有油光，属于是郁火呢？实火呢？还是虚火呢？

无须细辨，患者久病之体，体质并不壮实，胃肠也无壅滞，显然不是实火。患者体虽虚，脾胃气化尚可，并非中气虚所致的虚火。那自然是郁火了。从其面色发青，以及患者是一中年女性，吸烟多年，体态已全然不顾，可证其必有郁闷之事。因此气机郁滞，化火伤津，胃津久不上呈于肺，肺失濡养，故而咳嗽，气机郁滞，肺气不利，三焦气化不利，所以出现下肢浮肿，因为郁火并不重，可以使用丹溪所说的降法。

缪希雍说"宜降气不宜降火"，虽为吐血所定，但从其法可推知降气即能降火，加上本身就是气郁所化之火，所以选择降气为主，辅以降火。处方：

半夏 9g	厚朴 6g	苏梗 6g	茯苓 9g
丹皮 3g	栀子 9g	旋覆花 5g	白芍 5g
党参 12g	木瓜 6g	山药 15g	甘草 3g
伏龙肝 12g	粳米 30g	炮姜 5g	荷叶 6g
天花粉 6g	生牡蛎 12g		

两剂，配方颗粒，水冲服，日一剂。

方用半夏厚朴汤合四君子汤加丹皮、栀子加减而成。四君子汤中山药代白术，以增强健脾养阴之功，脾胃气阴得补，津液得以上呈，则肺络得养，但原本之气郁于上，增其气液，只会更增气郁，联合半夏厚朴汤以降其气，兼散其郁，丹皮、栀子泄其已生之热。至于方中伏龙肝、生牡蛎是为治土远木而设。如此一来，旧气郁解而新气津来，自然药到病除。如我所料，药进两剂，两月来之咳嗽已愈，心慌不适也明显好转了，这也是气郁得解的功劳。后续之方调整治疗其关节病。

半夏与附子的激荡——利膈汤验案

这是一位六十五岁的老太太，曾因乳腺癌行右乳切除术，既往有高血压、糖尿病、血脂异常病史，此次因为胸痛间断发作三天收入院。本以为是一个冠心病患者，结果查房细问一下症状，患者胸痛是胸痛，正在胸骨后，疼的时间也短，一分钟左右就缓解了，并且是吃饭的时候才痛，喝水的时候不痛。这一特点好了，怎么也不像是心绞痛了。因为这个疼痛，近几天来饭也不敢吃了，就喝点稀的，关键还血糖高，喝稀的更高了。这才来就诊，患者形体中等偏胖，整个人说话底气来看，并不虚。除此疼痛之外，还有睡眠不好，其他没有什么不适。查舌黯，苔薄白，脉沉弦。

这样一个患者，辨起证来还真不知如何下手，患者倒是反复强调这个疼痛发作的特点，一遍又一遍地问是怎么回事，用不用查查造影啊，看看血管有没有事，造影是不是很痛苦啊，等等一堆问题。我看患者虽然有诸多冠心病危险因素，但是症状确实不像心绞痛，我说："你这个应该是食管的问题，我们先试试中药吧，可能有用，不行再查查。"

我看得出患者不太信任的眼神，以及焦躁不安的表情。于是我从患者心烦不安入手，结合患者舌脉，考虑属于虚烦的栀子证，栀子豉汤本就可以治疗"胸中结痛"，"胸中窒"的，再就是联想到以前看过的医案中，治疗吞咽困难的一个名方，名古屋玄医的利膈汤，好像效果不错。于是就尝试地下了三剂药。处方：

半夏6g   栀子6g   附子3g
配方颗粒剂，水冲服，日一剂。

我刚开始也是抱着试一试的态度，后来越想越符合这个患者。患者素有乳岩病史，想是痰瘀体质，这个病吧，确实挺让人烦躁的，想吃吃不了，想患者应该是有气郁的，这个脉不是都沉嘛，古人脉法"六脉沉主郁"。所以要开郁散结滞，这个利膈汤嘛，半夏与附子同用，用一对相反的药，应该是取其相反相激的方法。

仲景的附子粳米汤中就是半夏与附子同用，用来治疗"腹中寒气，雷鸣切痛，胸胁逆满，呕吐"，显然是有寒气水饮上逆的，却不用吴茱萸汤以温寒化饮降逆法，我认为原因就是这个"痛"字。我们常说"痛则不通"，不通那是什么不通，我认为是气不通，这个气不通，郁结在那，局部就气有余了，"气有余便是火"，所以《内经》病机十九条说"诸痛痒疮，皆属于心"，因为心属火啊。

气被郁结，化火就会痛；郁结在哪，哪就痛；哪痛，肯定是有阳气郁结住了。

当然这个不是说郁结住了都是实证，这个只是局部的阳气郁结，只是提示局部实而已，并不代表整体是实证。所以这个"腹中寒气，雷鸣切痛"那是有阳气郁结在腹中，被什么结住了，是腹中的寒气水饮，所以用附子散寒气，半夏化水饮，关键是二者相反而相激荡，附子散寒，得半夏之反，阳气升散力增强，半夏逐水饮，得附子而降气更速，因此寒气水饮结滞可以速解。如果用吴茱萸汤，只能镇得了寒逆，阳气却不能速升，寒呕可除，腹痛难愈。

话说回来这个利膈汤，我想也是取此意，只是附子粳米汤，用粳米、甘草来益其胃气胃津；利膈汤，用栀子来消激荡出来的阳气，恐其痛解烦更甚。

三剂药后，患者症状真如我所料，完完全全消失了。只是睡眠仍差，于是我从患者面色黄暗无光泽，考虑气血不足所致眠差，以归芍四君子汤合利膈汤善后。虽然胸中疼痛症状缓解，但恐其再生，仍合用了利膈汤，只是减少了栀子的用量，因为这个激荡的阳气本身就是人的元气一部分。处方：

当归 6g	白芍 6g	川芎 3g	党参 9g
茯苓 3g	半夏 9g	山药 9g	炙甘草 3g
酸枣仁 15g	生栀子 3g	附子 3g	

三剂，颗粒，水冲服。

药后患者睡眠较前明显改善，患者也不同意进一步查冠脉造影了，就这么出院了。

虽然我到最后也不知道，是不是患者真有食道什么问题，只是下了一个心脏神经官能症的诊断在出院证明上，到底还是在建议一栏上写了去消化科查查食道，万一有食道癌，就麻烦了。毕竟这个利膈汤原来是用来治疗食道癌的，虽然改善吞咽症状方面不错，但是之前看的医案中总体的预后还是不行的，这个我想如果解完胸中这个结滞以后，还是得从东垣那里去寻求治疗之法吧。

高龄失血调治案

这位病人是一位九十岁的老奶奶，住院是由家属推轮椅来的。查房看患者面色㿠白，眼睑浮肿，形体偏胖。问患者哪不舒服，为什么住院。

患者说："就是近一周来，频繁发作心绞痛，一动就发，不动的时候还好。"

"你哪儿疼啊，怎么知道是心绞痛啊？"

"就这，这，我得冠心病都几十年了，就这疼，大夫快给看看吧，都不敢动，一动就疼"，患者一边说着一边指着剑突下那块。

我一看，这个不一定是心绞痛啊，看老太太面无血色的，肯定贫血啊。

"不会是胃疼吧，你有反酸烧心没，疼痛一般持续多久啊？"

"胃也是老毛病了，不过还好，一直吃饭没有问题，最近不太想吃东西，老是反酸烧心，不过这个疼还是心脏。这我知道，以前疼过，你看给下个什么药治治，最好用中药，我比较喜欢中药"，患者带着点命令的语气说着。我说："好吧，你还有什么不舒服吗？"

经详细问诊，患者还有头晕、心慌，气短乏力，胸闷憋气，食欲缺乏，口干，不欲饮水，以前经常口腔溃疡，小便尚可，夜尿不多，睡眠尚可，怕冷恶寒，汗出不明显。还有一个特别痛苦、急于解决的就是大便的问题。患者大便数日一行，经常吃泻火之类的通便药，尽管如此，还是干结便出困难。查看患者舌淡黯，苔水滑，脉沉细弦。腹诊腹部底力弱，两侧胸胁苦满，剑突下压痛。

分析患者疼痛持续时间就几分钟，每次都是活动后发作，有时含服速效救心丸缓解，既往有高血压病史，没有其他过多的冠心病危险因素。三十多年前就诊断为冠心病了，不过没有查过冠脉 CT 或者冠脉造影，平素服用血塞痛片等一堆中成药，对西药比较抵触。我看患者面无血色，一动就疼，查心电图也未见明显缺血改变，患者又对服西药诸多顾忌，于是就应予患者说："好，我给你开点中药吃吧，先把疼痛解决了，你这个大便吧，不能再吃泻火通便药了，已经没有火可泻了，另外你这个大便不黑吧，我怀疑你这贫血是出血闹得。"

"这个也没注意啊，这已经四天没有大便了"，患者不太耐烦地说道。

我从患者整体情况入手，考虑患者气血不足，血虚气浮，因为舌苔滑而舌黯，考虑兼有痰饮瘀血。患者剑突下疼痛，因活动而发，考虑是活动后扰动阳气所致，因为本身血虚阳气就容易浮，一活动，应该安藏于下的阳气就上逆了，这股上逆的阳气被痰饮瘀血阻滞于剑突下，就出现了疼痛。于是我选择了苓桂术甘汤合旋覆花汤加减。处方：

茯苓 20g	白术 30g	桂枝 20g	炙甘草 9g
半夏 9g	党参 15g	炮姜 12g	枳实 9g
陈皮 12g	生牡蛎 15g	木瓜 9g	伏龙肝 15g
海螵蛸 15g	降香 9g	茜草 9g	旋覆花 9g

三剂，配方颗粒，水冲服，日一剂。

因为患者舌体偏大而厚，考虑患者禀赋尚可，所以用量比较大。整体处方从脾胃入手，方中含有木瓜伏龙异功散，主要是针对脾胃气不足兼有痰滞，因为肝旺脾虚而导致不欲饮食；方中同时含有外台茯苓饮，以炮姜易生姜以温中，主要是针对中焦虚寒兼有冷痰宿饮；方中旋覆花汤，以降香易葱白，取降香辛香入络逐瘀，兼能降气，加用海螵蛸以制酸兼化痰浊。

患者服药一剂，当夜即未出现胸痛，夜眠安和。第二日化验检查结果提示血红蛋白只有 6.3g/L，便常规提示黑便，潜血阳性，其他肝肾功生化未见明显异常。药进三剂，患者剑突下疼痛已由头两天偶发，变成完全不发了。头晕症状改善，大便也比以前好一些了，两天一次，复查的大便潜血尚未出来。查看患者舌仍淡黯，水滑苔已经明显减少了。考虑年高失血，仍以健脾益气、化饮逐瘀为主，血去较多，血红蛋白如此之低，疼痛已缓解，前方去活血之茜草、有泻元气之嫌的枳实，减少香燥耗气伤血的降香用量，加养血的阿胶。处方：

茯苓 20g	白术 30g	桂枝 20g	炙甘草 9g
半夏 9g	党参 15g	炮姜 12g	陈皮 12g
生牡蛎 15g	木瓜 9g	伏龙肝 15g	海螵蛸 15g
降香 6g	旋覆花 9g	阿胶 12g	

四剂，配方颗粒，水冲服，日一剂。

药后患者诸症明显改善，已无心慌胸闷，气短乏力减轻，纳较前明显改善，令患者喜出望外的是大便居然顺畅了，每日一次，也不干，不费力了。我想那是因为方中化饮益气药物的作用，水饮化，水津重布，肠道得润，所以便畅。便潜血也已经转为阴性了，这下我可放心了，血止住了，起初担心患者便潜血阳性，血红蛋白又这么低，按现代医学来治，严禁食水，并且会让服用一些冰盐水及止血药来止血。但是我考虑患者本身胃气就弱，怎能再以冰水寒蛰，禁食虽能减少食物刺激胃肠，但是本已气弱，不进食而空耗，气血从何而生，只能徒然激越肝阳克伐而已。再说自古治疗这个出血那个出血，也未曾禁食水啊，真是胃肠壅滞型的出血，你让他吃，也吃不下啊！基于上述考虑所以我未让患者禁食，只是嘱咐最好还是以粥食为主，毕竟那是养胃的。这下好了，便潜血已经恢复正常，于是我告知患者可以吃些干货了，其实因为胃口比之前好多了，患者早就加了营养了。效不更方，仍以前方续开了四剂。

药后，患者整个人大有起色，早上还未去查房的时候，看见患者，从面色及指甲颜色来判断血红蛋白应该没有上升多少。不过我还是想看看血红蛋白怎样，一查结果让我失望了，仅有 6.1g/L，我想完了，再低就得输血了，还好没有再出血。患者刻下除稍有头晕乏力之外，已无明显不适，于是我调整治疗思路，以健脾益气养血之法善后。处方：

人参 15g	茯苓 9g	炮姜 12g	白术 15g
炙甘草 6g	黄芪 6g	当归 6g	桂枝 9g
伏龙肝 15g	海螵蛸 15g	阿胶 12g	木瓜 12g
白芍 6g	半夏 9g		

三剂，配方颗粒，水冲服，日一剂。

药进三剂，患者症状进一步改善，晨起跟下午都得活动一两圈，也没觉得累，患者自我感觉良好，要求出院。我想这有形之血难以速生，还是建议患者服用叶酸及铁剂，告知患者那个只是补充造血原料而已，没有什么副作用，患者这次没有拒绝，因为已经很信任我了。于是我出院给患者带了上方十四剂颗粒，同时配合叶酸及铁剂。虽然入院查肿瘤标志物未见异常，但是我还是告知患者及家属建议定期复查血红蛋白，必要时请消化科行胃镜检查。上方可以继续服用一两月。

大约过了两月，患者家属拿着化验单来找我了，血红蛋白已经涨到 13g/L 了，主要的目的是"替老太太问问还用不用做胃镜"，因为家属说老太太就信任我。我说"这个我也没法跟你们拿主意，反正现在是没有问题了，即使查出来肿瘤，你说这么大年纪了，也就是保守治疗了。"患者家属满意地回去了。

潜阳不成补中益气

这天来的这个病人，七十多岁，女性，因为心慌胸闷入院，查心电图提示房性心动过速，心室率快的时候在 160 次/min 左右，慢的时候也得 120 次/min。

患者心慌病史已经三十多年了，既往有风湿性心脏病、二尖瓣狭窄、房颤病史，曾行外科手术换瓣治疗，同时行外科迷宫手术治疗房颤。后因心慌再发，先后多次住院治疗，诊断为房速，使用普罗帕酮予以转复（曾使用胺碘酮治疗，出现过敏症状），平素间断服用普罗帕酮控制心律。这次发病已有三天了，详问病史是因为劳累而诱发。

患者面色潮红，除心慌胸闷之外，还有气短乏力，食欲缺乏，耳鸣如蝉，口干不欲饮，眠差，三日来几乎未曾熟睡片刻。整个人感觉精神恍惚，双眼球突出，但是并没有甲状腺功能异常。夜间盗汗明显，大便无力，三日一行，夜尿频，恶热心烦，纳谷不香。脉沉细数而三五不调，舌淡，尖红，苔薄白，中有剥脱，苔面干糙少津液。腹诊未见特殊表现。

从心慌，脉数，面色潮红，而且有盗汗，不寐，诸症考虑为阴虚阳浮不潜。选用桂枝甘草龙骨牡蛎汤加减。处方：

桂枝 12g　　甘草 24g　　　生龙骨 30g　　　生牡蛎 30g
酸枣仁 15g　玉竹 15g　　　生磁石 15g

甘草量大，因舌面干燥少津，且中部剥脱，考虑胃津不足，重用甘草取其甘守津还之意，取玉竹、酸枣仁滋阴，生龙骨、生牡蛎、生磁石潜阳安神。同时西药予以普罗帕酮静点以期转复心律。结果药用三天，心率仍然在120 次/min 左右，诸症仍然，未见寸效。因长期泵入普罗帕酮，患者外周静脉血管刺激较重，无奈之下，改为口服，同时联合使用地高辛、地尔硫草控制心室率。

中医方面，患者舌脉如前，考虑阳浮不潜，虚阳上扰而外浮，治疗仍以前法增进一步，上方加附子 14g，桂枝改为 48g，以求温阳潜镇安神。

谁知药进四日，患者诸症仍然，未有一丝进步，眠仍不安，纳仍不香，心慌气短汗出，面色潮红，眼神呆滞，耳鸣依旧。西药方面普罗帕酮未见寸效，且平素也曾服用，结果房速仍发，目前静点、泵入、口服均已达极量，未见寸功，因此予以停用了。想地高辛、地尔硫草药已四日，应该取效了，结果24 小时心电图回报房速依然，只是偶尔有 3:1、4:1 下传的时候。

怎么办？

患者倒是没有症状加重，未曾有心衰表现。我跟患者商量要不要予以电转复，患者倒是一直吃着华法林，并且一直监测着凝血值，血栓的问题应该不存在，实在不放心给查一下食道超声明确一下。谁知跟患者一提电转复，患者就表示拒绝，因为前两次住院也是用很多药都不管用，最后给电转复的，那滋味患者还记得，一点都不好受，所以这次还是对中药抱有希望。

我重新整理思路，患者面部潮红，心慌，眠差，精神恍惚，确实存在阳气虚浮的表现。患者虽有夜间盗汗，但是并没有手足心热，舌质红的表现，阴虚阳浮之病机似乎不能成立。血虚阳浮嘛，除了舌淡之外，实在没有太多依据支持血虚。

那是什么导致阳气虚浮呢？

前面从阴从阳都未曾潜伏得了这个浮阳，那气血阴阳，就只剩气虚了。

气虚阳浮，真的有吗？

哦，李东垣补中益气，最初不是用来治疗气虚高热的吗，甘温除热，从张仲景理论"阳浮者热自发"，这不正是治疗气虚阳浮的神方吗！

于是我又想明白了患者为什么纳谷不香，口干不欲饮，乏力气短了，这不都是气虚嘛！只怪当初只盯着患者面部潮红一症，先入为主了。不断地找阳浮之因，结果粗粗地根据患者盗汗，即判断为阴虚阳浮，后滋阴潜阳不成，又以为是寒凝阳浮，予以温潜之法，也未见寸效。其实细辨一下，还是不容易出错。四诊信息能不详辨乎！处方：

| 生黄芪 15g | 党参 12g | 白术 9g | 当归 6g |
| 陈皮 6g | 升麻 3g | 柴胡 3g | 炙甘草 6g |

药进三剂，患者症状明显减轻了，改善最好的是睡眠。起初我还是担心，患者舌面干燥少津，上述升提之品，可能更伤阴津，谁知患者口干也改善了，舌面居然有了津液。我想其一阳气得到了潜藏，因此能睡觉了；其二，气得补，津液化升，因此患者口干好转了，舌面也有了津液。心电图检查大多在80 次/min 了，但还是房性心动过速，只是下传比例变成了 4：1、3：1 了。我看心律较前好了些，中药也取效了，就索性停用了地高辛、地尔硫䓬。上方加大了黄芪用量，根据患者尚有耳鸣，合用了益气聪明汤之意。处方：

生黄芪 60g	党参 20g	生白术 9g	当归 9g
陈皮 6g	升麻 6g	柴胡 6g	蔓荆子 9g
防风 6g	炙甘草 6g		

四剂，水煎服，日一剂。

药进两剂，复查心电图已转复为窦性心律了，心率在 70 次/min 左右。患者心慌自然缓解了，纳可、眠佳，二便皆调了。那个面色潮红嘛，你还别不相信，确实变淡了，不那么明显了。服药完后，患者要求出院，但是又担心再发，怎么办呢？拿什么控制呢？普罗帕酮吗？入院使用了这么多，一点用也没有。胺碘酮吗？那个过敏啊，也不能使。地高辛、地尔硫䓬、β 受体阻滞剂，似乎都不合适。怎么办，还是去服用补中益气汤吧。于是我建议患者出院后继续服用补中益气汤，因为病房没有，还特地交代了一下记得门诊去开，并且上方给带了十四剂回去。

后来大约过了有一年，患者又回来了，还是那个心动过速，我一问平时吃的什么药，还是那个普罗帕酮。哎，也没有办法，我还是用补中益气升阳的方法，给扭转了过来。

真是潜阳不成，补中益气！

✿ 扩心病之实耶？ 虚耶？

临证首先辨别虚实是诸多疾病的辨证要点，但往往临床上辨别起虚实来似乎并不是那么简单。有的人也许会说，这个有何难，大部分不都是虚实夹杂嘛。这个我不否认，但是你还得进一步辨别出虚为主，还是实为主，这样才能更有针对地选方用药吧，否则那不成了千篇一律的补虚泻实一方全拿了，这个也是不现实的吧。现举两则我的扩心病心衰验案来分析分析。

这位患者是五十五岁的男性，面色褐偏黑，有油光，患者主诉活动后喘憋气促五年，加重一月。住院时症见夜间不能平卧，动则喘促，心慌气短，神疲乏力，腹部憋胀，口苦口干，不欲饮水，纳谷不香，时有恶心，头汗出明显，大便偏干，小便量少，夜不成寐。查舌红，薄少苔而色黄，舌面干少津液，脉虚大而数软，双下肢水肿不明显。心电监护示窦性心律，心室率 130 次 /min，血压 140/70mmHg，心脏超声提示左室射血分数（EF）仅 16%（这个还不是我见的最低的射血分数，最低的是 13%），左室舒张末期内径 70mm（正常一般在 50mm 左右），西医临床诊断为扩张型心肌病，心功能 III 级。

这个患者从症状来看，喘憋不能平卧，气短乏力，简直是一派虚象，而且脉虚大而软数，也是大虚之象。但是这个真的是纯虚证吗？

感觉好像不是嘛，还有腹胀憋闷，口苦口干，便秘，舌苔黄，似乎还有气滞的实证存在。但是你从西医方面来看，这个心衰都这样子了，虚嘛，射血分数就剩下 16% 了，心脏都不怎么收缩了啊，那个胃肠症状，也是心衰引起来的嘛，所以应该符合虚证的吧。这个中医比较高明，古人分析得比较细致，所谓"大实若羸状，至虚有盛候"。因此对于这个所谓的"实"证，我没有直接忽略，而是进一步辨查，腹诊探知，患者双侧胸胁苦满，左下腹压痛明显，结合患者面色暗，皮肤黑黄，考虑气滞的实证确实存在，而且兼有血瘀之实证。虽然整体来说目前已经是心阳大虚之候，但是"大气不转，其气何以得散"，心脏之真阳闭郁于内，只能自己内耗。阳气不能通行周身，血脉何以畅利，阳气闭郁于内，自耗其心阴心血，于是在其心脏之体日大而不知，其外之血脉不利之证渐显，日久已渐告急，出现肺衰喘促，脾衰食欲缺乏、腹胀。当此之时，当先转运其大气，令其心阳之气，布散周身，血脉得利，外围之困得解，再图补益耗损之阳气。否则骤补心阳心阴，只是徒增胀闷而已。根据腹诊及体质辨证，选用了大柴胡汤合桂枝茯苓丸加减。处方：

柴胡 15g	黄芩 15g	半夏 12g	枳实 10g
桂枝 9g	桃仁 10g	丹皮 9g	赤芍 12g
茯苓 12g	大枣 30g	大黄 3g^{（后下）}	干姜 6g
葶苈子 6g^{（包）}	桑白皮 6g		

四剂，水煎服，日一剂。

在西医常规治疗不佳的情况下，加上方治疗，药后，患者心率稳定在90 次 /min 左右，喘憋改善，夜间可平卧，未发作阵发性呼吸困难，最明显的是患者腹胀憋闷明显改善了，纳增，大便正常，小便增多。症状大减，脉疾转数，腹胀减轻，显示阳气畅通表现，仍以前方续进四剂，诸症进一步改善，心功能明显提高，心率已控制在 70 次 /min 左右。腹部大多数时候已不胀，只是饭后腹胀，活动已不觉喘促，甚至自己去尝试爬了爬两层楼，自我感觉尚可，纳眠可，二便畅。查舌仍偏红，苔转薄白，舌面已有津液，脉大而软。患者诸症改善，要求出院，考虑患者实证尚未全去，补益尚需斟酌，于是暂以上方加马齿苋 20g，以取其酸收之意，以虚则补其母，取木生火意，带药一周，并嘱服药后症状无加重，即可转服生脉散口服液常服善后。后随访三月症状稳定。

另一个患者，扩张型心肌病史发现也就四五年。患者四十六岁，形体偏瘦，面色白而无光泽，印堂泛红，头发稀少，主诉也是喘憋气促，动则加重，夜间阵发性呼吸困难，腹部胀满，食欲不佳，进食很少，稍食即胀满不适加重，时有恶心呕吐，全身自汗出，乏力气短，眠差，大便无力，两三天一次，小便量少，双下肢无明显水肿，下肢萎软无力，舌偏红，少苔，舌面润，脉大而空数。心电监护示窦性心律，心室率 100 次 /min 左右，心脏超声 EF：17%，左室舒张末期内径73mm。西医诊断扩张型心肌病，心功能Ⅲ级。

患者曾多次住院，四处就医，已于外院咨询更换心脏事宜，家属已打算变卖房产，拟行手术治疗。但因患者犹豫人财两空，这又寻求中医治疗。这个患者初看与上一患者症状相似，似乎虚实两端，各有侧重。再次探查，腹诊胸胁苦满轻度，下腹部虚软无力，结合患者面色苍白，印堂泛红，考虑阳气衰微，上下交病，当治其中，予以补中益气汤合生脉散加味。处方：

生黄芪 12g	党参 9g	生白术 5g	当归 4g
陈皮 5g	升麻 3g	柴胡 2g	炙甘草 3g
麦冬 6g	五味子 3g	青皮 3g	桂枝 9g

茯苓 9g

三剂，水煎服，日一剂。

药进三剂，患者印堂潮红减，纳稍改善，憋闷稍好转，舌脉同前。前方续进四剂，患者诸症大减，腹胀不显，纳增，眠佳，夜间未再发作呼吸困难，动则喘憋减轻。症已大减，前方去青皮、茯苓，桂枝减为 6g，继续服用一周，患者诸症继续好转，活动后稍感乏力气短，余症不显，只是自觉近日晨起不停喷嚏，患者要求开感冒药（因患者之前经验，稍微感冒即喘憋加重）。我细问其并无流涕，恶寒诸症，脉象较前已收，考虑为阳气来复之象，安抚患者乃是佳兆，无需服用感冒药，继服上方果然喷嚏除，气短乏力渐减而出院。

上述两案，一则似虚而实，一则虚而似兼实，我从整体辨证入手，结合患者面色神态，反复推敲，故而能不为假象所迷惑。总之临证处方当注意辨虚实，望诊及腹诊对于虚实辨证不应忽视。

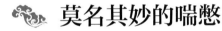

莫名其妙的喘憋

这个患者六十三岁，素体禀赋应该比较好，乍看并不像六十多岁的人。患者形体胖壮，面色黄，头面油光，主因"胸闷间断发作五年，加重伴喘憋五天"入院。

主诉是喘憋，呼吸困难，夜间不能平卧，气短乏力，症状重时自觉气不能吸入胸腔，仅到咽喉部，有濒死感，发作一般持续一小时以上，有时持续半天不缓解，坐起来时症状略好转。时有头晕头痛，时有双下肢肌肉不自主抽搐，右膝关节疼痛，无胸痛及后背疼痛，无自汗出，伴口干不欲饮，纳谷不香，眠差，夜尿频，夜尿五六次，大便尚可。查体左下肺可闻及固定湿啰音，心律及心率正常，双下肢轻度可凹性水肿。舌黯红，苔黄腻而欠津液，脉弦滑有力。

患者既往有高血压病史，有吸烟、饮酒史。因患者冠心病病危险因素不多，且症状也与心绞痛不相符，故暂不考虑冠心病心绞痛。倒是有几分似心衰表现，于是给查了 BNP 及心脏超声，结果 BNP 仅 54pg/ml，超声心动提示射血分数 65%，两者皆未见明显异常。虽然考虑心衰可能性不大，但还是试验性地用了利尿剂及血管扩张剂纠正心衰治疗，结果下肢水肿减轻了，但是喘憋气促依旧，进一步排除了心衰可能。后查血气分析提示氧分压 62mmHg，较正常值偏低，不除外肺栓塞可能，经查 D- 二聚体值却是正常的，虽然不能完全排除肺栓塞可能，但是可能性还是很小的，还是慎重地查了肺动脉灌注 CT 扫描，结果明确排除肺栓塞可能。于是请呼吸科会诊，不除外是过敏性哮喘可能，建议查肺功能及过敏原检测，结果也未见明显异常。再查之前提前给了抗过敏以及平喘的治疗方案，结果也是未见寸效。这下子就麻烦了，查了半天也不知是怎么回事，只能怀疑是神经官能症了。

还好我会中医，我自豪！我查看患者，唇口色暗，头目油光，双目有神，语声有力，发作时虽说喘憋气促，但是尚能使劲吸气，并无大汗淋漓，面色苍白，断然判定为实证。进一步探查存在的实邪，腹诊胸胁苦满不明显，胃脘部压痛明显，下腹部压痛也不明显。很显然胸胁的气滞并不明显，患者虽然有唇暗、舌黯的瘀血表现，但是瘀血尚未导致明显气滞表现，我想一般不会出现如此喘憋不堪的症状，于是乎只能从痰饮上下功夫。

再细问患者发病前是否饮酒，患者回忆半月前确实曾饮酒，之后虽然有些憋气，但是最重的那天是入院前五天，那也离喝酒已经十天了，应该没有什么关系吧，这是患者自个分析的。我并不那么认为，我想患者这个饮酒伤胃，素饮停聚不化，壅滞气机，胸中阳气欲降不能，故而喘憋气促，夜间阴重，饮欲下流，更阻阳气上升下达之道路，故而喘憋加重。舌红为郁热表现，少津液，那是津液为水饮所阻，津液不上承的表现。还有一点就是患者口干但是并不欲饮，这也是水饮的特征。于是我予以泻肺逐饮法。处方：

葶苈子 30g　　牵牛子 10g　　紫苏子 10g　　葛花 30g
大枣 30g　　桑白皮 10g　　紫菀 10g　　酒大黄 10g
两剂，水煎服，日一剂。

方中使用葶苈子泻肺逐水，牵牛子峻下逐水，苏子协助上两药以降气，桑白皮、紫菀一入肺经气分，一入肺经血分，也助降肺逐饮而设，葛花以解酒毒，大枣以缓药力，使其药力停留于上中二焦稍久一些，大黄用酒炙，也是希望其药力入上焦持久一些。

药进一剂，患者自觉症状明显改善。我起初预想患者应该会腹泻，结果却事与愿违。两剂之后，患者夜间未再发作呼吸困难，自觉症状好转，还是没有腹泻。查舌脉如前，我想药已中的，但患者同时尚有瘀血之征，于是痰饮瘀血同治，上方加桃核承气汤加减。处方：

葶苈子 30g　　牵牛子 15g　　牛蒡子 15g　　葛根 60g
桑白皮 10g　　炙紫菀 10g　　大黄 8g　　桃仁 15g
芒硝 15g　　桂枝 9g　　茜草 15g
两剂，配方颗粒，水冲服，日一剂。

方仍以葶苈子泻肺逐饮，加大牵牛子峻下逐水之力，因方中使用了桂枝辛温降气，故而弃前方之苏子温降，改牛蒡子之凉降，配方颗粒无葛花，予以大量葛根代替，一则解酒用，一则兼升清阳，以防降之太过，桑白皮、紫菀、大黄仍是前法，桃仁、茜草活血，芒硝以解凝滞，前药已开上焦，此方只为迅速复其升降，故而大黄未再酒炙，大枣也去了。药进两剂，这次患者真的腹泻了，喘憋气短乏力，烦躁诸症也就此明显缓解了。

虽然西医仍不能明确诊断患者是什么原因导致的喘憋气促，但是患者症状得到了解决，患者还是很高兴地出院了。出院前我查看患者舌仍暗红，但是苔面已转薄，并且已经不干燥，于是转方调整气血，降阳祛湿通络善后。处方：

茯苓 12g	葛根 15g	车前子 10g	葶苈子 10g
茜草 30g	水红花子 9g	牵牛子 6g	马齿苋 15g
金银花 15g	广金钱草 30g	土鳖虫 5g	鸡血藤 15g

七剂，颗粒，水冲服，日一剂。

一月后随访患者症状未反复。

本案经现代医学几经排查未曾明确诊断，但是经中医思辨，谨守八纲，遵《内经》"有者求之，无者求之"病机理论，逐项排查，最后断为水饮作祟，采用逐水泻饮法而收获佳效，实乃幸事。

📖 归脾丸之胸痹案

一位五十三岁女性患者，因"胸闷胸痛间断发作一周，加重三天"入院。患者胸痛感觉就像心绞痛似的，跟书上描述的心绞痛的特点非常吻合，除了诱因不明确外，疼痛部位为胸骨后，性质为压榨性，持续时间十几分钟，服用硝酸甘油可逐渐缓解。除此之外，患者发作时尚伴有喘息气短，乏力，咽部异物感，时有恶心欲吐，纳谷不香，眠尚可，多梦，梦多记不清，大便尚可，小便调。近三天来发作频繁，后就诊于急诊，多次查心电图未见明显异常，心肌酶也是阴性的，心脏超声结果也很好，射血分数都达 67%。

因为发作时患者同时伴有喘憋呼吸困难，急诊还给查了血气分析、急诊生化，结果提示血钾低，为 2.87mol/l，二氧化碳分压升高，pH 酸碱度偏高，考虑存在呼吸性碱中毒。急诊给予补钾及静脉输液活血化瘀及扩冠等治疗后，症状未见减轻。仍频繁发作，气短乏力，故而入院排查。

刚去查看的时候，患者正好准备下去行冠脉 CT 检查，但是又担心体力不支，无法进行检查，正犹豫是否下去的时候，发病了。那发作的表情，旁人看还真是能体谅到她有多难受，真是痛苦面容啊！气喘，说话有气无力的，自备有硝酸甘油立即给含服上了。我看这情形，也劝说患者暂时别下楼检查了，缓缓再说吧。

患者形体偏瘦，面色白而无光泽，虽然患者自觉痛得很厉害，但是并没有汗出。查舌淡，苔薄，脉细弱。虽然暂时无法确诊是什么疾病，但是从患者频繁胸痛而无明显汗出来看，结合既往病史，我并不觉得是冠心病心绞痛，于是西医方面没有予以干预，只是劝说患者尽量还是能完成那个冠脉 CT 检查或者直接查一查冠脉造影，以便明确冠脉血管情况。但是患者那表情焦虑的，你这时候不给治疗觉得是不行的，于是我宽慰地说："你这个好治，吃汤剂就能止住这个疼痛发作，放心，我们该查就查，我给你开三剂药先吃着。"然后我就回办公室琢磨这个所谓的胸痹心痛了。

单纯从胸痹来说，我们现代多认为是一个本虚标实的疾病，跟仲景认为最基本的病机是"阳微阴弦"也是相似的。这个患者如果说本虚，我想这个毋庸置疑的，但是标实，似乎并不明显啊。一般来说，这个标实之邪，无非是痰饮、瘀血、寒邪、食积，但是这个患者似乎哪一个都不靠边。

怎么办？

我的办法就是先不办了。先直接管这个本虚好了。

于是乎，我很快根据患者舌淡，面无血色，多梦，气短乏力，辨证到了心脾两虚上，选方自然是归脾丸了，同时患者胸痛发作时，虽然很痛苦，并没有出汗，考虑肝木苦于里急，而无暇外散阳气，因此合用了小建中汤意，加用了马齿苋、木瓜取其酸性以敛肝缓肝。处方：

党参 9g	白术 5g	黄芪 12g	当归 5g
炙甘草 6g	茯神 6g	远志 3g	木香 3g
龙眼肉 10g	酸枣仁 12g	生姜 6g	大枣 12g
桂枝 6g	白芍 9g	马齿苋 15g	木瓜 5g

三剂，颗粒剂，水冲服，日一剂。

药进一剂，患者症状改善，仅发作一次，且较轻微。而且还有一个利好消息，患者因为服药后精神好转，鼓足勇气，同意查造影检查了，也省去了因冠脉 CT 检查受患者情绪因素影响大而无法完成的麻烦。

次日查冠脉造影果如我所料，一切正常。这个你可能还会反问我怎么回事，不是不考虑冠心病嘛！怎么还建议查冠脉造影？这个你就得从患者精神方面考虑啦，你不给查个明白，即便就此治疗好了，现在不发病了，等哪天没控制好，又发作一下类似症状，患者还得往那可怕的心脏病上想，而且这种病人就是思想负担重，否则人也不容易得这病。所以我的选择是给你排查完了，也好让你踏实。

药进三剂，症状未再发作，只是仍稍感乏力，时有恶心，纳谷仍不香，舌脉无明显变化。这个时候我开始进一步思索患者这个标实了，痰饮瘀血食滞实在是没有指征。那个脉弱，纳谷不香，时呃逆，考虑患者或多或少存在一些虚寒的表现。于是我调整处方，以归脾丸加附子理中丸加减。患者因为症状明显缓解，也临近过节，要求出院了，带了十四剂颗粒予以巩固。处方：

党参 9g	白术 5g	黄芪 12g	当归 3g
桂枝 15g	茯神 6g	附子 6g	花椒 5g
酸枣仁 12g	炮姜 9g	木瓜 5g	木香 3g
吴茱萸 5g	丁香 3g	龙眼肉 10g	

颗粒剂，水冲服，日一剂。

大约过了两月，患者又来了，这回不是她自己住院，是她那八十多岁的婆婆因为心慌难受要住院。我看她风风火火的，估计没事了，一问果不其然。说自那以后再也没发过病，现在也不明白当时到底是怎么一回事。不过，好在病好了，呵呵。

 # 吴茱萸汤加味治疗胸痹案

这位老爷爷是我们病房的常客，七十八岁，曾多次因冠心病，不稳定型心绞痛，行支架手术治疗。

患者一般是术后症状改善一段时间，然后又来了，复查一下造影，哦，又堵塞了，没法子，又不愿意去外科做搭桥手术，接着放吧。这个我印象中，前后不下三次吧。最后一次复查造影是我接手他住院的前一次，大约是一个多月前，患者又胸痛，后背疼痛了，这次复查离上次放支架也就九个月左右，不过造影结果还好，造影显示冠脉血管病变并未加重，支架是通畅的，只是有一些小分支狭窄比较重，可能是患者这个胸痛的原因。没法子，狭窄的血管实在太小了，也没法放支架了，再看患者那常年吃的药，那是一大把一大把的，冠心病二级预防的药自然齐全了，还有就是那几种抗心绞痛的药物，能用的都用上了。医生也没法子，输点活血化瘀的中成药吧，开一点常规益气活血的中药汤剂，对付了两周，症状也未见明显改善。正好又逢过年，患者想毕竟没有大血管病变嘛，反正也没有生命危险，就不了了之地出院了。这次出院也就十天左右，又回来了，也就回家过了个年吧。原因是年后，自觉症状明显加重了，几乎夜夜发作，有一种濒死感。

我接诊一看，患者形体中等稍胖，头顶发稀少，面色稍黑，精神尚可，目光有神，自诉主要症状是夜间频发心绞痛，含服硝酸甘油后可逐渐缓解，不含的话，一直能持续很长一段时间。再细问一下，原来发作时，自觉有一股似气非气的感觉，从左胸胁下上行至胸，然后觉胸胁胀闷疼痛，伴憋气，呼吸困难，俄顷，逐渐下行，症状也随之逐渐缓解。平时伴见气短乏力，口干舌燥，眠差，大便不成形，小便尚可。细问并无明显寒热喜好，纳尚可。查舌红稍黯，舌下络脉瘀曲，舌苔薄而少，舌面并不干，脉沉弦。

患者担心血管再次闭塞，我宽慰了一下患者道："毕竟复查才一个多月，应该不至于吧，我给你开点中药先止疼吧！"

"那个也没少吃，不管用啊，上次住院，不是也吃了么，哎，你看着办吧！"

我又细细地查了一下腹诊，腹部张力尚可，并无明显胸胁苦满，倒是少腹部虚软无力，再详细问了一下患者夜尿情况，原来患者所说的小便还可以，只是因为习惯了，其实患者夜间因为老是发作胸痹症状，睡眠不好，频繁小便，小便也并不是很畅快。患者可能见我查得仔细，一时找到了救星似的。

"大夫，您给开中药吧，晚上发病实在是太难受了，这个好了，我可得好好谢谢你。"

"呵呵，没事，咱试试吧。"

我回病房思索着，患者胸痹症状比较特殊，自觉似有气上冲，这个好像张仲景所说的"胸痹胸中痞，留气结在胸，胸满，胁下逆抢心，枳实薤白桂枝汤主之；人参汤亦主之"。同一组症状，张仲景用两方来治。一个治实，一个理虚。一个是真用枳实、桂枝降逆气，对于这个"留气结在胸，胸满，胁下逆抢心"来说很好理解；一个却用人参、干姜温中补虚，那只能勉强理解为温中补虚来续接其逆气。对于这个患者来说，胸痹绝对是本虚标实的那种，就有气上逆，又有本气虚。用这两方哪个似乎都不合适。

那个既补虚，又降逆气行不行呢？

当然可以有啊！如果说桂枝加桂汤，桂枝降冲逆，桂枝汤补虚还不足以说明问题的话，那个吴茱萸汤绝对是个很好的例子。方中吴茱萸温降逆气，人参补虚。那就吴茱萸汤吧！只是苦于患者舌红少苔啊，在一定程度上是应该辨证归属于阴虚的范畴啊！后来一想，即便是存在阴亏，这个不是还有党参在里面护阴嘛。于是我根据患者同时合并有瘀血、饮结的表现，以吴茱萸汤为基础方，合用了旋覆花汤加减。处方：

吴茱萸 6g	生姜 9g	大枣 15g	党参 6g
降香 9g	旋覆花 6g	茜草 9g	穿山甲 5g
桂枝 6g	五味子 6g	茯苓 9g	威灵仙 12g
山茱萸 6g	半夏 6g	九香虫 3g	花椒 5g

三剂，水煎服，日一剂。

以吴茱萸汤温降逆气，兼补中虚，降香、茯苓、桂枝协助吴茱萸降逆气，茜草、穿山甲活血，威灵仙、半夏、花椒化痰饮，五味子、山茱萸酸以防辛燥之药耗散太过，九香虫降浊理气止痛。

药进一剂，当夜发作一次，症状轻微，患者已觉有效，上午查房时欣喜告知。三剂药后，夜间症状未再发作，我担心的舌红问题，似乎也未见加重。于是前方稍作调整，去花椒，加丹皮活血凉血，灯盏细辛活血通络。续进三剂，症状明显改善，夜寐转佳，胸痹气冲胸痛症状未作，乏力减轻，仍感口干，舌黯红，之前的那曾略微水滑的苔面现在变干了，脉象无明显变化。我考虑阴虚之症较前显现，加用地黄以滋阴。处方：

吴茱萸 12g	生姜 9g	大枣 15g	党参 6g
降香 9g	旋覆花 6g	茜草 9g	穿山甲 5g
桂枝 6g	五味子 6g	威灵仙 12g	王不留行 9g
半夏 6g	牡丹皮 15g	灯盏细辛 20g	地黄 15g
桃仁 10g			

服药七剂，诸症不显，欣喜出院。随访三月，患者情况良好，未再发作胸痹住院。

后来我总结，这个胸痹结气仲景说"枳实薤白桂枝汤主之；人参汤亦主之"，没说不能一起主之啊。所以这个吴茱萸汤加减能起效。另外对于那个舌红的问题，患者之前那个舌面略滑，显然与典型的阴亏燥热不符，倒是提示存在水饮内停之机，所以吴茱萸汤确实是很符合的。再者如果光治逆气，而不去除其本来气道上的障碍（瘀血水饮），逆气怎能这么容易安抚，即便安抚下去，难保气逆复作吧！

桃花源中流连忘返

"晋太元中，武陵人捕鱼为业。缘溪行，忘路之远近。忽逢桃花林，夹岸数百步，中无杂树，芳草鲜美，落英缤纷，渔人甚异之。复前行，欲穷其林。

林尽水源，便得一山，山有小口，仿佛若有光。便舍船，从口入。初极狭，才通人。复行数十步，豁然开朗。土地平旷，屋舍俨然，有良田美池桑竹之属。阡陌交通，鸡犬相闻。其中往来种作，男女衣着，悉如外人。黄发垂髫，并怡然自乐……

既出，得其船，便扶向路，处处志之。及郡下，诣太守，说如此。太守即遣人随其往，寻向所志，遂迷，不复得路。

南阳刘子骥，高尚士也，闻之，欣然规往。未果，寻病终，后遂无问津者。"

真可谓是"桃花源中留忘返，一朝出去再难寻"。我觉得其实临床治病，有时也如此。所以我一般会在一个成功的案例之后，反复推敲，其中暗含的辨证道理，谨记其初次辨证的突破口，以便下次遇到相似病例，辨证取效更捷。我想这也是很多医家撰写医案论著的目的吧。

这是一位四十五岁的女性，因为"胸闷间断发作一个月，加重一天"收入院。患者形体中等偏瘦，面色淡黄少泽，一月来反复出现胸闷不适，不伴有胸痛及后背放射痛，持续时间多在半小时左右。伴见头晕，气短乏力，腿软比较明显，近一周来反复出现呃逆，进食很少，纳谷不香，腹部胀闷感，口干欲热饮，晨起轻微口苦，睡眠很差，用患者自己的话说就是终日昏昏沉沉的，梦多，但记不清，二便尚可。再详问并无明显寒热喜好。患者满脸愁容，平素有高血压病史，最高达 180/100mmHg，临床归属于高血压 3 级，极高危组，不过患者近期血压并不是很高，入院时血压 120/70mmHg。尚有血脂异常病史，但是也是轻微升高，并未服用药物治疗。进一步查腹部底力一般，胃脘部轻压痛，右侧胸胁稍有苦满，双下肢无水肿，亦无明显瘀血征象。查舌淡偏暗，苔似腻非腻，色白，脉两寸沉弱，尺涩。

东垣谓："大抵脾胃虚弱，阳气不能生长，是春夏之令不行，五脏之气不生。"患者舌淡，脉弱，纳少腹胀，显示脾胃虚弱，气短乏力，胸中憋闷，提示肺脾气虚。五脏之气，自然包括肺脾之气，脾胃虚弱，五脏之气不生，肺脾首当其冲。阳气不能生长，春夏之令不行，所以患者满面愁容。呵呵，真可谓是一脸"秋气"，毫无半点春夏阳光灿烂之象（真是再一次佩服东垣先师啊）。处方用药，当然是补中益气汤为首选。处方：

黄芪 9g	党参 8g	陈皮 5g	当归 3g
升麻 3g	柴胡 2g	白术 5g	炙甘草 3g
生麦芽 9g	青皮 3g	泽泻 5g	生蔓荆子 9g
玫瑰花 5g	黄柏 3g		

东垣法中，"胸中气壅滞，加青皮"，遵之；"如头痛，加蔓荆子"，仿之；"如步行不正，脚膝痿弱，双足欹侧者，已中痿邪，加酒洗黄柏、知母"，学

之；"湿气大胜，主食不消化，故食减，不知谷味，加炒曲以消之"，师其意而用生麦芽以消之，且兼能助阳气上升；泽泻为泻其湿而设，亦是先师之法；至于玫瑰花，乃取其芳香之气，令取花者化也，以期芳化胁下滞气，总不离先师之升降浮沉法则。

药进四剂，脾胃得补，春令得行，患者面露喜色，木生火象，再问诊自然是胸中憋闷已无，头晕减轻，腹胀已除，纳食明显增进，口知香味，口苦亦无，眠可，梦仍较多。只是近两日来，出现腹泻，并无腹痛，每日两次，便虽稀软，但患者并不觉其为苦，腹胀也因此减轻而至无。我想这大概是仲景所说，"脾家实"而出现的自利吧。于是宽慰患者，"那是好消息，之前的宿饮毒邪给排出来了，你不也明显舒适了嘛，过两天就不会腹泻了。"再探舌脉，舌转淡红，舌苔之前那层似腻非腻之苔较前明显退去，脉仍沉，较先前见滑象，我想大概是阳气来复之象吧。效未更方，前方续进三剂，大便果然转实，舌淡红，苔薄白，脉较前起，诸症不显，患者要求出院。予以处方补中益气汤，颗粒剂，十四剂，带药出院。

另一位患者是五十一岁的女性，形体中等稍胖，因"反复发作胸闷一月余"入院。患者既往无慢性病史，因生气后出现胸闷憋气不适，无明显胸背痛。月余来间断发作，多因劳累或饱餐后发作，自觉明显气短，吸气不能进入胸中乳房平面以下。伴有乏力，偶有心慌，汗出不明显，头晕，头昏沉感，但无视物旋转，耳鸣，自觉近期听力下降，偶有胃脘部不适，纳谷不香，眠差，多梦，梦记不清，大便干，两三天一次，小便尚可。面色黄暗少光泽，有眼袋，面有愁容，胆小易惊。查舌淡偏暗，苔白腻，脉沉而细，两寸更明显。腹诊未见明显胸胁苦满，胃脘部轻压不适感，下腹部未探及压痛感。

我从望诊入手，患者面有愁容，面无光泽，形体虽中等偏胖，但细握其双臂之肉并不紧实，结合气短乏力，提示虚证明显。从虚证进一步分析，面黄暗，舌淡，头晕，心慌，脉弱，考虑气血两虚。但患者舌苔白腻，纳谷不香，胃脘部时有不适感，考虑同时尚兼有痰饮邪实可能。选方曾打算使用当归芍药散，养血健脾逐水湿，但从以往经验看当归芍药散多有寒证，患者此方面症状不明显。想想气血不足，还是以归脾丸为主吧，因兼有痰湿，合用了六君子汤。处方：

黄芪 15g	党参 15g	茯苓 12g	半夏 9g
酸枣仁 15g	白术 10g	生蔓荆子 9g	陈皮 6g
当归 5g	木香 3g	芦根 30g	荷叶 6g
炙甘草 3g	天麻 10g		

三剂，颗粒剂，水冲服，日一剂。

　　方中用蔓荆子、芦根、荷叶诸药，考虑患者舌苔白腻，浊邪盘踞于上，故而清窍不利，耳鸣、头蒙头晕，芦根泻在下之浊气，并用以升清阳于上，蔓荆子、荷叶降在上之浊气，并取其芳香化气醒脑之用。归脾丸中龙眼肉恐助痰湿，今中焦浊邪未化，纳尚不香，故弃而不用，远志似有伤胃之嫌，亦去之，至于天麻嘛，开方时估计念念不忘患者头晕之事，有半夏白术天麻汤意。

　　药进三剂，诸症改善不明显，头昏依然，胸闷症状略好，再看舌面白腻之苔依旧，脉无变化。

　　苦思良久，当用东垣法风药升阳除湿！

　　患者舌苔虽腻，脉却沉弱，两寸尤然，上焦心肺之气血不足毋庸置疑。前方虽有党参、黄芪、白术健脾益气，但升少降多。虽无龙眼肉之腻滞，尚有半夏、陈皮之燥散，所升之清阳之气少之又少，自然收不到疗效。

　　若用风药一可以升阳，二可以除湿。其实腻于胃脘之邪并不太甚，患者虽饮食不香，但是尚可饮食，食后腹胀痞满感不明显。腻苔提示的浊邪，其前身其实是水谷精微，一味地燥散，阴液难免不亏，且患者已经大便两三天一次，便干，提示下焦津液已有渐亏之势。处方：

黄芪 15g	党参 15g	茯苓 12g	半夏 9g
生酸枣仁 30g	白术 15g	蔓荆子 12g	陈皮 9g
当归 5g	木香 3g	升麻 3g	柴胡 2g
炙甘草 3g	防风 9g	羌活 6g	生姜 9g

　　三剂，配方颗粒，水冲服，日一剂。

　　上方升多降少，药进三剂，患者胸闷憋气症状大减，纳谷转香，睡眠转实，大便畅利，日一行。再观其舌象，舌面腻苔已除，苔面薄白，舌质仍淡黯，脉渐滑象，仍沉。

　　再一次体会到东垣先师之伟大。风药升阳，阳升春夏之令行，一片繁荣景象。浊邪阻滞，清气上升之路受阻，三承气汤降泻浊气浊邪，清阳得以复升。所以有时降浊也很重要，但是要以升清为最终目的。降浊气往下沉，自然会影响新的清气上升，另一方面也不要忘了那些降浊的药，是要消耗气的。所以当产气不足的时候，一味地使劲降浊，一方面因为气往下降，那么上升的气就会减少；另一方面，因为降浊之药的耗散，在上的气进一步受到影响。长此以往，降浊的药物因为在上的气虚弱，降浊的效果也不好。另外因为气少，新生之浊邪成长也快。所以降浊应该时刻注意到之后的清气上升。

　　上案，前方降药多，而升药少，因其上焦心肺之气不足，且中焦生成气血之力又弱，所以前方降药多，对清气上升影响较大，故而效果不佳。调整处方，升药多，而降药少，升举补助中焦气血生成之力，虽有浊邪阻滞清阳上升之路，但是尚未瘀满结聚，只需稍作理会，道路即可清障，升降得复其常。

从仲景祖师经方一路走来，忽入东垣先师所设之"桃花源"，眼界较之前确实开阔不少，这并不是说经方可以作古了。我常把治病之法比做是下围棋，经方治病那是在布局阶段，中场阶段得用到丹溪法，东垣法那是在收官阶段。布局不好，基本上你就已经输了一大半，你弄出个大杂烩来，虽有丹溪诸法解局，但也难免两败俱伤，收益不佳。布局若好，已经成功大半，但是你也得学习丹溪诸法，或者会仲景法外之法，否则也可能疗效不佳。其实最难的还是收官之法，前面诸法大刀阔斧而来，所向披靡，虽说独处藏奸之邪的巢穴被你所捣毁，但是其散开之邪气并不能尽除，你若执意尽除，难免耗气伤津，大炮打苍蝇，苍蝇还不一定打得着，气血已经损伤了。这个时候东垣收官之法就派上用场了。东垣法那其实是招安之法，招安是有讲究的，不是你随便招之，人就安好的。这一点正是东垣的伟大处，"君主明则下安"，君主圣明，在下的臣民都各安其职，反之，本是良民却为乱民。东垣说"火与元气不两立"，君主明，元气为君火所使，君主弱，元气化生相火，百病由此而生。所以东垣常用助上焦君主之法来解决这个元气化相火生百病的问题。

对于慢病患者充斥的今天，虽有仲景祖师的经方快速布局，之后的慢病调理，还真不能少了东垣之法。真应了那句"内伤法东垣"啊！

补中益气治夜尿

对于夜尿频这一症状，大多考虑肾气虚的问题，而以肾气丸来治疗。下面两则本人治验，虽主症不是夜尿频，但夜尿频这一症状确实凸显，从补中益气入手治疗他症，夜尿频也获得显效，兹介绍如下。

这位患者是七十七岁的老太太，中等偏瘦的身材，面色黄白，似有贫血貌。入院是因为一月前拔牙诱发后背疼痛，心慌。一月来疼痛症状频繁发作，持续时间数分钟至半小时不等。追问病史，后背疼痛间断发作已两年余，未系统检查明确有无冠心病。既往有高血压、反流性食管炎、甲状腺功能减低病史。入院根据患者病史及症状特点，考虑为冠心病可能性大，建议进一步行冠脉造影或冠脉 CT 检查，患者及家属均拒绝，要求保守治疗，特别强调希望中药调治。

对于这样一个中医粉，自然得细细用心调治了。查房时患者一脸愁容，手捂着右半边脸，我还没问，患者就开口了："大夫，你听我说，我这病就是因为一月前拔牙闹得，之前都挺好的，这一拔，不要紧，到现在还肿着呢，你看，没少吃消炎药。"边说边指着那右半边微肿的脸，"哎，拔了半天，那边大夫说还有点根留在里面，拔不出来了，吃点药就好了，到现在也没好，还老是犯心慌，这后背疼也勾起来了。"

我试着要打断她的哭诉，但是患者还是一个劲地说，虽然在一旁的老爷子也有点烦了，但还是拿她没办法。很显然是一个很有主见的老太太。患者神疲乏力，语声略低，反反复复说一件事，间断发作后背疼痛，闷沉感疼痛，伴有心慌，气短，常自汗出，口干不欲饮，头晕，牙痛，时有反酸，食欲缺乏，自从拔牙以后，饮食一直很少，每天就喝一点点稀粥，眠差，夜尿频，一整夜五六次，大便干稀不调，舌淡黯，苔薄白而少，面略滑，脉沉弱。

很显然目前是以虚为主，心脾方面虚证表现很明显。从患者一脸愁容，主诉繁多，考虑存在肝气郁滞；另外患者口干不欲饮，舌苔面偏滑，且既往有反流性食管炎病史，牙痛，头晕，考虑可能存在痰饮浊邪。虽然患者舌黯，存在血瘀表现，考虑那只是患者年老血运较慢，痼疾而已，与本次发病应该无关。再者即便要予活血，患者目前脾胃功能不佳，活血也应当暂缓一缓。于是予以健脾益气，疏肝化饮，降浊制酸入手。处方：

党参 9g	茯神 6g	山药 9g	甘草 3g
半夏 3g	薏苡仁 12g	淡竹叶 9g	生蔓荆子 3g
钩藤 3g	旋覆花 9g	玫瑰花 6g	代代花 12g
海螵蛸 12g	生牡蛎 6g		

颗粒剂，水冲服，日一剂。

方中变通四君子汤健脾益气，以山药代白术，健脾益气而不伤阴，茯神代茯苓已增强安神宁心之力，稍佐半夏化痰饮浊邪，蔓荆子清降痰饮浊邪以利头目，竹叶、钩藤一清一平，防肝气上犯，诸花用来化解肝郁，海螵蛸、生牡蛎以镇浊邪上逆。自以为组方很精细，药效应该不错。谁知药进四剂，似效非效，考虑可能病情较重，药尚未达到功效是时间的问题，于是再进三剂。药进一周，病情并无进退。

这种用心处方，药效却不佳，患者还是很信任的感觉，总有点不是滋味儿。

当时确实没有想明白是怎么回事，有点感觉功力已经耗尽，仓促之下粗粗改方，调整为苓桂术甘汤合外台茯苓饮加玫瑰花、代代花、豆蔻、蔓荆子、淡竹叶，药进两剂，似有起色，头晕减轻，于是增大剂量继续予以三剂。时值周末，嘱患者继续服用。谁知周一查房，患者满脸愁容，诉自周五晚上起服上药一小时后出现腹中肠鸣，进而腹泻三次，心慌气短加重。刚开始还以为是吃了什么脏东西导致的闹肚子，于是第二日仍坚持服用了上药，谁知还是半小时到一小时左右，开始腹痛腹泻，一日四五次。于是停了药。到周一早上还是有点腹泻，查房之前已经两次了。

久病未好，还新增腹泻，这个真是让我很尴尬，但是患者还是很信任的要我再调处方，真是一个不错的老太太。于是我调整思路，忽然脑子闪过一句话"中气不足，溲便为之变"，这个是《内经》里的话。我再次查看患者一脸愁容，面无神采，上有牙痛，下有腹泻，详问一下患者腹泻时伴有灼热感，胃纳不佳，食后腹胀，眠差，夜尿五六次，整个一个中气不足，阴火四起，上炎故而牙痛，下流因而便频而灼热感。于是我调整为补中益气汤加减。处方：

黄芪 9g	党参 9g	生白术 6g	陈皮 3g
当归 3g	升麻 3g	柴胡 2g	甘草 5g
生麦芽 9g	黄柏 3g	生蔓荆子 3g	玫瑰花 6g
旋覆花 3g			

颗粒剂，水冲服，日一剂。

方用补中益气汤补中益气升阳，加黄柏泻阴火，蔓荆子降泻浊邪，玫瑰花、旋覆花疏肝解郁，考虑上三药皆降，予以加生麦芽升清阳兼能疏肝气，以防疏肝导致气下陷太过。

药进三剂，诸症豁然而解，腹泻早除，牙肿痛全消，心慌后背疼痛未发，纳较前明显好转，食后腹胀已不明显，睡眠转佳，最令人意外的是服药两天后夜尿频居然完全没有了。患者甚是高兴。药已显效，继续予以上方十四剂，带药回家。

两周后，患者回病房复诊，言谈举止较入院是判若两人，心慌、背痛一直未作，纳眠佳，夜尿无。患者喜好乒乓球运动，问能否逐渐恢复此项运动。我查患者舌转淡红，苔薄白，脉弦仍弱，建议还是静养一段时间，处方以补中益气汤十四剂善后。嘱药后可改丸药，以补中益气丸加桂附地黄丸常服。后来大约过了一个月左右，患者又来复诊，说是偶有心慌不适，睡眠饮食夜尿均未反复，一问因为两天前接连打了几天乒乓球。我仍处方以补中益气汤加补骨脂、菟丝子、女贞子、旱莲草，以补中健脾益肾，同时建议患者减少运动量，告知患者劳伤气血的道理。后来患者未再来复诊，我想可能真的割舍了那个乒乓球运动吧。

后来我分析整个过程，这个患者初诊处方虽从脾胃入手，兼用了治疗邪实诸药，但因为处方中药物升少降多，故而未见疗效。但是也并未进一步加重病情。次诊处方，孟浪地用了外台茯苓饮，因方中含有枳实，推荡之力较强，有泻元气之嫌，故而病情加重，还好迷途知返。三诊补中益气为主，虽有蔓荆子、玫瑰花、旋覆花之降，不仅量小，且用了生麦芽之升提辅助，故而获得显效。至于那个夜尿频的问题，我想刚开始就是一个共同的病机，那就是中气不足，"中气不足，溲便为之变"并不是指大便，应该是大小便都会因为中气不足，而发生变化。这个中气得补，溲便复常，自然无夜尿了。

第二位患者也是一个七十七岁的老太太，主因"胸痛反复发作十余年，加重一周"入院。患者一月前曾于我科行冠脉造影检查，明确冠心病诊断，并于右冠脉植入两枚支架治疗。术后规律服用阿司匹林肠溶片、氯吡格雷、瑞舒伐他汀等药物治疗，症状一度改善。一周前无明显诱因再次出现胸痛，持续时间长，四十分钟至一小时，服用单硝酸异山梨酯、曲美他嗪后症状缓解不明显。患者既往有高血压、糖尿病、血脂异常病史；有过脑梗死病史，无明显后遗症；二十年前曾行左侧甲状腺瘤切除术，术后两年开始出现甲状腺功能减低，规律服用左甲状腺素钠片治疗；五十年前因阑尾炎切除了阑尾；十年前有过脑外伤病史，自诉遗留有陈旧性脑出血灶。

入院查房见患者形体中等，面色暗黄无光泽，语声低微，神情焦虑，反复向大夫确认是不是支架又堵了。查舌淡黯，苔薄白略腻，脉弱，两寸尤甚。除胸痛不适外，尚有气短乏力，头晕腹胀，纳谷不香，口中略感黏腻不爽，睡眠不佳，需服地西泮方能入睡，多梦易醒，小便频而不畅，夜间更甚，夜尿三四次，大便尚可。中医查体发现下肢皮肤白，双下肢不肿，腹部底力较弱，无明显胸胁苦满，胃脘部有轻度抵触感。

此病人入院时间晚于上一病人，因此我吸取了上一次的教训，从患者两寸脉弱，结合腹胀、食欲缺乏、面色黄暗无光泽等脾虚诸症来考虑，直接选用了补中益气汤。至于患者存在的焦虑，一直担心支架是不是又堵塞了，我想用补中益气升阳是可以解决问题的。因为从东垣立方之意，本就是补中升阳，助春木之气上浮，木生火，心主火，心在志为喜，心火得补，喜自上来，愁容自然消逝。分析患者胸痛病机，从"诸痛痒疮，皆属于心"来考虑，"心为阳中之太阳"，痒为阳郁于肤表，疮为阳郁于肌腠，至于痛嘛，我想哪痛大概哪的阳气被郁了，所以有"不通则痛"的说法。那个"不荣则痛"的观点我是不太赞成的，虽然有些疼痛，比如虚证，确实表面上看那个是不荣的，但只要他痛，那个不荣之中必然会存在郁在那里不通的阳气。你看那个小儿麻痹症的肌肉萎缩，可谓是不荣，但是他不痛，因为没有不通的阳气郁于那，所以不痛。

因此患者胸痛，我考虑有一股阳气被围困在胸中，寻找围困阳气的浊邪，从苔腻、口中黏腻考虑为饮邪所致，所以合用了吴茱萸温降浊饮。因为舌黯，且患者胸痛位置固定，考虑存在血瘀，但患者中气如此亏虚，活血恐伤阳气，因此只少用了降香取其辛香入络，降气祛络中血瘀。患者神疲乏力，舌苔薄，口淡无味，予以加用了生脉散益气滋阴，炮姜、益智仁温中醒脾。因患者小便不畅，一方面考虑中气不足，溲便为之变；另一方面，患者腹部底力弱，两尺脉亦弱，且年高，考虑肾阳亦不足，加用石韦引经下焦，九香虫咸温入肾温补下元。处方：

黄芪 15g	党参 12g	升麻 3g	柴胡 2g
当归 5g	白术 9g	炙甘草 6g	陈皮 6g
吴茱萸 5g	炮姜 6g	九香虫 5g	降香 6g
麦冬 9g	五味子 3g	石韦 6g	益智仁 6g

三剂，颗粒剂，水冲服，日一剂。

药进三剂，患者胸痹未发，睡眠转佳，胃口转好，腹胀减轻，小便频明显好转，夜尿已除，舌转淡红，苔薄白，脉弱。因胃口转好，较前明显能吃了，带来了一个副反应，那就是血糖较前明显高了。患者症状明显减轻了，自然高兴，因此要求中药里加一点降糖药。曾读国医大师颜德馨的书，看到文中提到鸟不宿、地锦草两味药降血糖效果较佳，于是往医嘱库里一搜，药房还真有地锦草这药，于是便想尝试一番。因患者胸痹未作，且考虑患者消渴病史日久，结合舌脉，存在阴虚之机，所以去了的吴茱萸及九香虫。处方：

黄芪 15g	党参 12g	升麻 3g	柴胡 2g
当归 5g	白术 9g	炙甘草 6g	陈皮 6g
炮姜 6g	降香 3g	麦冬 9g	五味子 3g
石韦 6g	益智仁 6g	地锦草 12g	

四剂，水煎分两次服，日一剂。

谁知药进一剂，第二日晨查房，患者诉夜尿再次复发，夜尿三次，但别的症状未反复。刚开始考虑可能是患者之前服用的是颗粒剂，晚上服药时所用水少，现在服的是汤剂，整整200ml呢，而且是睡前半小时服用的，因此夜尿反复了。于是建议提前两小时服用，以观后效。三剂之后，症状依然，夜尿频频，余症尚可。

细思药物变化并不大，怎药效前后相差如此悬殊。再看患者舌转淡黯，苔面偏润，考虑阳气被伤，于是恍然大悟原来的锦草虽能降糖，毕竟是一个寒凉之药，患者脾肾阳气本就亏虚，方中虽有益智仁之温，终归难敌地锦草之寒。处方：

黄芪 15g	党参 12g	升麻 3g	柴胡 2g
当归 5g	白术 9g	炙甘草 6g	陈皮 6g
九香虫 5g	降香 3g	石韦 6g	益智仁 9g
仙茅 6g	淫羊藿 12g	补骨脂 9g	

四剂，颗粒剂，水冲服，日一剂。

一案一得手记——诊余思辨录

药进四剂，症状明显改善，夜尿近日来偶有一次，腹胀除，纳眠佳，胸痛未发，舌转淡红，苔薄白，脉仍弱。患者要求出院，予以上方十四剂，带药回家休养。

本案，初起汲取案一教训，直接从"中气不足，溲便为之变"，抓住中气不足病机，予以补中升阳之法，结合痛则不通理论，以吴茱萸、降香涤除浊邪，同时考虑患者久病气阴耗伤，仿薛己《内科摘要》法中补中益气合用生脉散法，因肾亦虚弱，合用了温肾壮阳之九香虫，故而首诊取效其捷。次诊，囿于地锦草降糖之说，寒凉之性不熟，以至邯郸学步，病情反复。最终醒悟，以补中益气、温脾益肾而收功。

对于夜尿来说，两案均有中气不足之共同病机，符合《内经》"中气不足，溲便为之变"的理论，故而能够取效。中气不足，上焦之气岂能足，上焦之气一心也、一肺也。肺主治节，通调水道，肺气不足，上不能制约下，因此会出现尿频，所以治疗肺痿的那个甘草干姜汤可以治疗遗尿，那么补中益气汤可以治疗夜尿频自然也不足为怪。不过后案，显然还存在肾阳亏虚的病机在里面，所以二诊补中益气合生脉散、地锦草之法，反而症状反复。举一反三，如果后案，仅用温肾阳之法，我想夜尿也是难以控制的。

升麻杀"鬼魅"的思考

以前读《神农本草经》常看到这个药、那个药能够杀鬼魅，久服轻身延年的，常不以为然，未曾铭记于心。后来研究方剂的时候，看到补中益气汤中的升麻，忽然闪出一个念头，《本经》也曾说升麻能杀鬼魅，久服轻身延年的。进而联想到道家所说的"阴气一分不尽则不仙，阳气一分不尽则不死"，想必升麻可能是通过升提阳气，鬼魅因此得以祛除的吧。当时心中仍留下一丝疑问。直到后来，遇到这么一个病人。

患者是一位七十二岁的老爷子，形体看似壮实那种，面色略晦暗，头面油光，眼袋明显，一脸愁容。住院是因为夜间频发胸闷憋气，每次约持续半小时左右，伴全身汗出，发作时下半身僵硬，用患者的话说是"感觉不是自己的"。胸闷憋气发作完，次日晨起至一整天都萎靡不振，纳可，睡眠情况是前半夜睡眠尚可，但因每次都是晚上两三点发作，发作完就难以再入睡，大便成形，夜尿频。查舌黯，苔薄白略润，脉弦滑。

因一时难以判断，故而进一步腹诊，双侧胸胁略微有苦满不适，腹部底力中等，左下腹有轻压痛。患者半年前曾行冠脉造影检查明确冠心病，并行支架植入术治疗，术后胸痛胸闷症状缓解。此次发病已一月左右，担心支架是不是又堵塞了，所以住院复查的。虽然我耐心地劝说支架方才半年，再堵塞可能性不大，但患者症状夜夜发作，还是希望复查冠脉造影看一下。造影结果提示支架畅通，只是那个冠脉血流较前略微减慢，可能是远端微小血管病变所致，也无须进一步处理。似乎这个结果已经可以满足患者要求了，疑虑应该可以打消了，但是加用了各类抗心绞痛的药物后，患者还是夜夜发作那个该死的胸闷憋气。

我刚开始也曾试用中药治疗，使用的是桂枝茯苓丸合四逆散加大黄、川芎。用意是患者体偏壮，脉弦滑，白日不发作时说话底气十足，考虑以实证为主，因为有胸胁苦满，故而选择了四逆散，有瘀血表现，合用了桂枝茯苓丸，加大黄、川芎，那是仿应钟散意，降泻浊邪为目的，结果药进五天，症状依然。

于是重新审视，舌确实是暗的，只是那个薄白略润的苔，似腻非腻的，脉象弦滑但是缺一点从容感。细查看患者忧愁满面，面色整体来说是晦暗的，但是并不是均匀铺开那种，尤以印堂处晦暗更明显。我当时脑中一闪"莫非真是中邪了"，于是反复追问患者有无惊吓史，患者却一再否认。因为前方以实立方无功，此番从愁容满面入手，把愁容比做是"一脸秋气"，试验性地用了补中益气汤，因为舌苔似腻非腻那种黏腻，考虑存在湿浊邪气，加用了羌活、防风以风药祛湿，大豆黄卷除湿醒脾；因面有油光，加用黄芩、黄柏泻阴火，蔓荆子降浊邪；升降散升清降浊，当归尾和络。处方：

黄芪 30g	白术 6g	陈皮 6g	升麻 12g
葛根 12g	柴胡 12g	防风 9g	羌活 12g
党参 6g	当归尾 6g	黄芩 12g	黄柏 9g
蔓荆子 9g	僵蚕 3g	姜黄 3g	大黄 6g
大豆黄卷 10g			

三剂，水煎服，日一剂。

因为患者天天发病，造影检查未见明显异常，也不能给个明确的病因，此前服用了几天中药也没有什么疗效，患者甚是焦躁。这次服药第一个晚上，恰好我值夜班，我说要是发病了，一定得叫我起来看看（其实我是不希望他发病的）。谁知到两三点患者又发作了，我过去一看同学已经做好的心电图，较之前未发作时的未见明显变化。于是就安抚安抚了患者，大约过了半小时左右患者症状明显缓解了，居然又睡着了。这是他第一次发作过后还能睡着的（我想可能是心理因素吧），患者感觉有希望了。

用药第二天，患者一夜无事，患者甚是高兴，感觉希望更大了。但是第三剂药后当晚又发作了，只是较前轻微，患者家属已经联系好了阜外医院，准备转院治疗，我劝说患者："即使过去治疗，人家那也是西医，这个血管已经查得很清楚了，没有问题，到那可能也没有办法，再说这次的中药还是有效果的，至少让你少发病了一次，而且昨晚那次还挺轻微的，咱再治治看吧。"患者跟家属商定后觉得我的话有道理，决定留下来继续治疗，同时因为患者担心影响旁边病人休息（因为夜间老是发病），要求转单间病房，于是给转了单间病房。

转过去后，患者若有所思地跟我说："大夫，你之前一直问我有没有受过什么惊吓，现在回想起来，之前去德云社听相声，眼睛往角落一个阴暗处一瞥，刚好有一个脸谱的东西闪过，当时心里确实激灵了一下，当时并没有在意，好像是第二天就发病了。"

我心想，这个还真是撞见"鬼魅"了啊！不过从唯物主义来看，这个应该理解为"恐则气下"，那个升麻不是能够"杀鬼魅"嘛，那就重用一下吧，用升麻将陷下去的气升举出来，没准病就好了。处方：

黄芪 30g	白术 6g	陈皮 6g	升麻 30g
葛根 15g	柴胡 12g	防风 9g	羌活 12g
党参 6g	当归尾 6g	黄芩 12g	黄柏 9g
蔓荆子 9g	僵蚕 3g	姜黄 3g	大黄 6g
大豆黄卷 10g			

三剂，水煎服，日一剂。

药效如期而至，患者自搬到那个单间病房后，三天就没有再发病，药已显效，正欲一鼓作气，患者却要出院回家调养，本想进一步观察疗效，只能作罢，于是予以上方十四剂带药回家。

大约过了四个月左右，患者又来住院了，这次又发病了。经追问患者自上次服药后，病情很稳定，门诊一度按上方服用了一月左右，夜间憋气未再发作。这次发病是三天前，晨起冒雪在潘家园旧货市场遛弯，回家后觉身凉，夜间就又发病了，连续三天都有发病，只是症状较轻微，一查舌黯偏淡，苔薄白，脉沉弦略滑。

于是我仍以上次之法，予以补中益气汤合吴茱萸、降香、当归尾，药进三剂，症状控制，夜间已不发病。患者诉双乳头夜间瘙痒，肩背不适，查看乳头并无异样，于是我使用了刺期门放血之法，左侧拔出一些黑色血块，右侧不明显，前后刺络拔罐了两次，乳头瘙痒及肩背不适就好了。患者这回吸取了上次教训，继续住院多服用了一周的药后才出的院。后来这个患者一直在我门诊随访，病情一直很稳定，未再发作夜间憋气的症状。

关于这个"鬼魅"的问题，我还是不想多追究。我以前听郝万山老师讲课说过一个刺期门的案例，好像是被当地人说成是杀了那个人身上的"小鬼"，结果病就好了。我个人认为，这个升麻之所以能够杀鬼魅，还是因为它的升阳气的作用。

但是升阳药很多，不是所有的有杀鬼魅的作用。那是为什么呢？

进一步分析，我想大概是因为别的升阳药，不能从鬼魅的地方升阳呗，而升麻具有这个特点。鬼魅在什么地方，只有可能在阴暗面，那个地方在哪，黄泉啊！黄泉是什么啊，通俗一点是不是地下的泉水啊，反正不是地上的。我想六经的话，也就只有少阴肾可以比做地下的泉水了。那么好，这个恐惧伤肾，肾气下沉，因此出现了"鬼魅"，升麻大概是能够从肾的这个地方把阳气升举上去，阳气升，"鬼魅"就被杀了。

至于那个刺期门的方法，顺便分析一下，期门是肝经最后一个穴位，以门命名，自然是一个门户之意，这是个什么样的门户呢？

期由其和月组成，"其"意为"等距排列的刻画直线"。"月"指一个朔望月。"其"与"月"联合起来表示"一个朔望月内的各种月相所对应的刻度线"。本义是一个朔望月内的各种月相所对应的刻度线（时间记号），可引申为会合、希望之意。那么这个期门到底是一个什么样的门啊，我觉得与其说是一个会合之门，还不如说是一个希望之门，肝五行属木，在卦象上配为巽卦。巽卦先天八卦之位，到了后天变成了坤卦，坤为万物之母，也就是说巽卦这个先天位置是后天的起始，那么可以认为这个先后天是在这个巽卦的这个位置进行转换的，也就是说这个巽卦这个位置实际上就是先天入后天的门户。所以从某种意义上说，与之相对应的肝的这个门户，可能就是沟通先后天的门户，那么祛除了这个血瘀邪气，先天的阳气从此上升，鬼魅也就祛除了。

桂枝茯苓丸合四物健步汤验案一则

我曾经有一段时间，对黄煌老师提出的体质学说甚是着迷，大约有大半年的时间，停止看其他一切书籍，专心反复研读黄老师验案。收获自我感觉还是挺大的。下面这则医案，就得益于黄煌老师的体质学说。

患者是一个六十五岁的老爷子，其实六十五岁不算太大，但是称其为老爷子，确实看他比同龄人要老很多。患者两个月前因脑干出血在神经内科住院治疗，总体来说恢复不错（可能出血量不大吧），没有太多后遗症，仅稍有些言语不利，喜流口水。患者就诊于我处，是因为自神经科出院后，双下肢不明原因逐渐水肿了起来，已经有两周了，想查查看是不是心脏出了问题。

我一看患者形体中等，面色偏白，但脸上有暗红色浅血管纹，再一问纳可，睡眠一般，感乏力气短，余无太多不适，查舌淡偏暗，苔薄腻，脉左寸沉弱，余弦，右尺弦滑，寸关弦。下肢水肿如泥，重度水肿。下肢皮肤白，未见静脉曲张，足跟也不算干。

门诊有时候处方，还真没有太多的思索时间，特别是普通门诊，后面还排着一队人呢，想迅速辨证精确敲定处方，就得靠平时的望诊技术了。这个患者一眼望去，就是一个桂枝体质，黄煌老师体质学说提到的桂枝体质是"虚证体质中，一种以循环系统疾病为常见的体质类型。临床可见到患者的体型多偏于消瘦而肌肉不够发达，皮肤湿润、细腻而缺少光泽，腹壁薄而无力，但按之表皮较硬，腹直肌多紧张，舌质淡红或暗淡，舌体较柔软而舌面较湿润，舌苔薄白（桂枝舌）。桂枝证的脉象以虚缓为多见，虚，指无力；缓，指脉不数。容易出冷汗，汗后又觉不舒服，容易出现动悸感，或头昏晕厥；体力低下，容易疲劳，持久力差，容易腹痛（痉挛），此种腹痛一般呈阵发性；容易失眠多梦；对于寒冷和疼痛较为敏感；易罹患心功能不全、低血压、血管病、消化系统疾病和营养不良性疾病等"。

据此考虑桂枝类方，因为患者脸上有暗红色浅血管纹，以及舌偏暗，于是我迅速锁定了桂枝茯苓丸，虽然患者主症是下肢浮肿，很显然存在水饮，而桂枝类方治疗水饮的方如五苓散、苓桂术甘汤等，都没有涉及血分，这个病人无论从体质还是从症状来看，都已转向瘀血了。考虑到下肢浮肿沉重，合用了黄煌老师的四物健步汤。处方：

| 桂枝 12g | 茯苓 15g | 桃仁 15g | 丹皮 12g |
| 赤芍 15g | 牛膝 15g | 石斛 15g | 丹参 12g |

十四剂，颗粒剂，水冲服，日一剂。

患者及家属担心病情是因心脏引起的，要求行心脏检查，于是给开了超声心动图检查。

大约服药一周多后，患者拿着那张做完的超声心动图来了，我一看结果基本没什么问题，于是很明确地告诉患者这个心脏很好，水肿跟这个没有关系，这一说患者也就彻底放心了。再一查那个水肿明显减轻了，仅剩下脚踝部稍有一点浮肿了，舌转淡红，偏嫩，苔偏水滑，脉象无明显变化，仍有一点流口水，二便调。患者之前有高血压病史，脑出血也因血压控制不佳，不过自脑出血后血压大都在 150/90mmHg 左右，出院后也一直未服用降压药物规律治疗，我首次接诊时血压在 150/80mmHg，也未给加用降压药。这次复诊，血压130/80mmHg，告知患者不需要服降压药了。考虑到患者舌转淡嫩，见有血活气阴耗伤之征象，于是上方加了黄芪、党参、白术。处方：

桂枝 12g	茯苓 15g	桃仁 15g	丹皮 12g
赤芍 15g	牛膝 15g	石斛 15g	丹参 12g
黄芪 15g	党参 12g	白术 6g	

十四剂，颗粒剂，水冲服，日一剂。

嘱患者继续将上次处方服用完，续服后开之方。

三诊，查看患者浮肿已经退尽，舌仍是淡红偏嫩，舌苔前半部少，总体偏水滑，脉象较前略强。刻下略感乏力、气短，下午时头晕，头略麻木，纳可，眠一般，二便调。考虑瘀血之标渐除，气血阴阳未复，于是减少活血药量，增补益气血阴阳之品，调整处方以善其后。处方：

桂枝 9g	茯苓 12g	桃仁 9g	丹皮 6g
赤芍 12g	石斛 12g	黄芪 18g	党参 12g
白术 9g	炙甘草 6g	山药 9g	防风 6g
淫羊藿 3g	巴戟天 3g	肉苁蓉 3g	益智仁 5g

十四剂，颗粒剂，水冲服，日一剂。

这个水肿的病人，一开始辨证未就患者水肿详究其病因病机，而是从体质入手，结合方证，选方用药方便快捷，方证相应，故而效如桴鼓。体质学说结合方证辨证，对于快速选方用药来说，确实省去很多麻烦，但这之前详细辨别体质及方证是需要下一番苦功夫的，否则难免陷入其中而无法自拔。

也说心悸

> 悸，心动也。——《说文解字》

这个悸字，心在一旁竖立着，右边是一个季字。这个季，《说文解字》：季，少称也。从子，从稚省，稚亦声。意思是上面那个禾字是稚的省写，这样一来季本意就是幼稚的儿子的意思，引申一下就是末了、终了的意思。那旁边来个心，意思就是心跳要末了、终了的感觉。所以心悸，实际上是很难受的。经常会有病人因为心慌心悸，查心电图也就是一两个期前收缩，没什么大惊小怪的，但是患者会跑过来跟大夫说"我总担心它（心脏）跳着就不跳了"。其实你就一个期前收缩哪致于呀，但是这个感觉确实是真的。

张仲景在《伤寒杂病论》中论述了各种"悸"，关于脉除了"伤寒脉结代，心动悸"外，尚有"寸口脉动而弱，动则为惊，弱则为悸"。结代脉显然是气血不续，后者寸口脉弱，本意我想是指左寸脉弱，心血不足，所以出现了悸。

仲景治疗悸动的方子有：桂枝甘草汤、茯苓桂枝甘草大枣汤、小建中汤、真武汤、炙甘草汤、小柴胡汤去黄芩加茯苓、四逆散加桂枝、茯苓甘草汤、理中丸加茯苓、小半夏加茯苓汤、五苓散、半夏麻黄丸。从仲景处方来看，诸方治悸，似乎都离不开桂枝和茯苓，除了半夏麻黄丸之外，其他处方都有桂枝或者茯苓，或一起使用。

简单来分析，这个悸本来就是一种心脏要不跳的感觉，心脏属火，也就是说感觉火要灭了，什么东西是火所畏惧的呢，自然是水啦！那个水在火一旁呆着，所以选择茯苓来治疗心悸是可以理解的。还有一种是火真的很弱小了，这个时候没有水，也感觉要灭了，就要用桂枝给壮点火气。

这个半夏麻黄丸是怎么一回事呢？

原文很简短"心下悸者，半夏麻黄丸主之"。前人是这么分析的：《伤寒补正》："《伤寒论》心下悸用桂枝以宣心阳，用茯苓以利水邪，此用半夏、麻黄非故歧而二之也。盖水气凌心则心下悸，用桂枝者，助心中之火以敌水也；用麻黄者，通太阳之气以泄水也。彼用茯苓，是从脾利水以渗入膀胱，此用半夏，是从胃降水以抑其冲气，冲降则水随而降，方意各别。"《伤寒论注》："徐彬曰，阴邪者，痰饮也，故以半夏主之，而合麻黄，老痰非麻黄不去也。"

我认为这个悸无非是心之气血不足，不足有相对的不足，也有绝对的不足，那么这个就好理解了。相对的不足，是因为气血上升的时候被邪实阻隔了。绝对的不足，那个确实是气血供不应求。所以半夏麻黄丸，我想大概是痰浊阻滞，并且有气机沉滞而不开，所以用半夏豁痰，麻黄消散沉滞的气郁，气血得以继续供养于心，自然心悸得除。仲景其他诸方，茯苓和桂枝，我想大概也是这个原则。因为有水饮邪气阻滞，自然要祛除这个阻滞，因为气血不足，自然应该以补充心之气血为主。

我们知道气血生成从中焦脾胃来的。实际上"食入于胃，散精于肝，淫气于筋，食入于胃，浊气归心，淫精于脉"，饮食补充来的气血，早早的有一部分精气被肝散布上来，使得"浊气"归心了。"浊气"正是养护这个心的。桂枝的作用大概就是可以帮助肝木散精上来的，能使"浊气"上来养护心，自然心悸也就除了。所以我临床治疗心悸，首重虚实，把握住心之气血不足（可能是相对的不足）这一基本病机，辨证选方用药，效果还可以。

这位患者四十岁，女性，因"心慌气短乏力一个月"入院。患者瘦瘦高高，面色黄，一看属于那种木型人的体质，还有胸闷，纳谷不香，眠差，时有胸中刺痛，一脸沉闷，懒言少语，二便尚可。查舌淡红，边有瘀点，苔薄白，脉沉弦缓。心电图示窦性心动过缓，仅 40 次 /min，给予了心电监护处理。患者心悸，心跳缓慢，考虑心之气血不足，从整体来看，虽有气短乏力脉缓症状，似是虚证，但是脉并不弱，舌亦不淡，面色尚荣，亦无怕冷等症，结合患者木型体态，懒言少语，考虑肝木郁滞，气滞血瘀，瘀血阻滞，心之气血相对不足，因而出现心悸。气血郁于下，上气、外周之气因而不足，所以伴见胸闷气短，乏力。于是选方血府逐瘀汤，原方三剂。

药后症状大减，心悸明显好转。续进四剂，心率恢复至正常，患者面露笑容，言语明显增多，方才透露此次起病之因是和老公吵架。其实她哪知我早已从望诊探知。

这个患者是一位五十六岁的中年男性，体态比较壮实，面色黄暗无光泽。患者是因"心慌间断发作四月余"就诊，目光呆滞，自诉心慌间断发作，发作时自测心率快，每次持续十五分钟左右，近四月来几乎每日发作，少则三次，多则六次，发作无明显诱因，有时静息看电视时都莫名发作。无胸痛汗出，当地医院 24 小时心电图提示偶发房性期前收缩，可见窦性心动过速，最快心率126 次 /min，服用美托洛尔未见明显效果，四处求医，未予明确诊断。此外伴见神疲乏力，头晕，胃中灼热感，入睡困难，裆部潮湿，纳尚可，大便一日三四次，偏稀软，小便尚可。舌淡黯，苔薄黄似腻非腻，整个舌体比较薄，脉两寸弱，余皆沉。

辨病为心悸，从心之气血不足入手，从舌黯、苔似腻，似见痰瘀之邪，但整体来说脉弱舌淡，面无光泽，目无神光，显示上焦精气津血不足，考虑以虚为主。于是选方补中益气汤合桂枝龙骨牡蛎汤加减。处方：

黄芪 15g	党参 12g	当归 6g	陈皮 6g
白术 9g	炙甘草 6g	升麻 3g	柴胡 2g
黄柏 3g	神曲 6g	半夏 9g	桂枝 9g
肉桂 3g	生龙骨 12g		

七剂，颗粒剂，水冲服，日一剂。

因舌苔似腻，且患者眼神呆滞，故而加用了半夏以化痰滞，神曲以畅中焦；因时值夏日，且患者裆部潮湿，考虑谷气下流，停湿郁热，加用了黄柏；因舌淡，故去牡蛎之寒，仅用龙骨之涩。

药进七剂，患者心慌未再发作，胃中灼热感明显好转，头晕改善，大便仍一日三次，但较前明显成形，睡眠改善，目光较前灵活，舌仍淡黯，苔变薄黄而欠津液，脉寸仍弱，右尺脉滑中带涩。

药已显效，前方调整去龙骨之涩，减半夏之燥，桂枝之辛散，加蔓荆子之凉降、川芎理血中之气，干姜合甘草温守中土。处方：

黄芪 15g	党参 12g	当归 6g	陈皮 6g
白术 9g	炙甘草 6g	升麻 3g	柴胡 2g
黄柏 3g	神曲 6g	半夏 6g	桂枝 6g

| 肉桂 3g | 川芎 3g | 蔓荆子 2g | 干姜 5g |

续进七剂，诸症告愈。

上二案病皆是心悸，治疗选方从基本病机心之气血不足（此处不一定是绝对的不足）入手，辨其虚实，复其心之气血，或以祛邪为主，或以补虚为主，总之目的是使心之气血供养充足，心悸自然得除。

李阳波的运气学运用

李阳波，借用刘观涛编辑在书中的评价，说是当代杰出的中医临床家、思想家。我也成了其一名忠实粉丝，对李阳波老师的望诊及运气学尤为折服。于是乎，临证一路走来，走在李老师的运气学架构上。

这是一位未曾谋面的患者，三十五岁，停经三年，经家人联系至我，希望中医处方调理。当时接手诊治时，也不像现在弄个微信聊聊，看看舌头，看看面色。且患者在农村，上个网也不方便，QQ这种工具也没法子用。我刚开始询问了一堆可能便于辨证的症状，结果实在是没有什么有意义的信息。从电话得知，自停经以后体重逐渐增加，现在达75kg了，皮肤偏黑，纳可，眠佳，大便一日两三次，小便可，余无所苦。

因为实在是很难辨证，于是我询问了一下患者的出生日期，阳历1976年11月26日。我按李阳波老师的方法，进行了一番推算，1976年为丙辰年，出生时间段在运气的终之气，丙辛化水，大运是水，辰戌合化太阳寒水，应该是太阳寒水司天，太阴湿土在泉，主气的终之气是太阳寒水，客气的终之气是太阴湿土。于是得出来了患者出生时的命图，三个太阳寒水，两个太阴湿土，因为患者发病具体时间不是很清楚，所以发病的病图无法得知。但是从患者那个命图来看，是水寒土湿体质。患者主要是闭经，我想大概是水寒之体导致的，水寒不化，血行不畅，另一方面仲景说"血不利则为水"，血行不畅水饮又生，如此反复，鸡生蛋，蛋生鸡，经血因此而闭。治疗应该温化为主，于是我试探性地开了一张方子，苓桂术甘汤合麻黄附子细辛汤加当归芍药散。处方：

茯苓 45g	桂枝 48g	白术 30g	炙甘草 9g
麻黄 9g	附子 14g	细辛 9g	当归 12g
赤芍 15g	泽泻 18g	川芎 12g	

方意取茯苓、泽泻祛太阴湿土过盛，桂枝补少阴少阳之火不足，附子散

太阳寒水太过，麻黄、细辛开太阳助气上升，当归、芍药、川芎为活血之用，甘草、白术健脾而设。嘱服用一周看看，当时我也是初出茅庐，用量比较大。

谁知药进一周，患者其他没甚感觉，倒是胃口较前明显改善（之前患者未诉饮食不香），担心是否会进一步变胖。我的考虑是寒冰得化，阳气渐苏，因此胃口转佳，将附子量加大至20g，嘱先煎半小时，其他用量一样。嘱继续服用半月。

半月后电话告知，胃口特好，想控制饮食来着，但是禁不住美食的诱惑，不过还好体重不但没增，反而减轻了，甚是高兴，此外的一点变化是大便较前次数少了，但是月经一直未来。我想大概是阳气温化，水湿化气，故而体重减轻，月经至，我想是迟早的事，于是嘱原方可续服一月，即便来月经也可以服用。

大约过了一个半月，患者电话来了，自觉整个人轻松了许多，体重减轻了1十斤，阴道开始有少量的咖啡色物排出来了，问药能否再服用。我当时考虑的是水寒土湿渐化，瘀血阻滞，于是加用了三棱、莪术各10g以化瘀血。药后症状改善，月经渐至，但停药后又复发。如此治疗近半年，后告知每两三月，月经来潮一次。

这个案例，从头到尾就未曾谋面，仅凭简单问诊，又很难分析其病因病机。于是师李阳波之法，运气学推算，得出寒湿体质，进而温化寒湿，活血利水取效。虽未尽全功，但终归显效。后来我每每不能通过四诊探寻病因病机的时候，总会用运气学法算上一算，然后处方用药，效果确实还可以。也有的时候病机已经了然于胸，处方已完成，甚至患者服药后症状明显改善之后，我也试着反推其运气学体质，结果往往让我叹服。真是孙悟空逃不出如来佛祖的手掌心啊。

后来我更关注于望诊，运气学推算也就放置一边了。我明白这一切无非是象，神人可以通过望诊得知，贤人通过闻诊也可得知，高手可以通过问诊推知，巧手可以通过切诊得知。望闻问切皆不可得，你的象还在那，术数可以推知。

🐉 不安的右腿

这天经人介绍来了这么一位病人，患者六十多岁，此前长时间在国外居住，因儿媳妇新添小儿，回国帮忙照看。老太太这一照看不要紧，弄得浑身酸痛、双腿发沉（可能因劳累所致），恰逢北京天气骤凉，双下肢尤感沉重不适。

人家也没去医院看看是怎么回事，刚好遇见小区里有拔罐理疗的，很多老头老太太反映不错，相互一交流，就去做了刺血拔罐理疗。老太太当时觉得左腿很轻松，右腿稍差点，那感觉也不错。可第二天一看腿怎么越来越紫了，顿时就感右腿沉重麻木加重了，越想越不对劲，怎么成这样了，是不是拔坏了，找人去理论，人说你那左腿不是好了么，右腿还得接着拔一拔，老太太哪还能让再拔啊，吓得赶紧回去了。这一下就落下病根了，自觉右侧大腿那些罐印青紫处从里面往外冒凉气，皮肤湿漉漉的，但是用手一摸，并无汗，特别是到了晚上病情进一步加重，躺床上不知道把腿放哪好，莫名烦躁，需起身到处走，直到走得很累了，方才能躺床上休息，因此睡眠很差。

我一边听患者诉说着，一边打量着患者。患者体型中等，面色黄而少光泽，眼睛转动比较少，有浅浅的眼袋。再看双腿确实留有不少罐印，但那也没有太过青紫，整体感觉还好，局部无触痛，表皮也是干的。饮食、二便均正常，眠差，梦稍多。舌淡红，苔薄白，脉弦缓。腹诊也无明显发现，足跟也不是太干。

怎么辨证呢？

心里盘算着，这个病主要是感觉异常，部位在肢体，没有涉及脏腑，应该属于表证。那好这个应该定位于太阳表证，表证方很自然想到桂枝汤系、麻黄汤系。拔罐本属于汗法一种变法，于是很快想到了血痹，联想到原文"血痹病从何得之？师曰：夫尊荣人，骨弱肌肤盛，重因疲劳汗出，卧不时动摇，加被微风，遂得之。"这个血痹不就是汗出，被风所闭嘛，这个患者俨然是一个尊荣人啊，估计是拔罐后汗孔开张，感受外之寒湿所致。张仲景治疗血痹的方子是黄芪桂枝五物汤，这个患者面色黄暗少光泽，肌肉比较松软，考虑符合黄芪体质，于是选用了黄芪桂枝五物汤来治疗，因为感觉有寒湿之气往上冒，加用了茯苓、苍术以祛寒湿，血虚故用羌活代麻黄以开腠理，同时明显合并瘀血（散在的罐印），加用了桃仁等活血药，感觉异常，加上患者那个神情及眼袋，符合半夏体质，加用了半夏，症状偏于一侧，忆胡希恕讲解大黄附子细辛汤的时候提到此方能够治疗偏身疼痛，虽此患者是偏侧感觉异常，还是给合用了。

处方：

生黄芪 30g	桂枝 20g	白芍 15g	赤芍 15g
茯苓 30g	苍术 30g	生大黄 5g	附子 12g
细辛 3g	生姜 15g	大枣 30g	羌活 9g
半夏 15g	桃仁 10g	丹皮 9g	牛膝 10g

七剂，配方颗粒，水冲服，日一剂。

药进七剂，症状明显改善，那种皮肤冒凉气的感觉减轻多了，感觉那个汗湿湿的在皮里，现在真的微微汗出了，夜间已经能够安卧了。舌脉没有什么变化。于是从患者感觉异常入手，仿黄煌老师除烦汤之意，稍作调整。处方：

生黄芪 30g	桂枝 15g	白芍 18g	茯苓 18g
苍术 30g	附子 20g	细辛 3g	当归 6g
麻黄 6g	生姜 15g	大枣 30g	独活 6g
半夏 15g	苏叶 10g	厚朴 9g	柴胡 12g
枳实 9g			

七剂，配方颗粒，水冲服，日一剂。

增附子以振奋机体阳气，去大黄之利，加麻黄之开散，去桃仁等活血伤津之品，增当归以养血和络，合除烦汤意以解神经感觉异常。药进一周，患者诸症如失，夜卧安宁，仍然面色不荣。转予补中益气丸和归脾丸以善后。

本案辨证从六经入手，先辨属表，进一步鉴别麻黄、桂枝汤系，小小处方尚结合了体质辨识、方证相应思想，终获显效。临证前怎能不多读前人书！

换个角度看金匮肾气丸

肾气丸，又名八味肾气丸，崔氏八味丸，仲景用来治疗"虚劳腰痛，少腹拘急，小便不利""脚气上入，少腹不仁""短气有微饮，当从小便去之"，以及妇人转胞，不得尿。观仲景诸条，总为利小便而设。后世大多从"少火生气""阴中求阳"理论考虑，肾气丸为温补肾阳，助膀胱气化，从而解决小便不利问题的。

《医经溯洄集》：八味丸以地黄为君，而以余药佐之，非止为补血之剂，盖兼补气也。气者，血之母，东垣所谓阳旺则能生阴血者此也……夫其用地黄为君者，大补血虚不足与补肾也；用诸药佐之者，山药之强阴益气；山茱萸之强阴益精而壮元气；白茯苓之补阳长阴而益气；牡丹皮之泻阴火，而治神志不足；泽泻之养五脏，益气力，起阴气，而补虚损五劳，桂、附立补下焦火也。由此观之，则余之所谓兼补气者，非臆说也。

《古方选注》：肾气丸者，纳气归肾也。地黄、萸肉、山药补足三阴经，泽泻、丹皮、茯苓补足三阳经。脏者，藏经气而不泄，以填塞浊阴为补；腑者，如府库之出入，以通利清阳为补。复以肉桂从少阳纳气归肝，复以附子从太阳纳气归肾。

《医方考》：渴而未消者，此方主之。此为心肾不交，水不足以济火，故令亡液口干，乃是阴无阳而不升，阳无阴而不降，水下火上，不相既济耳！故用肉桂、附子之辛热壮其少火，用六味地黄丸益其真阴。真阴益，则阳可降；少火壮，则阴自生。肾间水火俱虚，小便不调者，此方主之。肾间之水竭则火独治，能合而不能开，令人病小便不出；肾间之火熄则水独治，能开而不能合，令人小便不禁。是方也，以附子、肉桂之温热益其火；以熟地、山萸之濡润壮其水；火欲实，则丹皮、泽泻之酸咸者可以收而泻之；水欲实，则茯苓、山药之甘淡者可以制而渗之。水火既济，则开阖治矣。

《血证论》：肾为水脏，而其中一点真阳便是呼吸之母，水足阳秘，则呼吸细而津液调。如真阳不秘，水泛火逆，则用苓、泽以行水饮，用地、萸以滋水阴，用淮药入脾，以输水于肾，用丹皮入心，以清火安肾，得六味以滋肾，而肾水足矣。然水中一点真阳，又恐其不能生化也，故用附子、肉桂以补之。

后世方中大多以熟地黄代仲景方中干地黄，以肉桂替代方中桂枝，其实也不出"少火生气""阴中求阳"理论。一直以来我也是这么思考的，也是这样试探性地用着，有显效的，也有无寸效的。于是我开始反思，反思那些取效之捷的有没有我还没有发现的什么共性。不过一直也为有什么大突破。直到有一天我照常那么默念着口诀"地八山山四，茯苓泽丹三，桂附……"这样开了一张金匮肾气丸的处方，并且保存后给打印了出来，正拿着那张处方再次研究的时候，发现这个方子的顺序居然给打成了桂枝、茯苓、丹皮……我下意识的一想，咦！怎么这么像桂枝茯苓丸呢？然后回忆我之前那些肾气丸验案，似乎还真有血瘀似的。再联想到"久病及肾"，"久病入络"两句名言，好像在肾气丸这就统一了。越想越觉得这是一个可喜的发现。

于是我换了一个角度思考着肾气丸。首先还是来看桂枝茯苓丸。桂枝茯苓丸仲景原本是用来治疗"妇人素有癥病"的，如现代医学所说的子宫肌瘤、卵巢囊肿、宫外孕等妇人下焦肿块。单从病位"下焦"来分析，换一个脏腑辨证法，下焦直接相关的脏也就肝和肾了。那到底是肝还是肾呢，我想大家也很容易想到应该肝更亲近些。原因是方中用了芍药，大部分医家认为芍药是酸凉的药，归肝经的，可以用来缓肝之急。所以我觉得桂枝茯苓丸应该可以用来治疗与肝相关的瘀血所引起的结或者块。

那么肾气丸又是怎么一回事呢？

肾气丸除了桂枝茯苓丸那三个同用的药之外，没有了芍药和桃仁，增加了地黄、山药、山茱萸、泽泻、附子，从前贤分析的地黄入肾、山药入脾、山茱萸入肝，为三个补药，泽泻入肾、茯苓入脾、丹皮入肝，为三个泻药，所以有三补三泻之说。但是我从血瘀方面来分析，除了那相同的药之外，剩下的这些药似乎也就地黄可以活血化瘀了，地黄在《神农本草经》中说可以"逐血痹"，而且这个药在肾气丸中用量最大，所以我理解肾气丸应该是可以用来治疗肾虚血瘀相关疾病的。

那么好，桂枝茯苓丸从肝上着眼，如果说肝相关层面的瘀血，尚可用桃仁来滑利的话，那个肾相关层面的瘀血，已经不是以攻为主，而是以补为主，除了地黄补而兼活血之外，尚有山药、山茱萸的补益。至于泽泻，用"血不利则为水"的理论很好解释，瘀血停滞是会产生水饮的，桂枝茯苓丸中的茯苓就是干这个用的。只是到了肾气丸的时候，这个瘀血停滞，加上气化又不足，水饮停滞显然要比桂枝茯苓丸严重，所以不光有茯苓利水，还用了泽泻来利水。附子这个药在这里自然是帮助肾气化蒸腾用的。

那么为什么两方皆用桂枝、茯苓、丹皮呢？

从活血功用来看，丹皮是最好解释的。丹皮嘛，无非是用来活血的，选用这么一个根皮的药，我想大概是考虑其是下焦的问题吧，因为从易理来说，根本身具备上升之性，皮与肺金相通，应该是主降的，所以这个根皮类药应该是从下焦降的。茯苓前文已经说了，人家是用来消瘀血停滞导致的水饮的。那么桂枝呢，哦，你看那些用来治疗水饮的苓桂剂，都是两药一起用，这么说桂枝在这也是用来治疗瘀血停滞导致的水饮的了。但是我们如果细想一下那个"气血水"理论，似乎还少一个气的问题。对了，这个桂枝在这里应该是用来治疗瘀血停滞所引起的气那方面的问题。

那么这个瘀血停滞导致什么样的气的问题呢？

你想这个气本身是推动血运行的，现在血行不畅了，气不循经，只能往回走了，往回走是什么，自然是气逆了，那么好桂枝不是有平冲降逆的作用嘛，所以就选用了它的降逆气的作用。其实回过头来看那个茯苓，《神农本草经》说其"主胸胁逆气"，这么说来茯苓在一定程度上也是用来帮助降逆气的。

黄芪肾气丸治疗高龄水肿一例

这是一位高龄的患者，九十岁，男性，瘦瘦高高的，两目略少神，说话中气尚足。患者是因为突发双下肢水肿二十余日来住院的，因为以前曾考虑有

"冠心病心衰"在我们科住院治疗过。这不，腿刚肿二十余天，家属急了，不会是心衰加重了吧，所以入院治疗。

一问患者，除下肢水肿，双脚沉重无力外，别无所苦，饮食二便自如。睡眠甚佳，老看患者在那闭目养神，原来是有点嗜睡。查体听诊心肺也未见明显阳性发现。不过双下肢这个肿还真是比较严重，一按一个很深的坑，烂肿如泥。除肿外，患者小腿以下皮肤颜色还是黑的，尽管患者家属说患者曾经得过银屑病，下肢黑跟这个银屑病有关，但是我想那无非是血瘀罢了。查舌红，薄薄的一层白苔，苔面比较干，脉象是弦大而软的。

对于这样一个水肿患者，我大多从气血水上去考虑，患者很明显存在瘀血征象（下肢皮肤发黑），然后诊察到患者清癯的面上存在一些浅的细血丝纹，我认为那是瘀血的表现，所以我一开始便考虑是瘀血导致的水饮停滞，舌红少苔考虑兼有阴虚，所以选用了桂枝茯苓丸合四物健步汤加味。处方：

桂枝 12g	茯苓 15g	桃仁 12g	丹皮 9g
赤芍 15g	石斛 15g	牛膝 30g	丹参 12g
太子参 15g	穿山龙 12g		

四剂，配方颗粒，水冲服，日一剂。

加太子参养阴益气，穿山龙意在取其穿山之性，八卦艮为山，合脏腑属阳明胃，穿山意想其可穿破阳明艮山结聚。正常情况下，阳气通过阳明下收入里，将在下之水蒸腾一番，上为云雾，水津因此正常循环。那个异常情况下，阳明板结，阳气不得入，水饮停滞于下，成了水肿。所以用穿山之品取其穿破阳明之板结，助阳气下降化气利水。

药进四剂，配合西医利尿药的使用，水肿消退比较明显，由重度转成中度。舌脉无明显变化，嗜睡依然。我心想这个药已取效，当加大马力一鼓作气。于是前方稍加剂量，合用三穿汤（三穿汤为我自创之方，由穿山甲、穿山龙、石见穿组成，用以穿破阳明板结），因患者嗜睡，虽没有诉说那个气短乏力的症状，但从患者体态面色上判断还是神疲少气的，加用了黄精、黄芪益气。处方：

桂枝 12g	茯苓 15g	桃仁 12g	丹皮 9g
赤芍 30g	石斛 30g	牛膝 30g	丹参 12g
太子参 15g	穿山甲 3g	穿山龙 12g	石见穿 12g
黄精 15g	黄芪 15g		

四剂，配方颗粒，水冲服，日一剂。

药进三剂，肿无进退，诸症依然。西医利尿之品静脉、口服皆用，并无显效。其实患者那个化验检查结果显示，心脏超声心功能是正常的，心衰的那个敏感指标 BNP 也是正常的，这在一定程度上排除了心衰的问题。于是我反复告知患者家属此次发病无关心衰，腿肿应该是下肢静脉回流的问题，也给约了下肢静脉 B 超检查。

回到中医方面，考虑患者前方是有效的，但后续治疗不佳，仍以前方加大牛膝剂量至 50g，增鳖甲、山茱萸补益肝肾之阴。西医利尿仍用前方案，谁知药进四剂，诸症不但不减，反倒回到入院前了，又是烂肿如泥了。这可怎么办，患者本为解决水肿问题的，这下好了，住了十几天院，水肿依然，未见寸效。家属也有些按捺不住了。我还是用那个血液回流不佳导致的水肿跟患者家属进行解释（尽管那个下肢静脉 B 超未见明显瓣膜功能不全），毕竟患者年高，基础疾病又多，患者家属还是可以理解的。

于是我重整思路，细察患者面色暗黄无光泽，下肢水肿如泥，皮肤暗黑并且粗糙，整个人瘦瘦的，少腹部萎软无力，整个人一看是少气的，舌红少苔，脉象弦大而软。这不就是一个气阴两虚，瘀血阻滞、水饮停滞嘛！那个桂枝茯苓丸治疗的瘀血应该是偏于实的，尽管后面有益气养阴药支持，但是总归是损大于益的。而患者年高体弱，显然是虚，哪虚呢，肾虚吧。怎么之前没有注意呢？哎！都是体质选方的思路禁锢导致的。

患者不光肾虚，同时有瘀血，肾气丸是治疗肾虚瘀血之方，这个不正是一个肾虚血瘀水停嘛！考虑患者神疲气少，于是重用黄芪以益气升举在下之水。处方：

地黄 24g	山茱萸 12g	山药 12g	茯苓 9g
泽泻 9g	丹皮 9g	桂枝 6g	附子 6g
黄芪 60g	肉桂 3g		

三剂，配方颗粒，水冲服。

谁知药进三剂，诸症似有起色，但是变化并不明显。患者已经无心治疗，住院治疗已两周，病情毫无进展，加上我之前反复告知患者家属这个是血液回流不佳所致，治疗效果可能不佳，患者家属也对此失去信心，反正不是心衰所引起，于是决定出院回家。我也很无奈，用心处方，效果不佳，那种感觉真是很不好受。但是我还是考虑患者这个应该是肾虚瘀血水饮停滞的病机，所以还是给带了上面那个处方，十四剂，颗粒剂。

大约两周多过去了，患者家属推着老爷子来门诊复诊了，我尚未问什么情况，老爷子立即撩起了裤脚，让我看他那此前烂肿如泥的腿。我心想这个可不好弄，又回到手上了。一看吓我一跳，居然水肿全消退了。于是我再一次想明白了这个肾气丸其实就是一个活血利水滋阴之方。我继续给他开了两周的颗粒。之后患者未来复诊，都是家属来取药，从家属口中得知水肿一直未反复，后来我给换成中成药金匮肾气丸继续服用了。

这个高龄老人水肿，刚开始我从体质方证辨证入手，快速锁定了桂枝茯苓丸合四物健步汤，但效果不佳。后来调整思路选用黄芪肾气丸也是方证入手，结果显效。其实是前面囿于桂枝茯苓丸治疗瘀血之通法，忘了肾虚之人血瘀，当以补益为主，活血为辅。至于后面重用黄芪，而不畏惧患者肾阴不足，阴虚易气浮之理，是考虑患者气机沉降较甚，未见虚阳浮越表现，所以未曾顾虑。这么说来，肾阴不足，肾气亦亏虚，虚阳似乎已不是那么容易浮越了，临床有待进一步观察。

升降出入法辨治清窍不利验案

《素问·六微旨大论》曰："出入废则神机化灭，升降息则气立孤危。故非出入则无以生长壮老已，非升降则无以生长化收藏。是以升降出入，无器不有。"诚然如此，无论是宏观世界，还是微观世界，一物有一物之太极，一方面不断地通过"出入"之法，对抗着外界干扰，进而维持着自己的稳态；另一方面不断地通过"升降"之法，调整因出入导致的不协调，进而维持着内部的平衡。

我曾反复拜读名家之作，诸如黄玉楸、彭子益、麻瑞亭等，治病大多从升降考虑，也曾一度为之着迷，疗效确实较之前大有起色。后来读现代医家李阳波先生之书，方知出入之机亦不可忽。李老师根据《素问·五常政大论》"根于中者，命曰神机，神去则机息；根于外者，命曰气立，气止则化绝"，进而提出"气立"病与"神机"病，治疗无非从升降出入入手。自此以后，我临证处方均要考虑升降出入问题。下面一则验案，可证一斑。

患者是一位二十五岁的女性，因左耳堵闷不适感两年就诊，自诉两年前一次感冒后出现上述症状，后一直未愈，苦闷异常，四处寻医问药未果。曾行耳鼻喉检查，未发现明显异常。患者自觉吸气时不适感加重，感觉左耳听力都下降了。伴有咽干，咽部不适，睡眠质量差，容易早醒，醒后不易再睡，神疲乏力，下肢沉重感，怕冷，纳尚可，大便排出不畅，但并不干燥，小便可。月经错后一周左右，偶有痛经，月经量少，白带尚可。查看患者面黄少光泽，面多发痤疮，色暗红，目下暗，咽部不红，汗毛少，足跟不干。舌质偏暗，苔薄略灰。脉左细弦，寸弱；右寸细滑，关弦，尺沉滑。

患者以上部清窍不利为主诉，若用脏腑辨证选方，抽丝剥茧似乎不易。于是从六经辨证入手，很显然是头面清窍之疾，不是颠顶之患（厥阴），排除三阴之病。只剩下三阳之病了，而且阳明病很容易就可以排除。

那是太阳病还是少阳病呢?

从经络来看,很容易考虑是少阳的问题,少阳主耳嘛,并且患者有咽干、咽部不适嘛,但是除此之外均不支持少阳病。六经中,太阳主开,阳明主阖,少阳主枢。患者以堵闷感为主症,显然是不开的问题,再看患者虽诉苦闷异常,但仍是文静内敛,整个给人一种气机内收感觉。如果是少阳病,因为少阳主枢,枢转不利,阳气容易内郁,郁久必化火,火郁其内,怎能"静如处子",或如小柴胡汤证所列"寒热往来,心烦喜呕,胸胁苦满,默默不欲饮食",或如四逆散所列"或利,或悸,或咳"。如此一来该患者显然是太阳病无疑。

从升降出入法选方,首先从出入来看,太阳主开,堵闷本身就是不开,该病显然是太阳开之不够,另外患者整体气机内敛,诸如下肢沉重感、怕冷、月经错后、面起痤疮而色暗,都是外出功用不够的佐证。

升降方面,左路主升,右路主降,病位在左边,当考虑左路升之不及,或者右路降之太过。脉象左主血,右主气。左弱细弦,提示血少,血少气易浮,故脉有弦象,左路之升而不及似不是主要矛盾。右滑,显示气多,滑而尺沉,显然右路降之太过。

因此我选用了葛根汤来治疗,首先方中麻黄助太阳之开,助气机外散,葛根助太阴上升,使阳明降之太过受制,方中内涵桂枝汤调和气血营卫,加用选奇汤中羌活、黄芩,羌活助麻黄之效,黄芩散郁久之热,加半夏、蔓荆子降浊,川芎解血中气郁,麦冬补胃络,清金制木。处方:

麻黄 8g	葛根 30g	桂枝 12g	白芍 12g
生姜 3 片	大枣 15g	川芎 9g	炙甘草 9g
麦冬 12g	羌活 3g	黄芩 6g	半夏 12g
蔓荆子 9g			

七剂,水煎服,日一剂。

复诊,患者诉服药前三天,觉身微微汗出,咽痛加重,夜寐不佳。继续服用至第四剂,诸症明显减轻,左耳堵闷感仅剩下十之一二,睡眠明显改善,怕冷、腿沉均减,大便顺畅,感觉整个人都轻松了。查面部痤疮减少,目下仍暗,咽部仍红,舌黯,苔薄白。脉左弦不明显,右尺略起。诸症减轻,药已切中病机,前法当续进。今郁结渐解,表已开,出入方面的问题放缓,从升降上着力,前方减麻黄用量,增风药升阳之品。处方:

麻黄 5g	葛根 30g	桂枝 9g	白芍 12g
生姜 3 片	大枣 15g	川芎 6g	炙甘草 3g
麦冬 12g	羌活 3g	黄芩 9g	半夏 12g
蔓荆子 12g	柴胡 3g	细辛 2g	防风 2g

七剂，水煎服，日一剂。

三诊，左耳堵闷感已除，咽痛不明显，面部仍有痤疮，怕冷感不明显，腿稍沉，纳眠可，二便调。担心症状反复，以期用药巩固。查舌仍暗，苔薄白，脉弦细滑。予以归芍四君子汤，山药代白术，养血健脾善后。

该案，先从六经辨证入手，进而从升降出入上思考病机，选方用药。旨在复其升降出入之常，病虽两载，药对病症，年纪方轻，疗效自然确切。

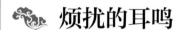 烦扰的耳鸣

耳鸣是一个很常见的症状，也是一个可大可小的症状。小到有些人经常耳鸣，习以为常，不为所动。大呢，有的人甚至彻夜不眠，心烦急躁。特别是我们心血管门诊经常可以见到，有的人可能除了耳鸣啥都不影响，也有的人病重，但苦于久治不愈，自认为没法治疗。个人经验是耳鸣确实不好治，但是对于那种烦扰的耳鸣还是应该早点看，大都还是有效的。

这是一位六十岁的老太太，因为血压高经常在我们心内科门诊开药。那日来我门诊，我照常要给她开具硝苯地平控释片降压。等我给开好，患者仍是一脸愁苦，反应较之前明显变慢，一问原来患者近期听力下降很明显。我说让她去耳鼻喉科好好看看，别耽误了。

患者无奈地看着我说："没有用，耳鼻喉科看快一个月了，还是那样，没啥改观，可能就这样了。"

我出于好奇地摸了一下患者的脉，右寸细滑，关沉，尺涩，左寸细滑，关尺弱。再一看舌象，舌淡黯，苔薄白，两侧有齿痕，舌下络脉粗大。

心中一想这个应该还能治，口中就说了出来，"要不我给你看看，我觉得可能还有希望。"

患者也是半信半疑地看着我，我再问："是不是耳朵有点堵。"

患者比较惊讶地看着我，毕竟我还没问啥症状，就看了舌脉说出来的症状果然有。顿时感觉有了希望似的，与我聊起病情来。

原来患者是一个月前因为跟人吵架后出现的左耳耳鸣，之后就一直缠绵不愈了，现在主要的症状是左耳耳鸣，似有回声，犹如在隔壁房间里听人说话。其他症状都没有，除了有点心烦外，饮食大小便都还可以，睡眠倒是不影响，就是有点担心耳朵会聋掉，心里烦得慌。查看患者面色暗而少泽，又常规诊察了一下患者下肢皮肤，并不是很粗糙也不浮肿，还比较白润。

我心想这下糟了，海口是夸大了，本来从舌脉来看应该是肝肾不足，兼有浮痰。患病不久，所以我当时心里觉得应该可以治，但是细细询问一通症状下来，并没有肝肾不足的一些症状，本以为会有肝肾虚损导致的水肿，谁知也未发现。

我正矛盾着，是舍症从脉呢，还是舍脉从症呢?

患者看我思索半天，常叹息了一下。这个叹息提醒了我，还是舍脉从症的好，毕竟这个脉没准我摸得不对呢，先解决把握大的吧。

于是我根据患者善太息，起病因为吵架，断定为肝郁，结合舌象淡黯，考虑有血瘀，两寸脉皆细滑，滑主痰饮，细问症状毫无痰症可言，因此断为水饮，又结合《内经》"声如从室中言，中气之湿也"，更加断定是水湿而非痰浊，至于尺脉肾虚的问题就暂时舍弃了，于是选用四逆散加活血化饮药。处方:

柴胡 9g	赤芍 15g	枳壳 12g	炙甘草 6g
川芎 15g	泽兰 15g	泽泻 15g	葛根 15g
磁石 30g	茯神 15g	珍珠母 30g	

七剂，颗粒剂，水冲服，日一剂。

病人看我处方有些犹豫，要求少开一些，先试试，经反复劝说还是开了七剂药，走的时候一再叮嘱下周一定得来复诊。其实我也不是很有底，因为毕竟舍脉从症处方的，很想了解一下药效情况。

等过了一周我去出门诊时，一直惦记着这事，结果患者并未出现，我当时心想，患者没准有事，过两天会回来的。谁知这一等，一个月过去了，也没见患者回来。我开始怀疑自己的疗效了，感叹"谁让你自己不是专家门诊，要是专家门诊就好了，总的给专家两次机会吧，哪能一次就看好呢"。

谁知道过了一年以后，老太太拿着一张处方畏畏缩缩地进来找到我说:"大夫，你看这是你开的方子么，一年了我也记不住了，似乎有点印象。"

我一看处方确实是我，就说:"你等着吧，是我开的，我把前面的号看完叫你。"

等到给她看的时候，患者没等我问，就开口了:"去年差不多这个时候，我这左耳回声，你这个方子吃了三剂药就好了，后来一直也没犯。今年不知怎么的又犯病了，今年一犯病我就拿着这方子过来找大夫要再吃点，可是没找着你。那天这大夫给我调了调，吃了一周了也没有用，好容易又找着你了。"

我赶紧打开当时我记录的病案，一下就回想起了，心想"可算是有效"。再一看患者拿着别的大夫调整的处方，基本上变成龙胆泻肝汤了。我再探察患者舌脉，舌黯，苔薄黄略润，边有齿痕，舌下络脉粗，脉两寸细滑，右关沉细，尺细滑，左关弦，尺沉滑。再一问患者起病还是因为生气，症状现在是左耳有回音，双耳有堵闷感，如从室中言。

我想前面那位医生，估计是从患者易动肝火考虑的，所以给开了龙胆泻肝汤。只是这个龙胆泻肝汤我们学的，是可治肝火上炎，也可治肝经湿热。同一个方子哪能在上就治火上炎，在下就治湿热，这是没有道理的。所以我理解的龙胆泻肝汤治疗的是以湿热为主的疾病的，只是在上的时候主要表现为火，这个火自然夹着秽浊之邪（也就是所谓的湿）上蒸，因为先有火才有湿浊上蒸，所以我们一般把它给省略去了。

那么这个患者很显然没有那个火，虽然舌苔黄，却很薄，而且润，显然没有多少火力，所以舌质也不红。但是这个堵闷感的还是考虑湿邪。

湿邪不是火弄上去的，能是啥导致的呢？

回到那个气血水理论，很容易可以推知是瘀血导致的，当然外感湿浊上泛清窍也有，只是很少见，而且这个患者显然不是。所以那个龙胆泻肝汤没有用，我还是处以四逆散加活血除湿药。处方：

柴胡 9g	赤芍 15g	枳壳 12g	炙甘草 6g
川芎 15g	泽兰 15g	泽泻 15g	葛根 15g
磁石 30g	茯神 15g	珍珠母 30g	通草 8g
薏苡仁 15g	焦神曲 12g		

七剂，颗粒剂，水冲服，日一剂。

开完药后，我还是照常嘱咐患者一周后复诊，谁知患者还是没有来复诊，不过我已经不像第一次那样心里没底老惦记了，我相信患者应该是已经痊愈了。

这个患者从我舍脉从症来说，似乎达到了理想的效果。其实后来我再次摸到患者的脉时，我特意地诊察了患者的两个尺部的脉，确实不是之前的弱而涩，而是滑。滑是实的表现，跟弱而涩截然相反，怎么前后能差别这么大呢？后来我想明白了，那个之前的弱只是暂时的而已，是因为邪实的原因，去除了邪实，弱就变强了。所以后世有百病当祛邪之说，我想这个就算是经验积累吧！

风引汤的姑娘

这是一位三十刚出头的女子，这个年龄且不说如花似玉，也应该是精力充沛的时候。这位姑娘确实也是面带桃花，不过这个面带桃花不似正常的白里透红，而似胭脂涂抹上去的，轻轻地撒在小脸蛋上似的。这个只要是我们中医有点常识的人都知道，它不是一个正常的颜色。

中医学根植于中国文化，而中国文化讲究含蓄，所以我们的美女出场经常是"犹抱琵琶半遮面"。正如《黄帝内经》所描述："五色者，气之华也；赤欲如白裹朱，不欲如赭；白欲如鹅羽，不欲如盐；青欲如苍璧之泽，不欲加蓝；黄欲如罗裹雄黄，不欲如黄土；黑欲如重漆色，不欲如地苍；五色精微象见矣，其寿不久也。"其所谓的"五色精微象见"，其实就是五种本色直接显现出来，一个人的寿命也就不长了。虽然有点夸张，但是这种颜色凸显出来，确实是病情比较重的。因此我们常常会听到别人调侃人的话，比如"你这个印堂发黑啊，要倒大霉啦"，其实那真的只是人家生病了而已。

这个面色泛红，如粉扑面，主要集中在两颧部，中医里面有个名词叫作"戴阳"，这个戴字很形象，戴阳就好比是阳气像帽子一样戴在头面上，风一吹就掉了。也就是说这种阳气是没有根的。

这个姑娘，除了这个面如妆以外，还有点精神亢奋。病人主要的症状是喘憋，稍一加大活动量就喘憋气促得厉害，除此之外还有胸闷，头晕，口干，尿少，舌红，苔白，舌有齿痕，舌面有浅裂纹，脉沉弱涩，还有就是自觉头顶发热。

西医明确诊断患者是原发性肺动脉高压，经常去阜外医院输液，长期以来门诊服用着西地那非片，说西地那非有些人可能不知道，说那药其实就是"伟哥"估计有很多人就知道了，关键是它还能降肺动脉压。不然有的人还不理解，一个大姑娘家吃啥"伟哥"啊。

我起初从患者虚阳上浮，肺胃阴虚入手，拟从中州伏藏阳气，下焦接引阳气，选用炙甘草汤合祝氏附子磁石温潜法。处方：

桂枝 12g	白芍 24g	大枣 30g	甘草 15g
炮姜 9g	附子 6g	磁石 30g	阿胶 10g
地黄 15g	麦冬 24g	火麻仁 9g	玉竹 15g
鸡内金 10g	马齿苋 30g	芦根 30g	

四剂，颗粒剂，水冲服，日一剂。

附子磁石温潜以降在上之阳，变炙甘草为生甘草补而兼清虚热之用，恐生姜散耗伤阳气，变炮姜温守，加玉竹、芦根亦为清润宁心，马齿苋酸寒亦欲配伍白芍扩大其酸凉收敛之性，以收摄上焦浮阳，鸡内金顺降阳明，以开阳入之路。

处处留心用药，谁知药进四剂，如石沉大海。

为什么没有效果呢？

思索之时，患者旁边的一个小电风扇吸引了我，我说："这个干啥用，这不是开着空调么，这小电扇能干啥。"患者风风火火地说，"这个是她用来吹头的，特别是头顶，一年四季特别热，经常拿这个吹吹头顶。"

思维的火花再一次擦亮了，我想这个不就是风引汤证么！

"至高之巅，唯风可到"！颠顶之热气如此之甚，况阳明之燥土也甚，以阳明之热土从中州伏藏阳气，真可谓是"异想天开"。何况这火本身不是什么邪气，"气有余才是邪火"，此人气非有余，实乃不足，所以这火本就只是人身之气，只是方向不对，都上头了，下去不得。如此一来，治法就有了，改变此风热之方向不就可以了么。好个风引汤，不正是引风汤么。

处方：

干姜 24g	桂枝 18g	附子 12g	生龙骨 24g
生牡蛎 12g	生寒水石 36g	滑石 36g	赤石脂 36g
紫石英 36g	生石膏 36g	磁石 36g	甘草 12g
生地黄 45g	玉竹 15g		

三剂，颗粒剂，水冲服，日一剂。

药进三剂，诸症果然明显改善，喘憋气促明显好转，患者也不似之前那般躁动不安了。虽然有时还是对着头吹个电风扇，但已然感觉头顶那个热可以接受了。出院后患者继续服用上方十四剂，症状明显改善，头顶之热几乎已经除尽，自然也不用小风扇吹了。于是予以调整处方为金匮肾气丸加炙甘草汤，患者病情在相当长一段时间控制尚可。后来病人因不愿长期服用中药，便不了了之。

风引汤原来有六种石头，因为药房没有白石脂，用磁石代替，原方尚有大黄，余以为大黄是为降阳而设，通腑降浊，去除阳降道路之障碍，与我初诊方中鸡内金助阳明降是一个思路。只是我考虑患者阳明无浊邪阻滞，故而弃之不用，至于加附子仍为温潜阳气，生地黄、玉竹当时只是考虑以清润凉血宁心而已。

风引汤原文说是用来"除热瘫痫"，后世大都用来治疗抽搐癫痫等证。我用此方当时只从"引风"上考虑，岂料效果非比寻常。后来我再分析此方，将其拆分为桂枝甘草龙骨牡蛎汤、大黄甘草汤以及干姜和六种石头方。桂枝甘草龙骨牡蛎汤本就是张仲景用来治疗火逆等导致阳气浮越而烦躁的。大黄如我前文所述是用来降阳明的，干姜我想是守中焦之阳的。最难解释的是六种石头，而且还是寒热并用的。

这个问题确实也让我疑惑了很久。后来我还是从引风入手，"风为万物之长"，风对应于人身只是阳气而已，所以引风无非是导引正常的阳气运行而已。那么我们来看这六种石头，石头五行属金，与对应的风阳属性为木，正好是相克的。用相克的金来挡住逆乱的风阳当然是可以理解的。

那为什么要用六种呢?

学过一点《易学》的很容易想到这是六合,宇宙不离六合,即引申到所谓东西南北上下六方。那么是怎么对应的呢,想到这是不是很兴奋呢!

先从简单的来分析,石膏归属于西方,我们有白虎汤作证。

寒水石,自然是北方,一看这名字也跑不了,寒水当然是北方了。

紫石英,自然是南方,《易经》紫色对应是离卦,离卦位居南方。

滑石归属于哪呢?

滑石是已知最软的矿物,我将其归于东方,因为滑石主要作用是用来利窍的,符合东方风木疏通的属性,另外滑石古本草记载其是酸寒属性,酸入东方,所以我将其归属于东方。

那么剩下的只有两个石脂了,一个赤石脂,一个白石脂,自然归属于上下,赤石脂自然属上,白石脂属下,二物都是收涩之品,显然风阳欲从下走,赤石脂收涩不使其下,风阳欲从上走,白石脂收涩不使其上,务必要将阳气收涩在这中土之里。所以我后来选用磁石代替白石脂,亦是取其收摄在上之阳气之意。

阑尾保卫战

一案一得手记——诊余思辨录

这天我在手机里会诊了一位病人,没错就是阑尾炎,慢性的,近期经常出现右下腹隐痛。一个十二三岁的小姑娘,看照片体型有点瘦长,面色有些白中泛青,除了经常右下腹隐痛之外,经常容易感冒,有些挑食,别的没有啥症状。照片发过来的舌象是舌红,薄白少苔,偏润。患者曾经发过急性阑尾炎,后经消炎抗感染治疗转为慢性,经常是无缘无故地发病(患者家属说的而已)。这次因为要期末考试了,可能劳累紧张有关,又三天右下腹隐痛不适了。

我从患者体型和面色推知,患者属于风木型体质,风木型体质一般胃肠功能大都不好,再一问果然平素胃肠功能不好,四末容易发凉。舌苔偏润,我考虑为寒,虽然舌质是红的,但是舌苔不厚,如果是内热舌红,以胃肠阳明经之多气多血之所,哪能有舌苔不厚的道理。如果是阴虚舌红少苔,舌质必然瘦红而少津,因为阴虚火自然旺,哪能有火旺舌润的道理,除非阴虚湿阻,阴虚湿阻口中必然不爽,发黏或甜,再说患者也找不着湿浊迹象。更何况风木体质,木本克土,湿归属于土,所以风木体质很少兼有湿的。

既然是寒，又兼风木偏旺，脾土偏衰，因此我选用了当归四逆加吴茱萸生姜汤来治疗。养血以配肝木之体，消减肝木之用、风阳太过，吴茱萸、生姜散寒，一降一升，内外兼管。开的是原方，量是成人量的三分之二。药进一周，效果不错，隐痛基本上没有了。继续服用两周药后症状彻底消除。改用小建中汤继续间断服用，阑尾炎的问题算是解决了。

后来我看书，看到一本《朱木通经方医案》里面有大量的当归四逆汤加减治疗阑尾炎的，不经拍案叫绝。虽然他是从经方方证入手的，根据原文"内有久寒"，认为这种寒不是水毒之寒，而是下焦之虚寒，病位在厥阴，所以选用此方。我则是根据风木体质入手，结合舌红而润，断其为寒，也算是靠点边吧。只是当时对这种疼痛性疾病，理解并不是很透。以至于后来……

有一天中午，我们科室开会，我吃午饭比较晚，饭后又吃了一个大桃，当时感觉很撑，简短的休息了一会，就去了门诊。当天诊室门窗一直开着，刚开始感觉风吹着还挺舒适，后来慢慢地觉得有点凉，但是一直专注于看病，也没起身去关窗，加上当天病人还特多，一直看到五点多，下门诊的时候就觉得右下腹有些隐痛，胃还是胀胀的，开始后悔中午怕浪费那半个桃而强吃了，导致现在胃还胀胀的，右下腹隐痛我没当回事，感觉就是风吹的。

可是过了三天，胃胀好点了，那个右下腹隐痛不但没有减轻，反而越来越重，以至于夜间疼痛睡眠都影响了，我有点担心是阑尾炎了，自己下意识的不断按压疼痛的地方，真有压痛和反跳痛，不过出于对既往身体的自信，还是强撑着，没有去化验检查，而是给自己开了七剂颗粒中药。症状是右下腹隐痛，胃脘胀满，纳谷不香，口中无味，大便较少，舌红，苔薄黄，脉弦滑。

当时是这么考虑的，权且当阑尾炎治疗，起病因为多食，治疗当以通腑降浊为主，选用了经典的治疗阑尾炎的大黄牡丹皮汤加减，加上冬瓜子、薏苡仁消炎解凝滞，当归、赤芍、红藤养血和络，天冬、玄参润肺解毒，考虑腹痛为阳郁于下，加升麻以升提透发阳气。处方：

酒大黄 6g	丹皮 12g	桃仁 10g	冬瓜子 30g
生薏苡仁 30g	枳壳 9g	当归 12g	赤芍 15g
升麻 9g	天冬 20g	玄参 12g	红藤 30g

药进三剂，不知是天气转暖的原因，还是药效的原因，似乎好了一点，于是我继续服用着。不巧又赶上丈母娘生日，回去应酬了一下，当晚即感觉腹痛难以忍受，第二天因为担心化脓穿孔，终于在他乡做了一个久违的 B 超，结果还真考虑是阑尾炎，不过一听没有发现脓肿，我的心彻底放下来了，当地的大夫非得让我住院说有可能加重，我说我也是大夫你还是给开点药吧，也别

输液住院了（估计当时人家也很无语），他看我那坚定的眼神，最后还是妥协，给开了两种消炎药。我吃了一顿以后，感觉那天上午矢气特别多，不过随着屁放出来后，腹胀腹痛的症状确实好了很多。

随着浊气的不断排出，一下子我的脑子也灵光了起来，我一下豁然大悟，原来这个痛是寒气而已。我之前只看到舌红苔黄，却忽略了腹痛因寒而起，腹痛因寒加重，再有一个口淡无味我也给忽略了。食物放到外面温度高一点，久了就会馊臭，但是你把它放冰箱里冻上就感觉不到它的气味了。引申一下，人身有热的时候，自然会有那种浊气的味道，比如口臭；如果是寒，自然就没有啥气味了。所以这个口淡无味实际上就是一个典型寒证的表现。而且那个苔黄并不厚，而是薄黄的，显然肠道中的有形浊邪是不多的。我之前的处方，虽然有当归、桃仁的温，但整体是寒性的多，所以是不对症的。回到家后，我立马调整处方为当归四逆吴茱萸生姜汤，吃了三天后症状就完全缓解了，头几天也是矢气特别多。巩固地吃了一周，那之后再也没犯那该死的痛症了，阑尾总是保卫下来了。

后来我再思索这个阑尾保卫的过程，我发现这个痛证，本来就是一个大大的寒证。《黄帝内经》中《举痛论》篇记载有十四种疼痛，里面有十三种疼痛是跟寒相关的，仅有的一种热，还是因为热气导致肠道闭塞出现的。我以前对于痛证的理解是，痛则不通，不通是因为阳气不通，阳气被困结住了，所以才会疼痛。只是我当时没有进一步思考，是什么困住的这个阳气，很显然是寒气，因为"寒主收引"嘛，除此之外也只有有形的邪实了。所以说，但凡痛证，如果没有有形的邪实困阻，还是多应从寒上去琢磨琢磨。不光如此，我们的中药止痛药，大多也是散寒的。跟西药阿司匹林一样，阿司匹林本来就是解热镇痛药，大剂量的使用是可以发汗镇痛退热的，其实从中医来看就是散寒止痛罢了。

不曾想两年以后的一天，复因感寒，内伤生冷，旧疾复发，仍以当归四逆加吴茱萸、生姜汤，续服五剂症状痊愈。苦于继续服用汤剂，本以为就此作罢，几月下来病情稳定。只是好了伤疤忘了疼，不承想夏日又被寒凉饮食所伤，加上整夜空调外寒袭表，一日腹痛又作，强忍疼痛赴院上班，终因疼痛不支，卧床养神。同事见状，急急联系外科，我当时脑路为浊气所主，疼痛难耐，不知所措。于是就此手术割舍了肿大的阑尾，病证也就此根除了，也算是一大快事，只是阑尾保卫战就此也宣告失败了。噫！医不自医，其实并不在方之难得，而在发病之时，尚能保持清醒头脑是很难得的。

变动不居的血压

　　高血压是一种很常见的心血管病，针对高血压也有多类降压药，只是目前现代医学对于大部分高血压的原因尚不明确，所以大部分高血压是无法根治的，需要长时间服药。其实长期服药也就算了，毕竟现在的大多数降压药是很安全的，但是有些人的高血压，用老百姓的话说是忽高忽低，吃药吧又担心它低，不吃吧还贼高。

　　你可能会说，那是没有选对降压药，其实这种说法不对，至少不全对，因为这些血压忽高忽低的患者，经常会告诉你他之前服用这种药一直都很好的。所以对于这种血压忽高忽低的患者，我一般都不会更换他的降压药，而是帮他找原因，大多数情况加点中药汤剂就调整过来了。

　　这是一位五十九岁的老大妈，体型胖胖的，自己说是乏力，但是说话声却是粗粗的。患者高血压有十多年了，这次来门诊看是因为莫名其妙的血压突然上升至200/120mmHg，休息一会血压又降至正常了，此前一直服用氨氯地平降压，血压控制得很不错，大都在120/70mmHg左右。

　　患者到我这来看已经是几经周折了，到处检查了一大通，也没发现什么，有大夫就说这是神经官能症，建议去吃点中药，经人介绍到我手里了。详问病史这种变动不居的血压已经有一个多月了，高的时候自己加一片氨氯地平，一会能降到90/60mmHg，一天这种突然高的血压得发作两三次。发作时稍感头晕，主要是犯困，乏力。

　　我一看舌稍黯，苔薄黄，脉沉滑。从这舌脉看也断不出什么虚证来。于是我从这个变动不居入手，很容易就联想到只有风木可以这样变换，古人说"风善行而数变"，因而推知这个一定跟肝木相关。既然没有明显的虚，那就是实或者郁，肝木实证肝火上炎显然也不是，那就只有肝郁了。患者又是那么紧张，所以我断为肝郁。

　　于是我接着推理，这个肝木郁，最容易影响的是脾胃，一问果然食欲缺乏，发作时胃脘胀满，偶尔打嗝，大便次数多，但是不稀。很显然影响到胃的降浊功能了，脾的运化升清能力影响尚不明显。部位有了，接着推断其寒热，舌苔薄黄，感觉是热，但是舌体并不红，况且如果是肝郁化热，热邪必然夹胃中不降浊物而生苔，而且还容易出现胃脘灼热，这些情况都没有，所以光一个舌苔薄黄推知是热，还得在心中暂时打个问号，至少这个热不重。

那么如果是寒呢？

似乎就更无从推知了，除了胃胀靠点边外，因为《内经》说"脏寒生满病"。不过我还是试着问了问是不是矢气很多，患者说确实是。再一问矢气不臭，我想这个是寒证已经有准了，那个薄黄的舌苔可以解释成郁久之后产生的一种浮游之热。这个寒当然不是脏腑的虚寒（舌脉已经推断虚证不明显），我分析像这种客寒要有所附属，也就是必然兼夹些其他邪气或者他本身造就出来其他邪气。否则寒只是一种气，很容易就被人体的正气给灭了，不会作怪那么久。寒容易相兼的大都是风湿饮，或者有形之物如食积。风寒一般我们都感之于外，另外这个患者也不存在什么有形的食积、瘀血，那只有湿和饮了。饮证的喘咳浮肿都没有，那就只剩下湿了，再回过头来看患者乏力、犯困，跟湿邪还是相关的。

所以我辨证为肝胃不和，湿阻清阳，清阳被遏，遏久到一定程度冲开其郁，故而阵发头晕，血压骤升。清阳蓄积日久冲开上行之后，其郁暂缓，气血暂时调畅，故而骤升之后，血压又骤降。选用四逆散合平胃散加减。处方：

柴胡 12g	赤芍 15g	枳实 12g	苍术 15g
厚朴 12g	陈皮 15g	砂仁 6g	当归 12g
川芎 12g	鸡内金 9g	白豆蔻 6g	薏苡仁 20g
通草 8g	羌活 6g	防风 6g	焦神曲 10g

七剂，颗粒剂，水冲服，日一剂。

一周后，欣喜来告，药进三剂后诸症若失，现在血压已经平稳，恢复到以前的120/70mmHg左右了。犯困已经完全没有了，乏力也明显好多了，饮食已经恢复正常，矢气还有些，但比之前也明显减少了，就连大便次数也明显减少了。再一看舌黯偏淡，苔薄黄略润，脉沉滑。于是我稍作调整，仍以前法继续巩固。患者有肩周炎病史，稍加补肾兼能除湿的桑寄生，延胡索活血通经止痛。处方：

柴胡 12g	赤芍 15g	枳实 12g	苍术 15g
厚朴 12g	陈皮 10g	砂仁 6g	当归 12g
川芎 12g	白豆蔻 6g	薏苡仁 20g	通草 8g
羌活 6g	防风 6g	焦神曲 15g	荆芥穗炭 6g
延胡索 6g	桑寄生 15g		

十四剂，颗粒剂，水冲服，日一剂。

药后患者诸症平复。

这个患者的血压波动，很显然是因为肝郁所致，兼有寒湿之邪气，所以才会忽高忽低，变动不居。因为变动不居的特点跟风的特征相像，运用五行学思维，很容易考虑肝木相关。所以我临床上遇此种病例，大都从肝上考虑，进一步判别其寒热虚实，兼夹邪气，血压波动问题往往能迎刃而解。

 # 饮水的瓶子

这天我从手机接诊了一位外地女性患者，主要症状是睡眠不好，梦绕纷纭。有一个特点是不能平卧睡觉，只能侧卧睡，平卧休息一会就觉憋气难受。患者四十岁左右，看其面色是苍黄稍欠润泽，平素有些咳嗽，通过手机发过来的舌象并无异常，淡红舌，薄白苔。细问饮食、大小便正常，月经量偏少，其他方面还好。

这样一个患者，症状本来就不多，还是远程看的，无法切脉，辨证相对困难些。所以我根据以前的经验还是从其发病的特点入手，这个病人的特点很显然就是不能平卧睡觉。

为什么不能平卧睡呢？

为什么呢？

这个我以前还真不知道，直到有一次病房里的一个病人因为胸闷咳嗽住院，当时我根据六经辨证处方以小柴胡汤合小半夏汤加减，病人胸闷咳嗽症状很快就解决了。出院的时候，病人没想到病情这么快就恢复了，还有就是十几年来一直左侧着身睡觉，不能平卧睡，右侧卧睡也不习惯，住院这最后几天居然也神奇地消失了。

病人很惊奇，我也却觉得很诧异。

回过头来思考这个问题，我想这个病人我是从肝郁痰饮上辨治的，肝郁的病人多得很，也没见几个说过不能平卧睡的。痰饮呢，倒是有小青龙汤的"咳逆倚息不得卧"的症状，但是这个不得卧，之前的理解是不能平卧也不能侧卧，需要半坐卧或坐位呼吸。

再想想关键是这个病人就是从痰饮辨证，结果通过治疗症状解决了。那她只能是痰饮导致的。我当时猜想这个痰饮应该跟小青龙汤的所治疗的痰饮不一样，这个病人痰饮偏于一侧，而小青龙汤治疗的"咳逆倚息不得卧"的症状，它的痰饮是两侧都有（其实后来想想小青龙汤照样也可以治疗一侧有痰饮的）。这个病人的痰饮在左侧，平时因为右侧没有痰饮，本身气之升降出入易从右侧出入升降，也就是说平时右侧可能就处于一种代偿状态。所以左侧卧时，右侧心肺之气升降出入不受影响，因此病人没有症状。平卧或右侧卧时，痰饮受重力作用，向右侧浸润，影响到本身无病的右侧心肺气机升降出入，所以就出现症状。

从那以后我开始留意身边这些病人，但凡有不能平卧，只能侧卧的，我都从痰饮上去考虑，结果收效都还不错。

后来我升华到水瓶理论，好比是一个喝水的瓶子，里面装了些水，你把它放平了，水就上盖子这头了，也就是水饮上冲心肺了。你不放平，使劲晃悠晃悠，这个水也会跟着你晃晃悠悠，上到盖子这头来。相对于人身，那种经常晕车的人来说，体内肯定有痰饮。车子晃悠晃悠，体内的痰饮也跟着动了起来，上冲心肺，上泛清阳。之所以晕车的时候会出现恶心呕吐头晕等症状，那都是车子晃悠动了体内的痰饮缘故。我以前看人家人晕车，都会吃点生姜，只是从生姜止呕上考虑，明白是痰饮的问题之后，我恍然大悟原来生姜在这是治水饮的，通过治疗水饮达到止呕吐的目的。

进一步思考，这个痰饮原来在体内待得好好的，你不去晃悠它，可能很长时间你们会相安无事。外在的力不晃悠，保不住内在的力不去晃悠它。

这个内在的力是什么呢？

我想也只有肝木了。所以那些肝郁化火的，或者肝阳化风的，必然会去牵动这个本有的痰饮而发病。大小青龙汤治疗的痰饮问题，这个不是外在的力引起来的，也好像跟内在的肝没有关系，其实要是想想这个青龙本就属于东方肝木，怎么能跟肝没有关系呢！仲景的相关大小青龙条文，我理解的是外寒激发了肝阳，进一步才引动了内饮，所以出现了各种变动不居的水饮证。

回到文章开头的那个病人，我很自然地就考虑是痰饮在作祟。另外根据其睡眠差，多梦，面色少泽，月经量少，断其有血虚。因此处方为苓桂术甘汤合四物汤加减。

药后患者反馈，药进三剂时，睡眠就明显改善了，七剂药后十几年的不能平卧的症状完全解决了。

得知病人症状迅速消失，我也很开心，拿起来水杯来喝了几口水。其实当初我想明白这个问题的时候，也是因为多喝了几口水。

模糊的眼睛

人们常说"眼睛是心灵的窗户"，其实从中医来看，眼睛不光是心灵的窗户，也是五脏六腑的窗户。因为《黄帝内经》说"五脏六腑之精皆上注于目而为之睛"，也就是说眼睛汇集了五脏六腑的精气，通过检查眼睛可以探知脏腑精气的虚实，好比是又开了一扇窗。

中医学还有翔实的五轮学说，用来解释眼睛与五脏六腑的关系。执简驭繁，眼睛的问题主要归属于肝、血和精。五脏中"肝开窍于目"，又有"目得血而能视"之论，加上"五脏六腑之精皆上注于目而为之睛"，因此我理解的眼睛问题主要在肝、血、精上。

这个患者是一名六十六岁的女性，主要问题是近半年来视力下降明显。眼睛问题，来我们心内科就诊总感觉不对劲，其实患者是听病友介绍来看失眠的。一问不光失眠，最重要的问题是眼睛。因为眼睛的问题已经四处就医，也没见啥好转，最后定性成一个"黄斑变性"。近期因为失眠严重，这才经人前来就诊。

患者形体偏瘦，面色苍黄少泽，除失眠多梦，视物模糊之外，还有稍有活动就气短的症状。舌体萎软，有齿痕，舌苔薄黄，脉弦软。纳可，二便调。

因为考虑到患者可能是因为眼睛的问题，而导致的睡眠不好，所以我先安抚了一下患者，"你这个半年了也跟原来一样，至少说明发展比较慢，我给你一块治治看，兴许能好些。"患者一听感觉有些希望，强打起来精神来。

从虚实辨证，很显然患者是一个虚证。失眠也好，多梦也罢，眼睛视物模糊，都指向一个问题，那就是血的问题。再看患者面色以及脉象，血虚的问题跃然纸上。但是患病部位在眼，眼的问题当从肝、血、精上考虑，所以我断其为肝血不足。精的层面，似乎不能简单归属于肾亏，毕竟肾虚的腰膝酸软等症无迹可寻。既然不是局部的问题，我想这个应该就是整体的问题，自然就是五脏六腑的精气亏少了，不能上注于目，所以视物模糊了。

怎么治疗呢？

针对整体的亏少，当然得从后天脾胃来调补，所以我心中有了初步的处方那就是补中益气汤或者归脾汤。

归脾汤是治疗心脾两虚证的，简单地说是可以补益气血的，对患者血虚失眠应该有效。但是归脾汤方中药多重而少灵动，正如方名它是要归养脾土用的，故药大都是作用在中焦脾胃的。

那么补中益气汤呢？

虽然略不同于归脾汤，但是其药上焦、中焦各半。所以对于眼睛这个精气不能上注来说，我还是选择了补中益气汤。对于这个燃眉之急，补中益气汤这个近邻，要强于归脾汤这个远亲。

因为患者舌苔薄黄，诸症又无实热可寻，自然是虚热所致。此虚热只能归属于阴虚导致的阳热稍亢了，毕竟视物模糊也算是虚热的一种，所以《内经》关于病机十九条也有"诸转反戾，水液浑浊，皆属于热"之说。

患者因为虚热，瞳神之水浑浊，自然视物就模糊了，所以我加了杞菊地黄丸。一方面清在上之虚热，另一方面又可补精血，一举两得。考虑到丸剂具有缓补作用，我直接开的杞菊地黄丸，同时为了方便患者服用，补中益气汤也没有开成汤剂，直接开的中成药补中益气颗粒。

两周后患者复诊，失眠的症状明显改善了，视物模糊也有了改善，关键是患者情绪较第一次来明显好转了，感觉药既便宜还有效。我继续给患者信心，每两周给开一次补中益气颗粒和杞菊地黄丸。在三个月后，患者自觉症状明显好转，居然又重新去发挥余热去了，找了个工作上起班来了。

这个案例看似平常，其实这种平常的案例在薛己的《内科摘要》里面很多，他的医案中往往就是归脾汤、补中益气汤，或者逍遥散、六味地黄丸等几个原方，不经意地就把病人给治好了。当时总感觉这个有点玄，直到这个患者模糊的眼睛居然有此等疗效，便开始深信薛己，更加佩服东垣先师的伟大了。

🌊 厌食的小子

这天晚上我值夜班，外面风雨大作，我心想今晚夜班应该会很轻松，住院的病人多半不会有啥事，因为风雨乃天地阴阳交媾之象，天地阴阳气交，人体阴阳之气也容易受气感化。这也是为什么很多人在下雨天更容易保持头脑清醒（我就是这样），因为阳气容易跟随雨水下降而下降。

我打开书看了起来，忽然电话铃声响起，我心惊了一下，还以为出啥事了，原来只是一个远道的朋友要来看病。我说这大雨天的，要来就来吧，何况从外地过来，晚上再怎么忙也得给你们看看。半小时之后，朋友领来了一波人，我问："你们谁看啊！"一个小孩被他们推到了我面前。

小孩很拘谨，瘦瘦的，很骨感，看着大约七八岁孩子那么大，一问年龄超乎想象，居然十二岁了！还真是比较瘦弱矮小。再一问要看什么，原来小孩子从小厌食。据小孩母亲的话说是，几乎不怎么吃饭，每天就喜欢可乐、雪碧、冰激凌之类的东西。刚开始他们还管管，后来一看小孩也不爱吃别的，也就随他去了。

听朋友说我能给看看，这就带了过来。我诊察了一下小孩，面色黄暗，全身皮肤偏黑，查手心偏热，舌淡红，苔白，脉偏弦。询问是不是好动，是不是经常肚子疼，是不是厌食油腻，家属频频点头。

这是一个典型的厌食症，心想这个没得说了，落咱手上肯定能给治了。我之所以这么自信，是因为我的恩师王焕禄老师。

王老师从伤寒大家陈慎吾，临床多注重后天脾胃和先天肾元的调养，擅长内科杂症的调理，虽已年逾八旬仍坚守在一线，真的是一位德高望重的临床大家。我侍诊其左右时，经常看到这种厌食症的小儿前来治疗，疗效真的不是夸大，那是杠杠的！一个印象特别深刻的小患者，之前因为厌食前来就诊，经过两周的治疗小朋友第二次来复诊时，竟然拿着馒头进来一边吃一边看着。

对于这种小儿厌食症，王老的治疗不同于一般的健脾和胃疗法，他除了强调后天脾胃，也非常注重先天肾气。王老比较推崇万全的《育婴秘诀》中所论的"小儿脾常不足，肾常虚"，认为小儿厌食大都因脾肾不足所致，治疗总体立法以健脾补肾为主。王老常以生黄芪、山药、龟板、黑芝麻健脾补肾，配以鸡内金、谷麦芽等消食助运之品，使其补而不呆，消而不伐，临床往往获得佳效。

《内经》说"脾主信"，这个"信"可以有多种理解，我常理解为信号、信用，也就是说脾是主管身体发出信号的，当身体信号不灵敏时，我常从脾来治疗。

很容易想到这个厌食，就是身体没有接收到进食的信号，所以应该是脾出了问题。

但是细想一下，光是没有接收到信号，还不至于讨厌。厌有嫌恶、排斥之意，也就是说自己觉得已经满足了，排斥饮食。

讨厌又是因为什么呢？

我想应该是肾的问题。因为《内经》说"肾者，主蛰，封藏之本"，所以有"肾主蛰藏"之说，也就是说肾主管的是身体藏纳的这一块。

藏纳也好，闭藏也罢，但是为什么会讨厌呢？

打个比方，就好像电梯里挤满了人，已经关好门了，这时候有人还非得打开门要挤进来，挤在电梯里面的人就会讨厌这个非要打开门进来的人。

厌食也是如此，因为身体自己觉得已经满了，不需要藏纳了（进食了），所以开始讨厌起来。而实际上并非如此，自然是肾出了问题。

回到这个病人，我仍以王老的小儿厌食方为主。患者黑瘦，偏于筋骨体质，平素好动，考虑肝气偏旺，所以我没有选用黄芪，增加了青皮、钩藤平抑肝气，加了白芍、甘草缓补肝急；患者手心偏热、舌苔白，考虑兼有食积，所以加了陈皮、苍术等药。处方：

龟板 8g　　　鸡内金 8g　　　谷芽 12g　　　山药 8g

黑芝麻 8g	杏仁 6g	灵芝 6g	徐长卿 8g
陈皮 6g	青皮 3g	钩藤 6g	炙甘草 6g
白芍 8g	麦芽 12g	焦山楂 6g	苍术 8g

十二剂，颗粒剂，水冲服，日一剂。

说来也巧，患者两周后来复诊，又是我值夜班，又是一个风雨交加的晚上。不过患者症状明显改善了，有了食欲，知道饥饿了，腹痛也未发，手心仍偏热。查舌偏红，苔薄黄，脉弦。大老远的冒着雨又来了，怎么也得调调方，考虑食积已不明显，所以去了苍术、陈皮，舌偏红苔薄黄，有阴虚内热之嫌，将炙甘草改为甘草补而兼清，去了钩藤改作丹皮凉肝清热。处方：

龟板 8g	鸡内金 8g	谷芽 12g	山药 8g
黑芝麻 8g	杏仁 6g	灵芝 6g	徐长卿 8g
神曲 6g	甘草 6g	白芍 8g	麦芽 12g
焦山楂 6g	枳壳 3g	青皮 3g	丹皮 3g

十四剂，颗粒剂，水冲服，日一剂。

此方前后稍作调整治疗近两月，患者进食已经明显改善，之前的厌食症算是彻底治愈了，也安静了许多，小儿也长了十多斤。

小儿厌食，可能是很多妈妈的心病，因为在妈妈看来，总想让孩子多吃点，吃好点，吃得壮壮的。小儿一不进食，有的就心急如焚，各种招都上，有哄的，有吓的，有灌的，有逼的。其实小儿厌食，有很多种情况是家长喂养不当导致的，一贯宠着小孩，吃了过多的寒凉冷饮或者瓜果梨桃，又或者是填鸭式喂养，导致脾胃运化不及，或者是打骂导致惊恐伤及肾气。

总之小儿脾肾常不足，尤需注意护养。小儿相较于四季，对应于春天，养护应该如《内经》所说"生而勿杀，予而勿夺，赏而勿罚"。

🌀 不一样的腰背痛照样逍遥

腰痛这个症状可见于多种疾病，外感、内伤、外伤都可以导致。治疗腰痛的方法也很多，外伤多从活血祛风除湿入手，内伤多以补肾利湿活血为法。下面这一例腰痛，治疗方法稍别于常法，是以为记。

这天病房收了这么一位老太太，患者中等身材，是坐着轮椅被推进来的，我一看患者表情很痛苦，赶紧给患者安排到病床上。一问痛苦源于后背，间断性疼痛，以前做过心脏支架手术，于是赶紧给安排上了监护仪。一边给做心电图检查，一边继续详细追问病史。

原来患者后背疼痛间断发作已经有两周了，以左侧明显，改变体位时明显，特别是平卧位加重，坐位或者侧卧位疼痛症状可逐渐缓解，左侧后背疼痛可向右侧后背部及双侧胁肋部放射。问到这我倒放心了，至少不是心绞痛了。现在看来这个可能是局部骨头或者肌肉的问题。再继续详问，原来患者十年前在外院做过一个支架，术后常规服药治疗了三年，后来因为出现消化道症状，自行停用了所有治疗心脏病的药物，平素有胃灼热反酸症状，间断服用摩罗丹、养胃舒等药物治疗。患者还有糖尿病病史，病史已经七年多了，近三年才开始规律服药治疗。骨关节病史多年，近年来几乎每年会去局部注射玻璃酸钠治疗。八个月前因为腰椎骨折，当时给做了骨水泥手术。近两周这个腰背痛也没有啥诱因。除此之外，尚有大便偏干，夜间因为疼痛严重，经常是坐在轮椅上面睡觉，所以睡眠质量特差。查舌质稍黯略淡，苔薄少而黄，脉弦软。腰椎4～5棘突压痛明显，两胁下苦满不任按。

很显然这个不是心绞痛，而是一个骨关节的问题，我想门诊医生是一看患者支架术后，又没有规律服药，加上后背疼痛，也就没有详细问了，直接给收了上来。我再三追问方知，患者一个月前曾不小心从沙发上出溜一下直接坐地上了。我想那个应该是挫伤骨关节了，于是就给安排了腰椎CT检查。

中医处方，刚开始从骨挫伤入手，选方活络效灵丹合复元活血汤加减，考虑患者久痛伤津耗气，所以舌苔薄少而黄，夜眠不安，舌质暗淡。另患者被疼痛所烦恼，兼有肝郁气滞之象，所以两胁苦满不任按，疼痛向两胁放射。所以我在活络效灵丹和复元活血汤基础上加了生脉散，以及疏肝理气之药。处方：

乳香 6g	没药 9g	桃仁 10g	酒大黄 6g
地黄 15g	茜草 15g	豨莶草 30g	伸筋草 30g
川楝子 9g	北沙参 15g	麦冬 15g	当归尾 9g
佛手 9g	青皮 6g	生麦芽 30g	生代赭石 15g

三剂，水煎服，日一剂。

三天后，检查结果出来了果然是腰椎骨折，只是中药汤剂和西药静脉滴注骨肽等药治疗效果不明显，患者依然是夜不能眠，局部外用止痛膏药也不能缓解，疼痛剧烈时仅以止痛药暂时缓解。骨科会诊也是没有好办法，建议对症处理，定时加用止痛药物。

患者是一脸愁容，我也是一头雾水，不知从何下手。不过我有一习惯，就是每每苦思不得其所之时，会退到最简单的理论去考虑。我一想这个疼痛无非是筋骨肉的问题，"肾主骨""肝主筋""脾主肉"，也就是说这个无非是肝脾肾的问题。很显然患者是肝郁而脾肾亏，那么就从这治好了。肝郁脾虚的时

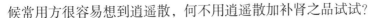

候常用方很容易想到逍遥散，何不用逍遥散加补肾之品试试？

于是我调整为逍遥散加减。处方：

当归 12g	白芍 15g	柴胡 9g	茯苓 9g
白术 9g	炙甘草 6g	薄荷 6g	生姜 6g
防己 12g	狗脊 20g	续断 15g	生杜仲 15g
伸筋草 30g	豨莶草 30g	络石藤 30g	酒大黄 6g

因为患者几日来大便不畅，所以加了酒大黄以通便，对逍遥散加补肾之品治挫裂伤的腰背痛没有把握，还加了伸筋草等通络之品。

四剂药后，患者症状居然减轻很多，夜间服下止痛药后，能静卧休息了。但是肋骨还是有压痛，胸胁尚有苦满，于是我将上方柴胡换成丹皮、佛手以兼理肝经血分，去白术以防壅闭肾气，增桂枝、桑枝、油松节通络止痛。处方：

当归 12g	白芍 15g	丹皮 12g	茯苓 9g
佛手 12g	炙甘草 6g	薄荷 6g	生姜 6g
防己 12g	狗脊 20g	续断 15g	生杜仲 15g
伸筋草 30g	豨莶草 30g	络石藤 30g	酒大黄 6g
桂枝 9g	桑枝 30g	油松节 30g	

上药后四天，患者症状明显改善，止痛药已由此前的六片减至夜间一片了。于是继续服用一周，患者夜寐安宁，腰痛胁痛居然神奇地痊愈了，止痛药也都给停了。

这样一个看似外伤所致的腰痛，我起初予以外伤常法治疗，结果效果不佳。后来我不纠结于疼痛主症，从肝、脾、肾入手，以逍遥散疏肝健脾加补肾之品，却使患者症状迅速得到了缓解。我想这个应该是疏肝健脾补肾，调和了脾胃，气血生化之源得开，筋骨肉的气血得以补益，所以睡眠好了，疼痛也随之缓解了。当然如果不加用那些通经络之药，我也不敢断定就一定有此速效。显然不加用逍遥散，而是初起方那样加通经络之药，是没有此疗效的。

伤寒 or 温病

那天我正准备结束下午的门诊，突然进来几个人，我一看原来是一个实习的学生带了两个人进来，其中一个年轻的女性，一看就有病，我问是怎么了。学生说:"老师您帮忙看看,我朋友发烧一直不退,十多天了。"我让她坐下,仔细地面诊了起来,患者头面油垢,面色偏白,身着重裘。他们接着叙述着患者的病情。

原来这姑娘十多天前因为阑尾炎,在我们这做的阑尾切除术,术后伤口恢复还好,后来要出院了突然感冒发烧了,好在阑尾切口处没有感染,很快拆线了。但是发热一直未退,也用了多种抗生素治疗,之后又从外科辗转到了呼吸科。刚开始是一整天都发热,现在是一到午后就发热,发热前有恶寒,一直烧到黎明,就逐渐热退身凉了。第二天接着如此,这种情况已经有十多天了。

我一听这个发热类型,不就是往来寒热么!咋那么像《伤寒论》中的小柴胡汤证呢,再问患者还真有恶心,不欲饮食。问着问着越来越像小柴胡汤证原文记载的"心烦喜呕、默默不欲饮食",此外还稍有咳嗽,再看舌象,舌淡红,苔薄白,脉沉细弱。

我想这么典型的小柴胡汤证,之前的医师怎么可能会漏掉呢?正准备下笔处方时,一看患者此前服用的药方就是小柴胡加减方。但是患者说那个药方吃了好几天了也没见疗效。

我开始怀疑辨证的准确性了,于是我看了再看患者舌头,舌淡红,苔薄白,舌面偏润,舌质偏嫩,脉象没有问题确实是沉细弱。我想这个莫非不是伤寒,而是温病,温病中湿温证可以经久不解反复发热,但是我以往治疗的湿温病证不少。大多舌苔偏腻,因为舌苔腻是湿邪的一个辨证标准,但是这个患者舌苔怎么看都不是腻的那种。莫非还是伤寒,只是前面那个医师的药方小柴胡加减用药不对,所以没有疗效。心中有疑惑,没敢孟浪下笔处方。

其实如果患者舌苔腻的话,我会很快断定它就是温病中的湿温,但是这个舌苔不腻,我还是有些疑虑,不过出于多年经验的积累我刚开始还是有点倾向是温病。于是我还是盯着这个舌象不放过,进一步细思。

我想伤寒,邪从外入,先侵太阳,而后一路入内;而温病从口鼻而入,虽说有外邪因素,但是我认为温热之邪是人体阳气透发不及,郁于体内所致。也就是说我理解的温病是热自内出,因为有风邪、湿邪阻隔,热透不畅,故而有风温、湿温之别。伤寒是寒邪侵扰,阳气或被困而发热,或被伤而退化成阴证。温病是,热自内起,风湿阻隔,风湿一退,热便透发,温病自解。所以伤寒证,有发热,必然舌面不润,因为热因寒困,阳气抗邪力强方能发热,阳热亢津液必少。而温病,热自内起,初起热力尚微,津液必随热而上达,故舌面必润,后期热甚津伤,另当别论。所以小柴胡汤证中仲景有说"舌上白苔者",我想这个白苔必然是不润的,而湿温证的腻苔虽因湿阻,热自内透,必然是湿润的。想至此感觉一下豁然明朗,柳暗花明的感觉。

但是我还是下意识地探察了一下患者腹部，如我所料，果然没有明显的胸胁苦满，倒是胃脘部有轻压痛。这下我敢断定一定不是小柴胡汤证了，因为在张仲景《伤寒杂病论》中胸胁苦满这一症状，对于其他几大主症来说，更为重要。没有胸胁苦满，基本上可以否定小柴胡汤。不是柴胡系汤证的伤寒，这个当然更不是桂枝、麻黄类方的伤寒了。

那不是伤寒，是否就一定是温病呢？

当然不能这么定，因为发热还有内伤发热呢，毕竟患者手术后元气虚损是有的。但是因为患者发热前有恶寒，而且还很明显，前人说"有一分恶寒便有一分表证"，很显然不是内伤发热。

于是我继续分析，患者发热，显然是阳气被困阻住了，阳气不得入于阴中，浮散于身之肌表，所以出现发热，如仲景所说"阳浮者热自发"。

阳气浮越于表，是什么邪气阻隔的呢？

温病中的邪气最常见的无非两种，很显然，风温证的头痛、咽痛诸症皆没有，风温自然不是。那只有可能是湿温了，湿邪困阻出现恶心，不欲饮食是可以理解的。所以我处了一张三仁汤加大豆黄卷、焦神曲加减方，总共开了五剂。

患者因为住院时间近一个月，发烧也半月有余，虽然一直也没有退烧，但是血常规提示白细胞一直是正常的，现在感觉体力较前稍有好转，虽然热没有退，还是想着出院先回去休养。出于高度的信任，打算回家就吃我的中药看看了。临走时我坚定地告诉患者这个烧退不难，吃几剂药一定会退的，不过不要吃抗生素了。

几天后我碰到那个带她来看病的实习生，他告诉我说那个患者的烧早就退了，吃了大概两剂药后就退了。我也回答那个就是湿温，这个方子退烧是经得起考验的。

太阴天地的差异

这天我收了一例特殊的高血压病人，患者是一位小伙子，32岁，高血压病史有一年了。其实特殊不在高血压上，在于其右侧鼻腔出血。

患者平素血压控制还可以，五天前的晚上突然出现右侧鼻腔出血不止，去一家医院简单给与填塞止血，结果大半夜流血还是不止。又去一家耳鼻喉专科医院就诊，建议行手术治疗，因患者血压较高（170/110mmHg），考虑手术风险大，还是跟前一家医院一样给予填塞止血。可是这个血这样是止不住啊，怎么办呢，还得手术，但是必须先把血压降下来，这就给推到我们住院来了。

我接诊病人一看，患者面色苍白，双手护着胃部，一副痛苦面容。家属见大夫来了，赶紧接茬问："大夫麻烦赶紧给我们把血压降下来，等着去手术呢，这个鼻出血老不止五天了。"

我一看右侧鼻子塞着棉球呢，一问是昨晚刚弄上去的，棉球也没见有多润，我说："这个应该止住了，没见从棉球渗出血来啊。"

患者摇摇头说："都从口腔倒出来了。"说着说着吐了一口血水，只见旁边一袋子染上血迹的卫生纸。

我安抚了一下，"您这个先别急，这刚量的血压也就 140/95mmHg，你鼻子出血咋还胃不舒服啊。"因为我注意到患者手一直揾着胃脘部，患者感觉很痛苦的样子。

原来患者除了鼻子出血，还偶有头晕不适，主要的症状是胃脘胀满胀痛，进食很少，一吃东西就吐，膝关节、髋关节酸痛，睡眠因为鼻子出血所以很差，小便黄，大便近几天倒是每天都有，量比较少。再一看舌非常淡，有齿痕，苔白腻，脉沉。

问诊的过程中，患者家属拿出一堆化验单来，我一看各种淀粉酶、肝肾功能、凝血功能都正常，只是白细胞计数稍微高一点。再问患者最近吃啥药来着，家属拿出一袋子药来，我一看有消炎的头孢抗生素，调整菌群紊乱的双歧杆菌胶囊，还有止血用云南白药胶囊，还有一盒降压的替米沙坦片。

我拿起替米沙坦药盒问，"其他药先都别吃了，这个降压药吃多久了。"

患者不耐烦地说："就这几天开始吃的，平素都不吃降压药，偶尔高一点，这个药吃了几天也不管用啊，您快给换换吧。"

家属在一旁也是焦急地补充道："还有这个老是吃不了东西，怎么办啊，赶紧看看这个，一吃就吐。"

我问是不是喝酒喝的，家属一听就耐不住了，果然患者鼻出血腹胀痛前好几日，每天都有喝酒，一般都得半斤白酒左右。

我查了查患者腹部，胃脘部压痛明显，其他没什么发现，考虑到患者血压还可以，我建议患者还是继续服用替米沙坦片降压。因为各种化验都没啥事，所以我建议加点中药治疗一下这个腹胀腹痛。

我从患者鼻出血考虑，中医叫鼻衄，出血无非是两种情况，一种是热所致，这个热又分虚热、实热；另一种是气不摄血所致。这个病人比较年轻，慢性病也不多，并无气短乏力等气虚症状，虽然舌淡，不欲饮食，但是胃胀苔腻，显然不是气虚的那种，那么肯定就是热了。患者没有手足心热，潮热盗汗等阴虚表现，显然阴虚内热是不成立的。

那就肯定是实热了，可是这个实热怎么舌色淡，而不红呢？舌苔白腻却不黄呢？

暂且放一边，进一步分析病位，很显然鼻衄病位在肺，"肺气通于鼻"嘛！那就简单了这个热是肺热，而非胃肠实热，所以舌不红苔不黄。不仅如此，这个胃肠非但不热，反而有寒。因为有寒所以舌淡，考虑酒毒所伤，脾胃阳气不健，胃阳以下行为顺，胃阳不足，寒湿停滞中脘，所以腹胀腹痛，阳气下行受阻，转而上逆，所以恶心欲吐。如此一来，病机就简单了，是肺热脾寒。

可是同时太阴经，手太阴肺主天气，足太阴脾主地气，天地之气时常沟通，经络相连，温足太阴脾，难道就不会增手太阴热；清手太阴肺，就一定不会凉足太阴脾吗？如此两难之下，如何处方呢？

我平素治病多从驱邪论治，我认为治病当以驱邪为根本目的，虽然有时机体虚损不耐用药驱邪之时，只能暂时补益，但是功能一旦逐渐恢复，目的还是驱邪。总之只有驱邪才是真正治病。

所以此病我也从驱邪入手，就足太阴脾来说，显然是湿阻气机，清阳不升；就手太阴肺来看，因为血分有热，所以络脉受损。那么只要清除足太阴脾之湿，清气上升，阴津必然上承，何虑增肺热。清肺血分之热，不用黄芩之类苦寒的药，但以白茅根之类凉润流动的药，不至于凝滞气机，寒凉伤脾。

于是我处了香砂平胃散加减。处方：

苍术 18g	厚朴 15g	陈皮 15g	炙甘草 6g
白茅根 60g	藕节炭 15g	仙鹤草 60g	木香 8g
砂仁^{后下} 6g	清半夏 12g	茯苓 12g	白豆蔻^{后下} 10g

砂仁[后下]6g　清半夏12g　茯苓12g　白豆蔻[后下]10g

三剂，水煎服，日一剂。

方中白茅根一为清肺，二为流动气机而设，且兼有止血之功；藕节炭、仙鹤草均取其涩血之力；香砂平胃，茯苓半夏豆蔻，借以通补胃阳，祛除湿邪。阳气上升，津液上承，肺之燥热必除，脘满通胀均可愈。

处方以后，药尚未煎好，病人因为午后阳气更弱，腹胀腹痛严重，三番五次找到我，本欲施针以救其急，患者家属以近几日进食差，体质太弱为由，拒绝再三。对症予以吉法酯类西药并无寸功，只能苦等中药煎来，希冀解除痛苦。一旁跟诊的学生也一个劲地为患者打气，说中药喝了就会慢慢好的，只是不要再喝酒了。

傍晚药至，服药未吐，心情也渐平复，夜卧再次服用半剂汤药。次日查房，患者腹胀减半，疼痛已除，关键是鼻出血居然也明显好转了。患者面有喜色，我说血压估计也下来了，果然一量才112/70mmHg，关键是因为晨起有空腹检查，患者尚未服用降压药物。

如此药进三剂，鼻衄已止，腹胀腹痛诸症全除，血压也控制在120/70mmHg左右。先前本欲控制血压后于耳鼻喉专科行手术治疗，现问题居然都给解决了，患者当然很高兴地出院了。

我也很高兴，通过思辨解决了这样一对太阴天差地别的问题。从此有关肺热脾寒的问题，我也就更加留意，用药也多仿此案而来，大都有所效验。

放开的水龙头

这天门诊来了一对父子，很显然是儿子带着父亲来看病的。我一问父亲的病症就是一个典型的心绞痛，近期经常发作，所以建议患者住院治疗。老爷子认为自己能吃能喝，还不怎么感冒，这次没病之前一口气上个三四层楼，也没觉得怎么着，所以不愿意住院。但是拗不过儿子的孝顺，还是给安排上了入院。

根据老爷子的病情，我给安排了冠脉造影检查，结果如我所料，冠脉血管有一支已经严重狭窄了，大约狭窄在90%以上，这种病变一旦是血管破裂出点问题，就是心肌梗死，到时候就麻烦了，所以这种严重的病变我们还是建议予以装入支架治疗的。经过与患者及家属反复解释病情，最终是完美地把手术做了下来，装了一个支架。患者也恢复很快，没过两三天就出院休养了。

那天，我照常出着门诊，这对父子又进来了。我一看老爷子坐着轮椅上，问是怎么了？老爷子很不屑地看着我说："我说没事吧，装啥支架，装完还一样没劲，还不如以前呢！"一旁的儿子倒不好意思起来，可能是他看见了那个狭窄病变真的很严重，补充道："他现在什么都还好，就是没劲得厉害，以前还能下楼遛个弯，现在都懒得动，这不轮椅都坐上了，您看看还有啥问题？"

我接过老爷子的手搭起脉来，上下打量着，患者七十多岁，但看上去更老，整个身子瘦瘦弱弱的，面部皮肤暗黄而少油光，查舌黯稍淡，苔薄白，脉弦大而软。纳谷一般，二便尚可。除了乏力之外，再问也没有其他的不适症状。

单就乏力来看，显然是气虚，但是为什么支架术后，患者症状反而加重了呢？

我很快想到了水龙头的问题。我跟病人和家属解释道，原来你的水管子出水的水龙头被捏住了一大半，虽然龙头阀门全打开了，但是被捏住了，所以那个水可以喷很远，好比是你心脏那个血管一样，心脏在代偿地使劲泵，所以你感觉还不错，上个几层楼都没事。现在是啥情况，现在是我们把捏在你水龙头上的手指拿开了，整个水龙头放开了，可是你的动力并没有跟着上来，所以水压不够，反而流得慢了。对于心脏来说血管是通了，可是动力还没跟上，所以血流暂时慢了，反而显得没劲了。

说到这，很自然治法也就出来了，那就是补充元气。我安慰安慰了患者，随手就处起方来。

患者存在的主要问题是气虚，单纯予以补中升提，莫若补中益气汤了。可是患者瘦弱黑肤脉大，精力不足，还有精血不足的问题，这种精血不足，如果强行升提，我想大半是上火停药为结局。所以我放弃了补中益气，选择了相对柔和的保元汤，再加上古人说"孤阴不长、独阳不生"，毫不犹豫地加上了金匮肾气丸方，因为胃口不是特别好，加了砂仁6g，我想这大概就万全了。

处方：

生黄芪 30g	党参 15g	肉桂 3g	炙甘草 6g
山茱萸 12g	地黄 24g	山药 12g	茯苓 9g
泽泻 9g	丹皮 9g	附子 3g	砂仁 6g^{后下}

十四剂，颗粒剂，水冲服，日一剂。

两周以后，患者还是坐着轮椅来的，不过已经比上次要礼貌多了，我想是症状好转了。果然一问症状好些了，关键是家属说患者心情明显好多了。我照例查诊了一下患者，舌脉信息并无大变化。于是稍作调整，去了桂附的温燥，加了菟丝子、女贞子、桑寄生等温润补肾之品，安抚患者说这个还得继续补补，肯定能恢复得比以前好。因为原来是两个问题，一个堵的问题，一个气不够的问题，现在就一个气不够的问题。接着又把那套水管被捏住又放开的比方给患者说了一通，这会儿患者倒是频频点头称是了。

如此补益脾肾，益气添精治疗，两月以后，患者乏力的症状完全得到了解决，早丢弃了轮椅，面色也渐好转起来，而且较之前体重增加了 2kg。最后我开了补中益气颗粒和金匮肾气丸中成药，嘱患者继续服用三月以善后。

从此病例以后，留心身边的做了冠心病支架的患者，真有很多气力不如术前，有时候我会提前跟患者说这个术后可能出现的症状。至于治疗，我大都是以上方加减，病情往往能够很快恢复。

其实细想一下，冠脉血管狭窄，身体的阳气自然是要想办法祛除这个邪气的，怎么努力，当然是加强动力了，所以有这个狭窄在的时候，身体受其反馈会代偿地增加阳气的输送，以求祛除这种邪气。但是一旦这个狭窄或者堵塞的邪气被外力清除了或者削弱了，那么人体的这个反馈也就变淡了甚至没有了，所以就不会引起阳气的代偿增加。如果在此之前，这个代偿增加的阳气，刚好维持人体各大功能的运转，一旦没有了这个邪气反馈，阳气没有代偿增加，身体功能自然要受其影响的。

想到此，我再一次感叹先人的智慧，古人说"大积大聚，其可犯也，衰其大半而止"，不正是此意之延伸么。大半而止之后呢，难道就不抗邪了么，当然不是，而是要补充正气，边补边消。

急下存阴的智慧

张仲景《伤寒论》中少阴病有三种急下的情况，用的都是大承气汤。后世总结为急下存阴，有的专家甚至说张仲景整本《伤寒论》的精髓就是留存津液。诚然如此，下面是我的一个案例，分享一下。

这个患者是一位六十岁的农村妇女，基础病是一个肺心病，肺动脉高压，经常来我门诊配中药调理，因为家庭条件一般，病情有所耽误，经过多次中药调理，病情一度稳定。

有一天，患者突然气喘吁吁地来到我门诊，我一看患者那面色真如死灰，两目呆滞，用中医的话说是脱神之象。患者主诉是喘憋胸闷，气短乏力，腿肿，纳呆，口干欲冷饮，尿少，大便不畅。我仔细看患者目珠泛黄，查舌紫绛，苔黄糙，脉似有似无。本欲收住院治疗，一问还没有床位。只能硬着头皮处方了。

从患者症状来看，显然一派虚象，喘憋气短乏力，口干舌干，脉似有似无，一派气阴两虚表现，但患者起病急，必然有邪实导致，方能导致病体如此迅速之虚。邪实不去，津液耗尽，必将陷入万劫不复之中，所以我选用了张仲景的桃核承气汤加味。处方：

桃仁 15g　　芒硝 12g　　　桂枝 12g　　　石斛 30g
西洋参 20g　　酒大黄 10g

三剂，颗粒剂，水冲服，日一剂。

方中桃仁对其本体血瘀而设，患者肺动脉高压病史多年，体质偏瘀血，加之舌质紫绛，目珠泛黄，显然血分有邪，所以取法桃仁承气汤加减。芒硝、酒大黄峻下逐邪，急下存阴，恢复气血升降，桂枝辛开散结，助心阳推动气血，石斛、西洋参益气养阴。

因为患者目珠泛黄，我担心患者肝功能出了问题，于是给抽血化验了一下肝功，顺便查了一下肾功能。谁知结果一出，我也不淡定了，肝功能正常的，肾功能倒很差，血肌酐达到了 283μmol/L。于是赶紧劝患者住院，但是又没有床位，病人还特信任我，非要在我们这住院调理，经过协商最终约定患者三日后住院治疗。还好的是病人服药之后，大便畅利，喘憋减轻，心里稍微有点底气了。

三日后，一看患者精神状态已明显不同，眼神已经不再呆滞，再问喘憋症状已经明显好转，腿肿已经消退十分之六。刚开始还担心患者会腹泻严重，一问情况还好，仅仅轻微腹泻了两次。腹泻之后胃口也开了，能吃东西了。查舌仍紫绛，但之前的糙黄苔已经十去其七了，舌面也有津液了。我想这大概是急下存阴的结果吧。虽然症状较前明显改善了，但是我还是很担心患者的肾功能恶化，于是急查了一下肾功能。结果出来，令我吃了一惊，血肌酐只有 82μmol/L，居然正常了。

之后的处方，因为患者肠腑已通，邪实已去大半，治疗予以益气养阴活血为主，稍稍调理，患者症状即除，康复出院了。

诊余思辨，后来得知患者此次发病起因感冒，然后自己乱吃了一些治感冒的中成药，症状逐渐加重了。显然系伤寒而来，邪气有没有入少阴，暂且不论，邪气相较于患者的正气之强，显而易见，短短几日，津液将要消亡殆尽。如此急态，当然需要紧急决策。粮草匮乏，后援不利，恐怕只有背水一战，当然需要速战速决，于是乎仲景的三急下应世而出。急下的目的是驱邪，恢复正气运行。邪气之所以得以停留，自然是正气虚弱，所谓"虚处留邪"，"独处藏奸"。正气既是气，也是津液，所以急下存阴，既是留了津液，也留存了正气。如果此时犹豫不决，当战不战，错失时机，精血耗竭，气随津脱，最后的结果可想而知了。退一步想，如果此时以补益正气为主，津气因为有邪气阻隔，不一定能及时得以补充，仲景所谓"邪热不杀谷"，有邪热在，水谷精微不得运化，邪气不得半点退让，正气不能得到补充，最终结果也是津匮人亡。所以急下存阴，实际上是上上之策。

🐚 减少的血小板

我们心内科，冠心病、高血压的病人相当多，经常有大量的服用阿司匹林肠溶片的患者。阿司匹林肠溶片我们知道是一种抗血小板的药物，自然可以导致血小板减少，下面写的正是一例血小板减少的患者。

这是一位多年冠心病的患者，曾先后两次在我们心内科做支架手术治疗。患者经常来门诊取药，一次复查血的时候，偶然发现血小板比较低，只有 $50 \times 10^9/L$（正常值 $100\sim300 \times 10^9/L$），其他血象方面包括血红蛋白、白细胞等还挺正常。考虑到患者常年服用两种抗血小板药物，可能与此相关。但是患者近期再次行支架术，依西医冠心病指南，仍需双联抗血小板治疗。无奈之下，求助于我，使用中药调治。

患者，女性，六十一岁，面色蜡黄没有光泽，除了腿没有力气，动则自汗之外，没有过多的不适主诉，二便尚可，吃饭也不错，睡眠稍差（原因是夜间需要起来照顾家里的病号）。查舌黯红，偏嫩，苔薄少，两侧有薄薄的一溜白沫，脉左沉，尺涩，右寸弱，关尺沉细弦软。患者除冠心病、高血压等慢性病之外，尚有胆囊泥沙样结石。但是细问并无口苦，胁满胀等不适。

根据患者面色黄暗，很快就能想到患者气血不能荣养于面，但是不荣养，不一定等于气血亏虚，因为还有一种气血受阻不得荣养于面的情况。患者舌红少苔，脉细，自然有阴分亏虚的病机在里面。但是阴虚的人阳气易于偏亢，故而时常能见到面色潮红表现，而此患者不光面色蜡黄尚且无光泽，显然阳气并不亢，反倒是有虚弱可能。进一步分析，患者存在瘀血表现，如舌黯，冠心病冠脉血管反复狭窄等都是瘀血证据。但是瘀血导致气血不荣养于面，只能是偏于一隅的，不可能导致整个面色蜡黄无光泽的，结合乏力自汗，自然考虑气的不足，导致血不上荣。血虚的表现，除了面色黄，脉细之外，并无十足证据。因此我考虑此病为气阴两虚兼夹肝郁瘀血。顺便要提的是，肝郁的问题是从患者舌边两侧白沫断出来的。阴虚肝阳不亢，反见肝郁也是气不足的作证。脉象上分析，左尺脉涩，右寸弱，自然也是肾阴不足，肺气不足的证据。

考虑到患者血小板减少的问题，我考虑与脾土相关。因为此前我研究血常规化验检查，根据阴阳五行分类，个人认为红细胞的问题归结于水，白细胞的问题归结于火，嗜酸性粒细胞的问题归结于木，嗜碱性粒细胞的问题归结于金，血小板的问题归结于土。这种分类的方法，可能尚不完美，但在临床上我常用此思路进行诊治。也曾以此为据，用补中益气法治疗了一些血小板减少的患者，效果尚可。

结合此前的辨证，我考虑患者主要问题是脾的气阴问题，兼有肺肾的问题，所以我选择以健脾养阴为主，选方以参苓白术散为主，考虑到以脾阴不足为主，去方中香燥之药，为防白术闭肾气也予以去除，以山药为君，加芡实、灵芝健脾兼顾肾，佐以丹参、红花活血，女贞子、五味子滋阴补肾，菟丝子、补骨脂阳中求阴，稍用黄芪益气升阳，秦艽、蝉蜕风药疏肝佐助，鸡内金、徐长卿运脾消积对治胆囊结石。处方：

山药 30g	太子参 30g	生黄芪 12g	芡实 15g
白扁豆 15g	茯神 12g	灵芝 12g	女贞子 15g
蝉蜕 6g	秦艽 6g	鸡内金 9g	徐长卿 30g
女贞子 15g	丹参 12g	红花 4g	菟丝子 15g
补骨脂 10g	五味子 12g		

十四剂，颗粒剂，水冲服，日一剂。

药进两周，患者自觉症状明显改善，乏力明显减轻，自汗也不明显了。我从患者复诊时的面色判断，应该肝郁已经缓解，查舌一看，果然舌两侧白沫已不见，只是舌苔仍然薄少。脉象无大变。前方去徐长卿，减鸡内金，防其克伐伤阴伤气，增玉竹滋阴润肺悦脾，生地榆凉营防菟丝子、补骨脂类助火伤阴。处方：

山药 30g	太子参 30g	生黄芪 12g	芡实 15g
白扁豆 15g	茯神 12g	灵芝 12g	女贞子 15g
蝉蜕 6g	秦艽 6g	鸡内金 6g	女贞子 15g
丹参 12g	红花 4g	菟丝子 15g	补骨脂 10g
五味子 12g	玉竹 12g	生地榆 15g	

十四剂，颗粒剂，水冲服，日一剂。

后患者症状已不明显，或加龟板、鳖甲滋补真阴，或增砂仁运化脾胃，治疗两月有余，复查血常规，血小板已增至 $153 \times 10^9/L$。予以参苓白术丸善后。来年复查血常规，血小板仍正常。考虑双抗已达治疗期限，予以停用阿司匹林肠溶片，保留氯吡格雷片抗栓治疗。

血小板减少的问题临床上原因有很多种，这个患者显然是跟服用抗血小板药相关。其实细想一下，抗血小板药阿司匹林肠溶片、氯吡格雷片，如果用中医学理论分析，应该归属于活血药类是没有多大争议的。如果考虑到活血药具有动血耗气伤津的副作用，就不难理解服药后血小板减少，从脾胃益气养阴治疗取效的机理了。大量服用这类抗凝抗栓药物之后，一方面可能是耗气出血，主要是影响脾气，导致脾不统血而出血；另一方面可能是伤阴竭液，阴虚火旺，迫血妄行，经血逆乱而出血。所以治疗应从脾胃入手，方能化险为夷。

妊娠的呕吐

怀孕本身是一件很奇妙的事，但是对于一些准妈妈们有时候却是一件很难熬的事。比如这个妊娠之后的呕吐反应，有的人可能只是轻描淡写，可对有的人来说却是蒙上一层厚重的阴影。我曾听说有的从怀孕到孕中晚期，一直都吐的，甚至靠输液补充能量。

然而下面这位靠输液补充能量的患者，神奇地被中药方给治愈了。

患者是一位芳华正茂的准妈妈，头胎，自然是欣喜有加，只是发现怀孕后好景不长，刚一个多月就开始频繁恶心呕吐。开始还多少能吃点，也可能家里觉得怀孕了的应该多吃补的，一天两天的炖汤，喝着喝着，就开始不停地吐，最后实在是没办法了，去医院输上葡萄糖了。古代没有葡萄糖可咋办？当然有办法！于是乎这个患者拖上几层关系，微信找到了我。

微信就诊时，患者已经因为恶心呕吐，严重到不能进食，有时喝水也恶心，在医院输葡萄糖三天了，已经妊娠两月了。我通过微信查看患者面色尚佳，舌象稍黯偏淡，尚有气力，舌苔薄黄偏润。脉象因为微信无法触及，我想大概是弦滑脉吧。

从患者症状分析，无非是胃气上逆，胃气上逆的原因从虚实分析，阳明胃经从头走足，以降为顺，胃气强健，自然顺经而下，岂有上逆之理。如此说来，胃气上逆自然存在胃气虚弱的基本病机。虽然有时胃气并不是那么虚弱，只是克伐它的肝木以及冲脉逆气过于强大，显得相对较弱，所以胃气不能承降而上逆。此患者显然没有过于强大的肝木上逆冲击。而妊娠后阴血下行濡养胎元，阴维脉所维系的诸阴不足以牵掣阳气，阳气经冲脉上逆是经常出现，特别是胎成前3月，经血大量下注。因为冲脉隶属阳明，冲气上逆，阳明随之上逆，所以大多怀孕的准妈妈，或多或少会出现恶心呕吐反应。尽管如此，也不足以证明冲脉强大，而胃阳之气不虚。相反细想一下，如果平素胃气强健，气血自然充足，即使怀孕也有足够的阴血供养胎元，不至于阴血下供，冲气上逆。所以说因为阴血不足，导致冲气上逆在一定程度上是胃气不够强健所导致的。

分析至此，自然豁然开朗。至于治法，我想应从强健脾胃阳气为主，也就是叶天士所说的通补胃阳的方法，选用张仲景治疗妊娠呕吐的干姜芩连人参汤，加桂枝平冲降逆，减黄连防其败胃，黄芩烧炭存性，能去浮热而不伤胃气，加荆芥穗炭以增温中涩阳之力，方中党参、半夏、干姜皆为通补胃阳之佳品。处方：

| 干姜 15g | 黄芩炭 9g | 党参 12g | 法半夏 9g |
| 炙甘草 6g | 大枣 15g | 荆芥穗炭 10g | 桂枝 8g |

三剂，浓煎，少量频服。

药后恶心呕吐即止，胃口渐开，诸症随之缓解。

诊余思辨，如此阴血亏虚，冲气上逆，如果采用滋补阴血如何？当然不行，胃气上逆，滋补阴血之品何以入口，再者阴血生成有赖脾胃运化，脾胃尚且不健，何以生成阴血，滋腻之品一入，徒增痰饮而已。

下面这位患者妊娠呕吐倒是不重，但是兼有阴道流血，先兆流产表现。较上面似乎更难以治。

患者也是一位准妈妈，头胎，此前患者因为不孕，在我这调理了很长一段时间，好不容易怀上后停药。怀孕不到两月，发现阴道少量流血，恶心呕吐，胃口不佳，头昏，腰酸，转而求助妇科，处方以补肾安胎为主，未见疗效。情急之下，再来我门诊就诊。

患者阴道少量流血，甚是担心胎儿不保，查患者面浮红，舌绛，苔水滑略黄，脉沉细滑。考虑肝肾亏虚，阴血不足，阳气偏旺化热，上则逆胃恶心呕吐，下则动血伤阴，当此之时，先当滋阴补肾以安虚阳，清化痰热以健脾胃，于是处方橘皮竹茹汤，方中橘红代橘皮以醒脾和胃，竹茹清降痰热，又能宁神安胎，太子参、山药健脾益气，女贞子、旱莲草平补肝肾以安虚阳，砂仁、焦神曲和胃降逆。处方：

橘红 12g	竹茹 15g	太子参 12g	山药 15g
女贞子 10g	旱莲草 15g	砂仁 6g	焦神曲 15g

五剂，水煎服，少量频服。

药后虚热退，血渐止，胃口开。转方去橘红，加木瓜 10g、桑寄生 15g。续服七剂，胎元稳固，足月产子。

诊余思辨，此患者冲气上逆，未用平冲降逆之品，甚至虚阳扰动也未用平抑肝阳之品，是因为肝肾亏虚，胎元尚且不固，降逆平冲，平抑肝阳，药性多趋于下，药后气虽得下，有导致气降胎脱可能。因此采用平补肝肾之品，以安虚阳，但胃阳不健，一味滋补无益，所以大量使用补益肝肾之品，未必取效。幸得砂仁、神曲、太子参之品，胃阳渐旺，肾阴得补，虚阳不扰，自然胎元稳固，母健儿康。

🌊 化瘀止崩不可忘

张仲景《金匮要略》中有三篇是单独写妇人病的，包括妊娠、产后、杂病，确实为妇科理论奠定了基础。我特别喜用仲景方治疗妇科杂症。其中崩漏一证，仲景有桂枝茯苓丸、胶艾汤、温经汤等都是临床效验之方。奈何今日某些医者，一见漏血不止，动辄清经止血，使用大量凉血止血之品，活血化瘀之法却总抛之脑后，不敢一试。

这是一位五十五岁天癸将竭的妇女，患者月经淋漓不尽已经月余，通过几重推荐微信找到了我。西医检查仅是子宫内膜增厚，未发现肌瘤什么的，平素月经带经时间就长，不曾想这次月经淋漓不净已经月余。经询问月经颜色不黑，量还挺大，所以急求止血。伴有口干，气短乏力，平素手足心易发凉，睡眠尚可，胃口尚佳，大便不成形。查舌淡稍黯，苔薄黄略腻。因为远程救治，脉未及。

我从患者症状分析，气短乏力，舌淡，月经量大，色不黑，大便溏等，初诊考虑气不摄血，兼有血瘀血虚。选方当归补血汤合胶艾汤加减。处方：

生黄芪 30g	三七 9g	苎麻根 15g	仙鹤草 30g
炮姜 9g	当归 6g	荆芥炭 6g	阿胶 12g
黄芩炭 6g			

五剂，水煎服，日一剂。

方中取生黄芪益气摄血，三七、当归活血，苎麻根、仙鹤草、荆芥炭收涩止血，阿胶养血止血，黄芩炭、炮姜寒温并用以温中退虚热。看似稳中求胜，实则抓主症不明。药进三剂，患者血仍未止，患者急于止血，五剂药尚未服完，急来复诊。

询之精力较前明显改善，但血未止，而且出现晨起口苦，大便转干。药效不佳，定是不全对症。查看患者照片，面黄尚有光泽，伴有赤色细缕纹络浮于肌表，体型中等，腹部较胖，身上皮肤较白。依此判断兼有瘀血体质。于是上方增入桂枝茯苓丸，化瘀止崩。增药：

桂枝 12g	茯苓 15g	桃仁 15g	丹皮 12g
泽兰 30g	赤芍 30g	仙鹤草 20g	

两剂药服完，经血全止，查舌黯，苔黄略腻，晨起仍口苦、口干，胃口不佳。方去苎麻根、三七、阿胶、黄芩炭，增健脾之品焦白术、生蒲黄化瘀行血。处方：

生黄芪 30g	仙鹤草 40g	炮姜 9g	当归 12g
荆芥炭 6g	桂枝 12g	茯苓 15g	桃仁 15g
丹皮 12g	赤芍 30g	泽兰 30g	益母草 30g
生蒲黄 12g	焦白术 12g		

三剂，水煎服，日一剂。

药后血未再出，胃口转佳，口干改善，口苦已无，舌稍麻木，舌转淡红，伴有瘀斑，苔薄黄略腻。调整处方健脾活血化瘀善后。处方：

当归 12g	生薏苡仁 30g	焦神曲 12g	桂枝 12g
茯苓 15g	桃仁 15g	丹皮 12g	赤芍 30g
泽兰 30g	益母草 30g	生蒲黄 12g	焦白术 12g
石菖蒲 12g	半夏 9g	石斛 15g	

十四剂，水煎服，日一剂。

后复诊治疗咳嗽，询之月经已正常，未再出现崩漏情况。

本案初诊，从出血入手，考虑常见的两种原因，其一为热所致，另一为脾虚失于统摄所致。因为热象不显，结合气短乏力，大便溏软的脾虚症状，考虑脾虚失于统摄所致崩漏。主方以益气收涩止血为主，虽有化瘀之三七但药力不足，故而首诊效不佳。复诊，从其面色黄尚有油光判断，不是简单的气虚，因为气有余便是火，气尚充足当然兼有火未显露之象，油光感证实有火显露之象，所以如果气虚严重是见不到面有油光的。再细看患者体质，果然存在瘀血之象（面部浮络即是），所以断定瘀血作祟。瘀血不除，经血不得循常道，自然下血不止。至于气短乏力，那是因为月余崩漏，气随血下而暗自消耗以至于虚，便溏为脾胃痼疾不是新发，不足为虑。因此增入桂枝茯苓丸后，瘀血得化，经血遂止。

这天门诊经人介绍来了一个病人，原来患者是多年不孕，于妇科就诊调理三月，效果不佳，反而月经紊乱。就诊时月经已经淋漓不止半月有余。患者形体稍胖，妇科检查无明显异常，除了行经时有腰痛之外，并无太多主诉。查舌黯，有瘀斑，苔薄白稍润，脉沉弦细。一看之前处方皆是大量补肾之品。嘱其停用，先用方止血。

很显然这是一个典型的瘀血证，于是给开了桂枝茯苓丸方加减。处方：

桂枝 15g　　茯苓 20g　　赤芍 30g　　丹皮 12g

桃仁 12g　　泽兰 30g　　桑寄生 30g　　焦山楂 15g

香附 9g　　荆芥穗炭 12g

七剂，水煎服，日一剂。

复诊，自诉三剂药后经血渐止，腰痛减轻。此后复诊调理，多以活血化瘀，健脾调经为主，经调治两月，月经正常，嘱停药待孕。数月后发来消息已怀孕。

此例患者，之前医者从补肾入手，忽略患者瘀血停滞问题，以至于补益之后，经血满溢，经络尚不通畅，因此泛滥成灾，经血淋漓不止。

临床上血证问题，确实多见于热扰，无论实热、虚热都不少见，气不摄血问题也屡见不鲜。至于瘀血阻滞，尚需细辨，勿忘化瘀亦可止崩。

舍舌从症

CCU 病房收了这么一个患者，因为急性下壁心肌梗死，右冠状动脉行急诊支架置入术，术后收治入院的。患者发病时间短，经急诊手术抢救，CCU

精心治疗一周恢复良好。虽然左冠状动脉仍存在严重的狭窄病变，但是患者因为经济原因，要求暂缓治疗。考虑病情尚稳定，上级医师查房已准予次日办理出院。

谁知是夜患者突发心慌心悸，伴有胸闷憋气，无胸痛，持续不得缓解，不敢闭眼，闭眼即觉心慌憋闷严重，有一种濒临死亡的感觉，整夜不得入睡。值班医师多次复查心电图，结果较前无明显变化。于是试验性地泵入了硝酸甘油，也未见明显疗效。

次日查房，患者一脸愁容，烦躁不安，单手护胸，自诉憋闷异常，乏力自汗，查舌黯红，少苔欠津液，脉弦。详细询问症状特点，自觉气从胃脘部上至胸前，随后憋闷心慌异常。患者是一位五十多岁的男性，住院一周也未曾发此病，单纯考虑神经紊乱，很难解释。但是患者虽有冠脉缺血，发作时症状持续时间太长，心电图也未见明显变化，用冠脉缺血解释症状也是牵强。如此一来，只能从用药上考虑，三天前停用了氯吡格雷改用了替格瑞洛，其他药也未曾变过。要说是药物反应，已经服用三天了，前两天也未见有此症状，所以也难以解释。因此西医方案暂时同前，静观其变。

中医来看，患者舌黯红，少苔欠津液，似乎提示阴虚火旺，火扰心神，因此心慌心悸，胸闷不安。但细细想来，患者症状心慌憋闷，以手护心，精神极度恐惧，乏力汗自出，显然是阳气不振，宫城将溃的表现。细细想来，患者症状突发，阳气溃散可能性大，阴液迅速消亡暂不支持，因为虽有自汗出，但汗并不如洗，量尚不大，又无腹泻呕吐等伤津的表现，所以阴液亏虚不是突发情况。倒是阳气溃散，常常无形，不易察觉，所以舍舌从症。考虑心阳不振，治疗选方予以桂枝甘草龙骨牡蛎汤。处方：

桂枝 20g　　　炙甘草 10g　　　生龙骨 30g　　　生牡蛎 30g

三剂，水煎服，日一剂。

是夜药进一剂，当夜安稳，心慌胸闷大减，次日查房患者与昨日之态判若两人。患者自觉症状已愈，要求出院，考虑病情刚稳定，嘱继续观察一天。此后症状未再反复，我也惊奇药方有如此奇效。出院前还特意查看患者舌脉，舌象仍是暗红，苔少，只是不像此前那般缺乏津液，舌面已转润了。脉象无明显变化。

后来分析，患者应该还是那个替格瑞洛药物的问题，因为替格瑞洛这个药确实有导致胸闷憋气的副反应，虽然大部人没有此副反应，但是一旦用药后发现此症状，应该考虑到这个药的问题。后来我遇到的数例比较明确的患者，停药后症状很快就改善了。这位患者是用药后三天出现的，所以当时没有停用，倒是中药很快改善了患者症状。之后随诊，患者也未再发病。

因为此例患者的救治成功，关于舌象的问题我后来又有了新的认识，古人常说"时病重苔，久病重质"，他们的意思是说对于新发的外感疾病，要注意舌苔的变化，特别是温病，尤其重视舌苔研究。而对于久病，要注重舌质的变化。从此案例来看，新病或者说卒病，当舍舌重症查脉，舌象的参考价值要往后放一放。我想这大概是《伤寒杂病论》之所以关于舌苔的记载很少的原因吧。

一种寻常又不寻常的便秘

便秘是临床常见的一种症状，中医学将其归属于一种疾病进行研究。这里说的这种便秘，是一种很寻常的便秘，为什么又不寻常呢？

因为一些医者，一见便秘，动辄苦寒通下或润肠导下，但是对于不寻常的便秘，这种寻常的治疗是没有效的，或者更准确地说是没有长远疗效的。

这天门诊接诊了这么一个患者，患者是从外地特意赶来治疗便秘的。患者是一位五十多岁的女性，据患者描述说是顽固性便秘，已经十多年了，到处就医，起初尚有一些疗效，后来越发严重，自己已经放弃治疗了。就诊前近一两年来，平素一周一次大便，大便干结如球，排便无力，每次排便时间都很长。

患者面色黄暗，缺少光泽，形体稍瘦。自诉除大便问题外，还有饮食较少，因为大便难下，所以总感觉胃胀胀的，其他没有什么不适。查舌探脉得知，舌体偏胖，稍黯，苔薄黄稍润，脉弦软。显然患者存在脾虚表现，此种便秘若使用大黄、芦荟之品，苦寒泻下，只能暂取一时，久之脾胃更伤，便秘会更严重。

考虑肺与大肠相表里，脾虚之人，津液不能上承养肺，肺津亏耗，存在化热可能，于是我继续问诊，有无口鼻干燥，患者很是诧异，怎么得知此症。除了口鼻干燥之外，患者尚有鼻出热气，眼干，眼泪发黏等症状。

像这种大便干结如球的问题，显然是津液不足，但是这种津液不足体现在肠道上，不一定是整体的津液不足。很显然此患者舌象尚可见润苔，并无阴虚表现。所以这种口鼻干燥，鼻出热气，可以断定为肺经有热。如此一来，肺热不能调畅津液于大肠，所以大便干燥病机凸显出来了。但肺热来源于，脾虚不运，津液不得布散上承养肺，所以理应健脾。脾虚不运，所以患者胃脘胀满。还有一个问题就是，脾虚的时候，肝木一般会来相克，肝木横克，津液停留于中脘，不得顺下阳明胃肠，所以大肠更得缺津少液。治法上，可稍加疏肝缓肝之品。

经此分析，似乎脾虚肝郁肺热，大肠津伤，跃然纸上，选用了逍遥散加减治疗。处方：

当归 12g	赤芍 30g	茯苓 9g	生白术 40g
柴胡 15g	甘草 9g	枳壳 15g	焦神曲 15g
香附 9g	莱菔子 20g	郁李仁 15g	枇杷叶 30g
桑叶 30g			

十剂，颗粒剂，水冲服，日一剂。

方用逍遥散健脾疏肝养血，去薄荷之清透，加枇杷叶、桑叶清解肺热，郁李仁增润肠津，增枳壳意和白术成枳术丸以补中兼消，焦神曲、莱菔子运脾消胀。

复诊，患者大便明显改善，自诉服至五剂以后，大便已改善为一天一次，每日排气增多，胃胀也明显缓解了。可见药之对症，真是效如桴鼓。效不更方，上方继续服用十四剂。之后予以逍遥散成药调养善后。多年便秘，从此烟消云散。

当然这之中，所强调的饮食习惯，也是功不可没。此类患者脾胃亏虚，必须少吃生冷，包括瓜果梨桃、甜饮可乐雪碧之类的，还有就是时下流行的喝点花茶保健，这类病人对于此种花茶、绿茶都得忌口。否则药虽有效，终究难敌口腹之欲而复发。至于那种靠吃酵素之类，还有多吃水果才能有大便的假象，尤需引起注意，这种看似解决了问题，其实那无异于恶性循环，久而久之，脾胃伤败，津液停滞，再多水果、酵素也是枉然，反倒生出一堆其他病来。悔之晚矣！

招风耳的老爷爷

这天我门诊来了一位彬彬有礼的老先生，瘦瘦弱弱的，老先生慢慢地走到我诊室里，我最先注意到的是他那对招风耳，真是又大又厚。老先生 83 岁了，主诉是双下肢水肿，我一按真是烂肿如泥，一按一个大深坑。除此之外，患者还有就是气短乏力，时有心慌，特别是大便的时候心慌更明显。因为大便干，排便困难，大便一使劲就心慌难受，所以很痛苦。查探患者手足发凉，面色苍白少泽。纳可，眠差，夜尿频。舌淡黯，苔黄浊腻，舌下络脉粗。右脉弦大软结代，左弦弱。先前的心脏超声及抽血化验检查，没有明显的心功能下降依据，下肢血管也未见明显异常，所以经人介绍，转而求助中医治疗。

患者体质上存在肾虚，加上患者夜尿频，手足凉，更加断定患者水肿与肾阳虚相关。考虑到患者气短乏力，面色苍白少泽，兼有气血不足。正欲处方，患者问他这个是怎么回事，我说："就是脾肾虚了，还有气血不足。"患者点头表示理解，但是又叹气地说："我是虚，但是不能吃补药，一吃补药就上火，牙痛得厉害。"我稍稍犹豫了一下，反复思考确认了一下，回复患者说："没事，我同时开点运化的药就不会上火了。"

所以初诊以补益肾阳为主，兼以益气养血运脾之法，选用金匮肾气丸加减，考虑到患者有上火可能，去掉了桂附，用了相对平和的刺五加温阳，佐以桑寄生、生杜仲、龟板补肾；不用山萸萸畏其温涩太过，替换为木瓜酸温兼有除湿流动之力；泽泻、丹皮弃之不用，因气也不足，不欲药力皆趋于下，仅用茯苓皮代茯苓以利水消肿；归芍予以养血，生黄芪小量以益气，且佐以知母等量，欲去其浮热，张锡纯谓知母黄芪等量，黄芪热力全可抵消，所以不畏黄芪服用而上火；加焦神曲、生麦芽、砂仁运脾。其实处方时，其中一味药，我是再三斟酌，才留用的，那就是熟地黄。因为患者舌苔黄浊腻，提示中焦停饮可能，熟地用之有滋腻太过之嫌，但后来考虑到患者肾虚，不用地黄补肾，他药恐难胜任，况且还有砂仁等运脾药，应该问题不大。处方：

熟地黄 15g	山药 20g	桑寄生 15g	生杜仲 12g
木瓜 8g	龟板 12g	刺五加 15g	生黄芪 12g
知母 12g	当归 12g	白芍 15g	茯苓皮 15g
焦神曲 15g	生麦芽 30g	砂仁 4g	

十四剂，颗粒剂，水冲服，日一剂。

两周后，患者下肢肿较之前稍见减轻，仍感气短乏力和心慌，但是我担心的滋腻过度，似乎没有发生，一问患者胃口尚可，查舌苔仍是黄浊腻，脉象无明显变化。再问，患者也未曾上火。考虑到患者气虚明显，处方稍作调整，减黄芪用量，增党参加强益气，去生麦芽消导，增陈皮助其运化。处方：

熟地黄 15g	山药 20g	桑寄生 15g	生杜仲 12g
木瓜 8g	龟板 12g	刺五加 15g	生黄芪 9g
知母 12g	当归 12g	白芍 15g	茯苓皮 15g
焦神曲 15g	党参 20g	砂仁 4g	陈皮 9g

十四剂，颗粒剂，水冲服，日一剂。

三诊，患者水肿减而未消，但是气短乏力心慌已经明显好转了，舌脉无明显变化。于是上方稍作调整，增菟丝子补益肾阳，去茯苓皮增芡实培补脾肾，谷芽易陈皮运脾和中。处方：

熟地黄 15g	山药 20g	桑寄生 15g	生杜仲 12g
木瓜 8g	龟板 12g	刺五加 15g	生黄芪 9g
知母 12g	当归 12g	白芍 15g	芡实 15g
菟丝子 10g	焦神曲 15g	党参 20g	砂仁 4g
谷芽 15g			

十四剂，颗粒剂，水冲服，日一剂。

四诊，患者水肿已经明显消退，尽剩足踝部稍肿了。大便也较前改善了。此后多次处方，或增菟丝子用量，加覆盆子补益肾精，或增黄芪用量，合五皮饮法，治疗两月，浮肿退尽，诸症释然。

这是一例典型的根据患者体质运用中药治疗的案例。其实我临床上用此法治疗了多例患者，效果均可以。时下因为摸脉断病，受诸多因素影响，容易杂而不精，运用中医学思维，反复推敲其中暗含的道理，从而断病用药，不惟不是一条可选之路。望学者细细探察，用心摸索，切莫轻视，毕竟"望而知之谓之神"，什么时候都不要忽略望诊。

湿郁失欲

在这个物欲横流、生活节奏极快的大都市——北京，生活着各色人群，虽然其中的大部分人物质上得到了相对的满足，但其中有不少人，或多或少存在着精神压抑等问题。尤其一些更年期过后的妇女，经济条件不错，工作又退下来了，子女大多不在身边，自己就有时没事看着各种养生节目，整天琢磨着自己那点健康的事，有的就越琢磨越陷进去了。这个患者刚开始来我门诊就诊，是来看头晕的，生怕自己脑血管破了，一天到晚给自己量血压，觉得生活无趣，什么都提不起兴趣。我给测了测血压，125/72mmHg，很正常，开导了几句就让患者回家继续服用此前的降压药了。可不曾想，患者是夜就因为头晕加重，去了急诊，当时测血压达到了160/80mmHg，急诊留观，患者血压就自己降了下来了。患者不放心回家，于是第二天就给收住了院。

患者面色黄，形体偏胖，虽说患者自觉症状是气短，但一开口说话，你就能察觉她之前一定是在家中常做主的人。患者自觉症状除了气短之外，就是心慌，头晕，身体感觉极度疲乏，不愿意动，口干口苦，干咳少痰，咽部不爽,容易出汗,耳鸣,怕冷,视物模糊,纳食尚可,睡眠极差,安眠药辅助治疗也只能睡两三小时,二便尚可。各种主诉一堆,不注意很容易被患者带着跑偏了。查舌尖红,苔薄少而偏润,脉沉细。

此前有高血压、腔隙性脑梗死、糖尿病、高脂血症病史,最重要的是有抑郁病史,已经十几年了,患者就诊时已经六十七岁了,推算一下也就是更年期那会得的抑郁症,常年服用西酞普治疗。不算好,也不算差。曾做过胆囊结石碎石术,我探查了一下患者腹部,只觉腹胀满,并无胸胁苦满体征。

这样一个患者,主诉一大堆,从患者整体来看,总体来说都落实在一个郁字,什么郁呢?

虽然有六郁,但郁总归是气的问题。气郁有两种,一种是气虚生郁,另一种是气实的郁。气虚的郁好理解,气虚了气推不动了,自然停滞而生郁了,所以补中益气汤、异功散中有陈皮理气散郁。

气实怎么还生郁呢?

气实也就是气足,气足自然能推动,怎么能郁滞呢?显然气足气实,必须要兼夹有形邪气阻滞,气才会郁滞住。所以这种气实被阻滞住的情况,实际上还是一种相对的不足,否则邪气也不足以阻滞住强大的正气。

患者虽然气短乏力,动则自汗,可能有气虚,但是说话有力,语音不短,查腹部偏胀,显然不是气虚所能解释的。不是气虚生郁,自然是气实生郁了。

那是什么邪气阻滞住的呢?

进一步分析,很显然没有食积,因为脉不沉滑,舌无腐苔,胃无反酸嗳气等;也不是瘀血,因为舌不暗紫,肌肤不见甲错,脉不见涩等;也不见明显痰饮表现,寒滞表现也不明显。那只能是湿邪了。湿邪困阻,所以浑身乏力,脉见沉细;湿性黏腻,不易消除,所以久病不愈。湿滞血不生化,所以心失所养,时发心慌。湿滞清阳不升,所以头晕时作。

于是我开了一剂平胃散为主方的药,方取平胃散行气除湿,加羌活、防风、柴胡等风药,散风胜湿,四逆散和鸡内金、豆蔻理气消胀,焦神曲、薏苡仁、通草和胃通阳,当归、赤芍和利血脉。处方:

苍术 15g	陈皮 12g	厚朴 12g	炙甘草 6g
香附 9g	焦神曲 15g	羌活 6g	通草 8g
防风 6g	薏苡仁 30g	柴胡 9g	枳实 9g
鸡内金 9g	豆蔻 9g	当归 8g	赤芍 12g

三剂,颗粒剂,水冲服。

药后,患者头晕好转,仍时有心慌汗出,但是四肢无力感明显减轻了,口干口苦症状也得到一定程度的缓解。仍耳鸣,怕冷,视物模糊。如此来看,祛风除湿解郁，尚合法度，理应继续服用，但考虑年已六旬，且有高血压痼疾，脉见细，耳尚鸣，存在肝肾虚损病机在里面，采取叶天士"先安未受邪之地"思想，增入桑寄生、菟丝子平补肝肾，兼能祛风之品，以防风燥药太过伤及本以虚损之肝肾，去鸡内金之消，加砂仁和胃兼顾肾气，郁已减故去香附。处方：

苍术 15g	陈皮 12g	厚朴 12g	炙甘草 6g
菟丝子 10g	焦神曲 15g	羌活 6g	通草 8g
防风 6g	薏苡仁 30g	柴胡 9g	枳实 9g
桑寄生 10g	豆蔻 9g	当归 8g	赤芍 12g
砂仁 6g			

四剂，颗粒剂，水冲服。

药进病退，一如既往，心慌乏力已除，未发头晕，口干苦症状也明显减轻，几剂药后，前后判若两人，心态较前明显好转，睡眠也见改善。真是出乎意料！出院后继续服用上方，给予了十四剂。大约两个月过去了，病人回来门诊，但不是自己看病了，而是给家人领过来看病的，很显然患者病情未见反复，心态已复。

这是我第一例从湿郁治疗的郁证患者，能获此良效，得益于排除法，实际上出自于张仲景的《伤寒论》，仲景很多时候用的也是排除法，比如经常看到条文中"无少阴证""无汗"等等，要在"无"字上下功夫，不能简单读过，这个"无"字实际上是仲景的一种临证排除法的思维方式的体现。

很显然这个案例是湿郁导致了气郁，散除了湿滞，气机得以舒展，郁证就解除了。后来想想，这个南方的梅雨季节，阴雨连绵，是挺让人发愁的，难道不正是这种湿郁的状态么！治疗更不用说了，很容易想到芳香化湿，行气除湿，祛风胜湿了。

🌥 通补胃阳疗呕吐

我最初见到通补胃阳法是在叶天士《临证指南医案》上，后来潜心学习研究，渐渐领略到此法是治疗胃病的不二法门。足阳明胃经，从头走足，本就以降为顺，胃为阳腑，有"实而不能满"的特点，自然是以通为用。所以通降胃腑，而不伤阳甚至强健胃阳的方法，可谓是治疗胃病的理想治法。

患者，男性，六十八岁，从外地赶过来治病的，主要想用中医治疗，经人介绍收治到了我管的病床。患者形态稍瘦，面容暗黄，缺少光泽，主要的疾病是心律失常，频发室性早搏，经当地医院给予美西律治疗，已得控制，心慌不作。除此之外就是颈动脉右侧闭塞，左侧存在狭窄，伴有头晕头胀症状。尚有高血压病史，但是血压控制尚可。患者急求解决的问题是恶心呕吐，据诉恶心呕吐已经有十余天了，当地医院给予对症治疗处理，也未见明显疗效，反倒是逐渐加重了。伴有腹胀，胃脘部不适，尤厌油腻，近三天来，纳后即吐。精神尚可，睡眠不佳，小便调，大便干燥，多日一行。舌黯稍淡，苔薄黄，脉弦软。查腹底力尚可，无胸胁苦满和其他压痛体征。

显然患者是以恶心呕吐为主症，定位很容易就是胃的问题，因为大多跟肝胆相关，所以先得除外肝木克伐的问题。很显然患者没有肝木过旺，木克土的表现，因为并无口苦、胁胀、反酸等症。那只能是胃本身的问题了。如果是因为食积阻滞，胃气不降，肯定能见到腐败苔，或者沉滑脉、酸腐味，患者并无此类表现。所以我考虑胃阳虚衰，胃气不降，所以选用了通补胃阳的方法。主要是叶天士通补胃阳案中的参苓薏夏诸药，因脉见弦软，面见暗黄无泽，提示血虚，为防肝木受燥补而激惹，故而加用了枸杞子、沙苑子柔补肝血。加酒大黄一为通降阳明，一为通便之使；蝉蜕轻清祛风利肺，以降肺气辅降阳明；莪术配党参以助消化；伏龙肝和胃降逆，伏藏肝木冲逆，焦神曲和胃运脾消食。处方：

党参 10g	茯苓 12g	薏苡仁 20g	清半夏 9g
焦神曲 20g	莪术 15g	伏龙肝 30g	枸杞子 30g
沙苑子 20g	酒大黄 4g	蝉蜕 9g	

三剂，颗粒剂，水冲服。

刚开始，患者和家属还担心会不会吃药后吐得更厉害，打算先查查，先给点西药止吐看看。我反复告知患者和家属药要对症，中药止吐效果不弱于任何西药。即便如此，中午那顿饭，因为颗粒尚未配好，给予了甲氧氯普胺处理，但是患者依旧是呕吐频频。只能寄希望于晚上的中药了，我再三嘱咐，药小口小口服用，如不吐药就是佳兆。

当日傍晚服药以后，确实未吐，但是晚餐还是吐了。次日继续服药以后，呕吐反应较前明显轻了，餐后只是轻微吐了几口，并未全吐。此前不进食的时候吐黄绿色黏液，进食之后立马吐出。十几日来，未见此效，自然是喜笑颜开了。关键是接下来继续服药后，呕吐全止，大便因为胃气的顺降，津液也自然下降了，肠腑当然通了。仍感腹胀，食欲缺乏，头晕头胀。考虑通补胃阳既效，去酒大黄、蝉蜕，余药增量继服，但冲逆之头晕头胀未除，应与肝木有关，加柴胡、枳壳疏肝横散，代赭石、沉香潜降，浙贝母和胃化痰，玉竹益胃阴以培养燥土之体，肉桂温肾培元暖土以培养燥土之用。处方：

党参 15g	茯苓 12g	薏苡仁 20g	清半夏 15g
焦神曲 20g	莪术 15g	伏龙肝 30g	枸杞子 30g
沙苑子 20g	玉竹 10g	代赭石 15g	柴胡 12g
枳壳 12g	浙贝母 12g	沉香 2g	肉桂 4g

四剂，颗粒剂，水冲服。

经横散潜降，升降出入处理，肝木冲逆得平，头晕头胀缓解，腹胀明显好转，纳谷已香，呕吐未反复，同意带药出院。查舌脉同前，转方去沉香、代赭石、柴胡、枳壳调肝升降之品，增焦山楂15g、荆芥穗炭6g、防风6g，以风药升阳，取升阳益胃之法。处方：

党参 15g	茯苓 12g	薏苡仁 20g	清半夏 15g
焦神曲 20g	莪术 15g	伏龙肝 30g	枸杞子 30g
沙苑子 20g	玉竹 10g	肉桂 4g	防风 6g
焦山楂 15g	荆芥穗炭 6g		

十四剂，颗粒剂，水冲服。

或有人问，方以通补阳明为主，怎生升阳益胃之变？

其实分而言之脾升胃降，自然之理；合而言之，二者皆土，升降相因，不离不弃。未有胃降不顺，脾升不受其影响的，同样也没有脾升不足，胃降不受其影响的。同样案中伏龙肝之燥和玉竹之润，这种燥润相配的方法也是脾胃治法中的不可或缺的。至于案中党参配莪术增进饮食之法，实得益于前贤也。

苔腻也别忘阴阳

虽说中医治病讲究辨证论治，四诊合参，但是有时候我们很容易被一些固定的思维模式所左右，比如说见到五心烦热很容易辨成阴虚，碰到自汗多容易先考虑气虚等等。这些特殊的症状，虽说很容易帮助我们辨证，而且大部分时候是对的，但是从医乃治病救人的行业，容不得半点马虎。

这位患者是一个六十三岁的退休女性，有焦虑抑郁症已经多年了，此前在门诊治疗了一段时间，病情稳定，抑郁状态也有两三年没有发作了。那天患者早早地挂了我的号，一进诊室就瘫坐在凳子上，有气无力地说："匡大夫，赶紧救救我吧。"

我一看原来是两年前治疗过焦虑症的患者，心想应该没啥大问题，淡定地测着血压，摸着脉，结果还真问题不大。虽说是夏日，患者穿着厚厚的衣服，头上还不断地冒着汗。患者一个劲地喊救命，我看这状态肯定是焦虑症犯了，门诊治疗也不安心，索性就收入院了。

第二天查房得知，患者主要症状是阵发性头晕，发作时伴有全身颤抖，也不是因为怕冷，就是身上哆嗦，感觉自己快不行了，四肢麻木，身上发凉，心中烦乱，六神无主，一点力气也没有，舌都在颤抖，口苦，食欲缺乏，食后感觉咽部哽噎感，还有就是腰酸疼像折了一样，睡眠尚可，怕冷恶风，自汗，大便干，小便量少。查舌黯稍淡，苔黄腻偏润，脉沉弦，寸弱。

据诉阵发头晕，心神不安，乏力自汗的状态已经有三月了。最近这种发作欲死的感觉已经有半月了，实在是自己调整不过来了，又想起我来了。

这样一个患者，光从舌苔来看，很容易考虑到湿热的问题，因为舌苔黄腻嘛。而且如果从湿热入手，考虑湿热阻滞，运化不利，所以四肢乏力；清阳不升，所以头晕时作；热扰于内，所以心中烦乱；湿滞于肌腠，所以腰酸疼痛；热不得越，所以怕冷，时有汗出。种种迹象来看，似乎辨证精准。

但是凭我之前的临证经验，此种病证，容易忽略的问题就是虚实寒热。我查看了患者手掌，果然不红也不热，再询问小便量虽少，并无不畅，头面也不见油垢，口虽苦，但并无浊气，舌苔黄腻但是偏润，种种迹象表明，病性偏寒。从舌质上看，暗淡之舌，偏于虚，脉象也符合虚证表现。另一点就是，从"慢病重质，时病重苔"来看，忽略舌苔黄腻，基本上可以把湿热证放一边了，断定存在虚寒证了。从身凉怕冷，心神不宁来看，很容易考虑为心阳不振。

至此，如果草率地下定论，也将是动手便错。因为心阳不振，何以出现黄腻之苔呢？

舌苔乃胃气蒸腾，水谷精微之气上承所化生，如果纯粹阳虚，水饮谷物不化，停积于中，舌苔都难以见，怎会有黄腻苔。有苔自然是有胃阳蒸腾，苔黄自然是有热，所以黄苔一般见于胃阳旺盛的人，但是胃阳旺，自然饮食旺，甚或口有秽气，与此患者食欲缺乏、口中无秽气和显然不符。既然不是实热，自然考虑为虚热，阴虚生的内热当然最为常见。患者发作时身颤，舌颤，伴有腰酸，肢麻，心烦乱，这些虚风扰动之象，间接佐证了阴血亏虚。所以我考虑患者病机应该为阴阳两虚型。选用了炙甘草汤，以补益心阴心阳为主，加龙骨、牡蛎，意欲合桂枝甘草龙骨牡蛎汤，以收摄浮阳，敛汗安神，加木瓜和胃化湿，苏木理气活血。处方：

炙甘草20g	桂枝15g	阿胶珠20g	地黄15g
生姜15g	酸枣仁30g	麦冬15g	火麻仁10g
苏木10g	龙骨15g	牡蛎15g	木瓜15g
党参20g

三剂，水煎服，日一剂

药投三剂，症状向安，心神安定，发作次数已明显减少。考虑药已对症，仍以前法续进，加焦神曲和胃化湿，黄精补益心肾。继续汤剂三剂，诸症显退，头晕已不明显，发作时仍有身颤、舌颤，但已能自控，不为其累，只是食欲缺乏，食后仍有哽噎感。考虑兼有气虚气滞表现，方增甘松理气和胃，厚朴花行气除湿，浮小麦、五味子补敛心气。处方：

炙甘草 20g	桂枝 15g	阿胶珠 20g	地黄 15g
生姜 15g	酸枣仁 30g	麦冬 15g	火麻仁 10g
苏木 10g	龙骨 15g	牡蛎 15g	木瓜 15g
党参 20g	焦神曲 15g	黄精 15g	甘松 20g
厚朴花 12g	浮小麦 40g	五味子 20g	

三剂，水煎服，日一剂。

药后，身颤、舌颤诸症已退，食后哽噎感减轻，纳谷改善，体力恢复正常。查舌苔依然黄腻，只是较前薄。继续予以和胃化痰，补益心阴心阳善后。门诊随诊两周，诸症已除。予归脾丸常服以防复发。

此案若先入为主，抓住黄腻之苔不放，以为湿热为患，显然是南辕北辙。其实症状虽繁，只要不忘阴阳表里，虚实寒热，四诊八纲，自然能柳暗花明。

恼人的瘙痒

一天门诊经人介绍来这么一位患者，八十二岁的老奶奶，一进屋就一直絮叨着自己怎么怎么个瘙痒，到处就诊未曾明确诊断，也不曾治好。听病友说我这看得不错，就早早地挂了号来了。还以为是个老中医呢，没想到这年轻，说着说着又不停地说只要把她的痒治好就神了，真是要死的心都有了。

原来患者自暑月开始出现皮肤瘙痒，刚开始的时候可见一些红色疹子，后来也不见出疹子或者发斑情况，就是皮肤瘙痒，部位也不固定。找到我这时，发病已近半年了。细问瘙痒症状，夜间明显，奇怪的是瘙痒部位主要集中在大腿以上的皮肤，详细询问大约在风市穴位以上的地方。除了瘙痒难耐之外，稍有怕冷、口干症状，夜间瘙痒严重影响睡眠，纳可，二便调。查患者皮肤干燥，多处抓痕。舌黯红，苔薄黄偏润，舌络粗。脉右弦细弱，尺细滑，左弦软，寸浮滑，尺细略滑。

老年皮肤瘙痒症并不少见，只是此患者病史并不算长，且部位比较特殊，显然与一般的血虚风燥的老年皮肤瘙痒症不一样。那么这个应该如何辨证呢？

从患者兼症来看，怕冷口干，患者年已八旬开外，且时值寒冬，有此症状也不奇怪。年老阳气亏虚嘛，冬日稍有怕冷口干，甚是常见，简直没啥特殊指引作用。从舌黯，络粗，皮肤干燥来看，瘀血之症肯定也是有的，但是这与瘙痒就一定有关系么，倒也未必。

如此一来，只能从患者主症上去推求了。《黄帝内经》中病机十九条讲"诸痛痒疮，皆属于心"，这点患者倒也符合，患者痒得难受，心烦急躁，夜寐不安的。即便如此，从心论治瘙痒，也只是大法，离如何处方尚远。还好平素熟读经典，进一步联想到"痛者为实，痒者为虚"，"心布于表"等经典理论。既然痒者为虚，痛痒属于心，心又主一身之血脉阳气，以前我理解的痛证是阳气被困住了，痛证是实的阳尚被困住，那么，痒证虚的阳，又何尝不能是阳气被困住了呢！

"心布于表"，此病在皮表，瘙痒自然是表皮的阳气被困住了，皮表的阳气，按经络来说，是从太阳膀胱经气化而来，太阳膀胱经，又称巨阳，所以皮表的阳气一般很充足的。那什么邪气能困住皮表之阳气呢，很显然是寒邪，医圣张仲景的《伤寒杂病论》整篇都在论述伤寒，邪从太阳皮表而入。

但是如果单单只是寒，那怎么会出现上身瘙痒，下身几乎不瘙痒呢，按理说下半身阳气更弱不是？

因为瘙痒症，临床湿热多见，很容易想到是不是还兼有湿邪，湿邪困阻阳气倒是比比皆是，加上患者舌润，口中和，病又起于盛暑，因此考虑患者兼有湿邪是站得住脚的。只是湿邪重浊，属于阴类，自然之性，应该往下流，此患者病位却在中上，仍不足以说明为啥病位在上而不在下。如果有热就可以解释了，火热炎上嘛！很显然患者没有实热，那自然可以归属于虚热了。虚热何来，从脉左弦软，结合患者面色苍黄来看，阴血不足是可以断定的，血虚生风化热，阳气被寒湿困阻，风阳之热鼓动于上发于外，所以病发于表发于上。至此病机和盘托出，处方也就简单了。只是不要忘了，"痒者为虚"是阳气之虚，阳虚所以怕冷舌润，于是我选用了阳和汤加减来治疗，结合《内经》"疏其血气，令其调达"理论，综合患者舌黯红等血瘀表现加用活血之品。处方：

麻黄 5g	鹿角胶 10g	白芥子 9g	地黄 20g
肉桂 6g	炮姜 9g	菟丝子 12g	苍术 15g
厚朴 6g	白蒺藜 9g	首乌藤 30g	蝉蜕 12g
当归 12g	红花 10g	莪术 15g	甘草 10g

十四剂，颗粒剂，水冲服，日一剂。

方用阳和汤滋阴养血温阳发表，加苍术、厚朴合平胃散意化湿行气，当归、红花、鸡血藤、莪术养血活血，蝉蜕、白蒺藜祛风。药进两周，瘙痒明显减轻，心烦已除，夜间已能安眠，仍稍怕冷口干，舌脉依然。药已显效，续方去甘草，加浙贝母、清半夏、荆芥穗以祛风和血化痰，仍是调其气血之意，令其调达，血络和畅，自然症愈。

两周后复诊，自诉痒减十之有九，服药以来矢气增多，别无所苦。告知患者矢气增多乃是寒湿化气外出之象，实为佳兆。转方稍和血气，养血祛风，病症痊愈。

喘息的小药方

古人有"外科不治癣，内科不治喘"之说，可见癣和喘病两种疾病是比较难以治疗的。喘证的原因很多，常见的有心源性的和肺源性的。下文所提到的实际是中医讲的肾源性的，也就是肾不纳气那种。

这是一位久病的老太太，已经八十多岁了，咳喘病史有三四十年了。第一次在我门诊就诊，是因为发现心率很慢，心电图检查是Ⅲ度房室传导阻滞，于是给收住院了。我亲自给做了临时起搏器手术，过程比较顺利，很快取得了患者和家属的信任。病情因为临时起搏器的保护，暂时转危为安了。接下来的问题，患者和家属都比较纠结，那就是做不做永久起搏器手术的问题。原因竟不是害怕手术，而是害怕手术后用药，特别是消炎药。因为患者年轻的时候发生过一次严重的药物过敏，就是消炎药导致的。以至于后来几十年，患者大小感染疾病，都只敢使用罗红霉素这种低端的抗生素。年龄越大，胆子越小，以至于后来其他疾病也不敢用药，比如说高血压，患者就一直使用着降压零号这种几十年前的老药。我想血压控制肯定也不佳，否则也不至于导致心脏装了起搏器了。我看患者喘息比较明显，经排查心脏功能尚可，打算给加用中药治疗，患者和家属刚开始也是很犹豫，说很多中药也过敏，让我一定要好好斟酌斟酌。哎，这真是"一朝被蛇咬十年怕井绳"。

患者面色少泽苍黄，背有点驼，说话声有点沙哑，症状是一动就喘，嗓子里有少量的痰，不易咳出，喘息发作时可听见喉中鼾鸣，纳少，神疲少气，腰酸腿疼，大便干，夜尿频。查体呈桶状胸，一问果然是吸烟多年了。双下肢轻微肿胀，腹部底力很弱。舌黯红，少苔，脉弦大而空张。

这种病证对于一个真正明白的中医人来说，其实没啥，很容易辨证的，显然这是一个肺肾气虚，肾不纳气的虚喘证。望诊来看，患者有种"头倾视深，背曲肩随"的样子，显然脏腑精气虚衰了，闻诊声音沙哑，喉中鼾鸣，痰不易出，也提示肺肾津液亏虚，再结合症状腰酸喘咳，动则加重，肾不纳气病机真是不待蓍龟了。

辨证容易，用方自然也简单，治疗肺肾虚的方子莫过于麦味地黄丸了，只是结合患者过敏及多疑体质，我还是稍作了变化加减。处方：

人参 6g　　磁石 6g　　山茱萸 4g　　山药 8g

木瓜 4g　　龟板 6g　　五味子 3g　　刺五加 4g

三剂，颗粒剂，水冲服，日一剂。

方用人参、山药补益肺脾之气，山茱萸、五味子、刺五加补益肝肾，木瓜和胃敛肝，龟板、磁石重镇收摄。取古之黑锡丹意，法在补肾纳气培元。因为患者担心药物过敏，所以用量都很小。

令人没有想到的是，患者服药后感觉很舒适，喘息症状也得以控制。接下来的问题，自然是信任有加了，于是顺水推舟，讲解了一下永久起搏器的手术问题，最后是终于说服了患者和家属。也很顺利地完成了永久起搏器手术，至于术后预防感染的抗生素问题，还是很谨慎地用着罗红霉素。还好，一切都很顺利，伤口恢复很好，一周后拆了线。其间患者一直服用着上面开的那张喘息小药方，喘息症状也得以缓解，然后满意地带上了那张小药方就出院了。

之后的数年里，患者一旦发了喘息症状，就招呼家属去我门诊，开那张小药方，而且还不让调方的，说这个就挺好的，怕改动了引起过敏，那就麻烦了。起初我还稍作改动，有时加用炮姜 6g，有时加用补骨脂 6g、菟丝子 6g 等等，疗效虽然也很确切，但患者每次还是很中意最初的那张小方，甚至有几次，患者家属担心我忘了那张药方，还特地从家拿来了那张给纸糊起来的原方。后来我也就干脆不做修改了。

几经治疗，患者喘息症状虽不能痊愈，但也算得以控制，小方的功劳是有，信任的药效我看也是不小的。其实从西医学角度看，患者就是一个支气管哮喘，肺气肿的问题，但是患者惧怕药物反应，尤其是西药抗生素以及激素等等，所以一直以来也未能用上控制哮喘的西药。最终能有此疗效，我看大半部分是信任的功劳。

强心化饮治身乏

关于强心，其实这是西医的一种提法，西医治疗心衰的时候常用到的方法是强心、利尿、扩血管。既然强心治疗心衰有效，现代的一些中医学家，常常也借用中药中一些有强心成分的药物来治疗心衰，并且收到了一定的疗效。比如常用治疗心衰的芪苈强心胶囊，其中的葶苈子，经现代药理学研究，就包含有强心作用的成分。这应是一种应用中药治疗疾病的新思路，只要不脱离中医特有的阴阳五行等理论思维。

这是一位六十岁的女性患者，心慌乏力已经年余之久，活动时更明显，患者除心慌乏力之外，尚有头胀，咽部黏痰感，胃脘痞满，无口干口苦，大便黏，查舌黯紫胖有齿痕，舌络粗，苔薄少淡黄，脉两手反关而滑。观其面色黄而无光泽，结合胃脘痞满，初诊考虑脾虚停饮，水饮凌心导致心悸，兼有肝阳血瘀，所以头胀，舌黯络粗。因此以苓桂术甘汤加味，茯苓、白术健脾益气，加丹参、茜草活血化瘀，代赭石、旋覆花以降肝阳之逆，木香、砂仁、香附疏肝醒脾，薤白通阳除满，威灵仙助苓桂术甘汤健脾温化冷饮。处方：

茯苓 30g	桂枝 20g	焦白术 20g	炙甘草 10g
威灵仙 30g	丹参 15g	旋覆花 15g	代赭石 20g
茜草 15g	薤白 15g	砂仁 6g	香附 9g
木香 6g			

十四剂，颗粒剂，水冲服，日一剂。

患者是本院的一名保洁人员，据患者说本来已经退休了，但实在是在家闲得无聊，就找了这么一工作，主要是为了看病方便。我本以为这个心慌小病，不足一虑，处方应该切中病机，药必有应，所以蛮有自信地告诉患者这个病没啥事好治，回去好好吃药去吧。

两周以后，患者复诊，心慌依然，不过头胀明显好转了，血压也不高120/80mmHg，其他症状没有明显改善。我看患者一副愁容，考虑可能兼有肝郁不舒，结合咽部痰滞感，考虑肝郁夹痰，调整为四逆散合温胆汤加减，以疏肝清热化痰为法。方中四逆散疏肝，蒲公英、苦参清热，竹茹、陈皮、茯苓、半夏等化痰，木香、厚朴行气运脾。处方：

柴胡 12g	枳壳 15g	赤芍 30g	甘草 10g
桔梗 10g	谷芽 30g	焦神曲 20g	木香 6g
竹茹 15g	陈皮 12g	清半夏 9g	苦参 10g
茯苓 15g	厚朴 12g	蒲公英 20g	栀子 9g
鸡内金 10g	旋覆花 15g	丹参 20g	薤白 15g

十四剂，颗粒剂，水冲服，日一剂。

药后仍是愁容满面，心慌乏力，短气不足以息，胃脘痞满诸症减不足言，且增晨起胃隐痛，腰酸不适。想是胃阳被苦寒药所伤，重整思路，因其气短乏力明显，动则心慌，面色黄而无泽，腰酸不适，考虑气血两亏，脾肾不足，结合舌黯络粗，考虑兼有瘀血，故只用健脾益气养血活血，开胃补肾为法，予以六君子汤加减，加黄芪益气，当归补血，桑寄生、枸杞子补肾，香附、枳实理气，莪术、土鳖虫活血，鸡内金、焦神曲和胃。处方：

党参 20g	茯苓 15g	焦白术 15g	炙甘草 6g
陈皮 12g	清半夏 9g	当归 12g	香附 9g
黄芪 12g	桑寄生 30g	鸡内金 12g	枳实 15g
焦神曲 20g	莪术 20g	枸杞子 30g	土鳖虫 6g
酒大黄 6g			

十四剂，颗粒剂，水冲服，日一剂。

药后，晨起仍时有胃痛，自诉矢气后好转，乏力气短痞满心慌余症依然，舌黯胖，稍偏紫，齿痕，苔薄淡黄，脉反关弦滑。

经诊三次，效果不佳，着实难堪，闭目沉思切脉，故作镇定，忽而得知病机在大气不转，经文所谓"大气一转，其气乃散"，所以先前有转则矢气症状好转，不转因为心气不强，当以强心为主，心主神明，心气强大，神岂能不明爽，大气一转，愁云必散！

于是仍以苓桂术甘汤为主，方中茯苓、白术健脾化饮，桂枝、甘草温补心阳，加葶苈子、枳实强心之品，合四逆散横向推动气机，半夏、厚朴、陈皮、焦神曲纵向调畅气机，炮姜温胃散寒以治胃痛。处方：

茯苓 30g	桂枝 20g	苍术 15g	厚朴 15g
炙甘草 12g	清半夏 15g	枳实 15g	陈皮 12g
柴胡 15g	葶苈子 30g	大枣 30g	赤芍 30g
焦神曲 20g	炮姜 12g		

十四剂，颗粒剂　水冲服　日一剂

至此已柳暗花明，药后患者胃痛即除，气短乏力明显好转，心情转佳，自诉至少现在感觉上半身有力气了，虽然腿仍乏力，仍偶有心慌，腰酸不适，摸脉之时诊察患者前臂大片红疹，询之患者既往一遇伏天即出现此疹，天凉即消退。我想大概是寒湿之气被迫外逼所致。上方继效，守方增枳实至 20g 以强心行气，去甘草之壅滞，加砂仁和胃化湿，羌活、防风祛风化湿，实意以风药助大气运转，处方如下：

茯苓 30g	桂枝 20g	苍术 15g	厚朴 15g
砂仁 6g	清半夏 15g	枳实 20g	陈皮 12g
柴胡 15g	葶苈子 30g	大枣 30g	赤芍 30g
焦神曲 20g	炮姜 12g	羌活 12g	防风 9g

十四剂，颗粒剂，水冲服，日一剂。

药后患者喜笑而来，诸症显退，气短乏力已不明显，心慌，胃脘痞满早已去除，守方续服以收工。

此案经诊三次效果不佳，后之显效处方实从初诊之方而来，诊余思辨实因病证不明，为求速效，频繁更方，心力不定所致。所幸迷途知返，守方强心化饮祛风而得效。也验证了强心之法对于心气不足的体虚乏力忧愁有效。内经所谓"神有余则笑不休"，我想大概那些忧郁症患者，也能从强心之法治疗吧！

 # 尿频的妇人

这是一例慢性尿频的治愈病例。患者是一位五十七岁的妇女，形体中等，面色稍黄。患者的主诉是尿频，已有七年之久，严重时半小时就得一次，每次尿量并不多，曾当作泌尿系感染治疗，效果不佳。后来也多次经中医调理，也未能显效。

患者是经人介绍来我处就医的，刚来门诊坐下，就迫不及待地说希望我帮忙解决掉这个疑难问题，因为这个问题患者自嘲都不敢出蒲黄榆这个地区了，怕找不着厕所。

详细问诊得知，患者尿频数年之久，尤其是天凉时明显，无尿急尿痛，小便色虽黄，但无灼热感，尿频症状上午较轻，两小时一次，下午开始加重，尤其是四五点以后，症状开始明显，大约一小时一次，严重时半小时就得一次，一直到晚上睡着了，睡眠还不错，所以睡着了以后夜尿倒不多，一般情况也就一次。除此之外腰怕凉，平素怕冷又怕热，纳食一般，进食多后容易胃胀。查舌红，少苔，有浅裂纹，舌络偏粗，脉右寸沉细滑兼有涩象，关濡软稍大，右尺细滑兼涩，左寸弦细弱，关弦软，尺滑。多次复查尿常规结果提示均为正常。既往有亚临床性甲状腺功能减低，甲状腺结节，慢性浅表性胃炎病史。

一般来说，老年男性尿频大多数是前列腺的问题，现在出现在门诊的是一个绝经后的妇人，又没有泌尿系感染的问题。患者也曾多次服用中药未曾获效，病机应该不是那么简单，从中医如何辨证论治呢？

首先我从虚实入手，很显然患者病情以虚为主，因为患者并没有实邪征象。而虚证从部位来说，很容易考虑到肾的问题，因为肾司二便嘛！既然有肾虚，从舌象来看，舌红，少苔，浅裂纹来看，显然有阴虚的表现，但是患者又有腰怕冷，午后尿频症状加重，显然都从阴虚解释是不通的，结合右尺脉有涩象，天凉时易发病特点，考虑兼有阳虚的问题也是可以理解的。但是两尺脉毕竟都显滑象，并无弱象，简单的断为肾阴肾阳虚，似乎与脉不全相符。何况患者曾多次就医，中医调治，估计补肾之法已经试用，但是却不显效有待深究。

如果从患者午后加重，认为中气下陷的话，结合两寸脉弱，似乎可以，只是没有他证可佐，更何况气虚下陷，是气之退化严重不足，舌红这种热象一般是见不到的。倒是患者进食多后胃脘发胀，右关脉濡软，脾的运化功能不佳是肯定的。

只是尿频一症，与肾相关，与脾相关性应该不大，因为脾虽主土而克水，脾虚失于统摄，水液流溢于四肢倒是常见，单纯导致尿频是无法理解的。如果从脏腑分析，倒是肺的问题可能，因为肺为水之上源，又主通调水道，只是这患者毫无半点肺系症状，因此可以除外肺的问题。还剩两脏，心和肝的问题，心主神明，主血脉，如果心肾不交，神明出了问题，不能做主，频发小便是可以的，在从其左寸脉来看，确有不足之象。另外肝主疏泄，肝苦急，疏泄太过频发小便也是可以的。

只是为什么肝疏泄从下窍小便走，不从上中而出呢？

因为依肝脏属木之性，当是符合东方温升的特点，自然之性就应往上疏泄，就好像树木向上向外生长一样。为什么不从上疏泄呢？那只有一种可能，就是上面被东西堵住了，转而掉头向下疏泄。什么东西堵住了呢？又没有有形的邪实，那只有一种可能了，就是寒气，因为寒气阻滞，肝阳不得上，转而向下疏泄，所以频繁小便。

如此一来，正好印证了心阳不足于上的病机。心阳不足，神明不够强大，心肾不交，肾气独沉，加上肝木频繁疏泄，所以尿频。上午阳气较旺，心阳得天阳之助，尚可维持。午后天阳渐衰，心阳不振，肾失温养，故而症状加重。既寐，心阳得潜，安于肾宅，肾得温养，所以夜尿并不频。如此一来，不补心阳，就不足使心阳下而温肾。所以前医只用补肾之法，不得效，因为肾阳虽得暂温，终不足以补充上焦虚亏之阳。所以我处方从此立法，先以山药、茯苓健脾，以利阳气上升，因为中焦为斡旋之所。再以桂枝甘草龙骨牡蛎汤温补心阳，山茱萸、沙苑子、桑寄生、菟丝子、二至丸温补肝肾，白薇、玉竹强心宁心，知母苦寒以对治小便色黄，除下焦可能之虚热。处方：

山药 30g	茯苓 15g	桂枝 6g	炙甘草 12g
龙骨 15g	牡蛎 15g	山茱萸 12g	菟丝子 15g
沙苑子 12g	桑寄生 20g	女贞子 12g	旱莲草 20g
玉竹 12g	白薇 12g	知母 12g	

十四剂，颗粒剂，水冲服，日一剂。

　　两周以后，患者复诊，夜尿已除，尿频显减，午后至夜眠前已经能坚持两小时去一次厕所了。补充症状自觉腿沉但比之前要好转，眼皮发皱感已经数月。舌脉较前无明显变化。仍以前法，去茯苓之淡渗有利尿之嫌，加砂仁、焦神曲健脾和胃，处方：

山药 30g	焦神曲 15g	桂枝 6g	炙甘草 12g
龙骨 15g	牡蛎 15g	山茱萸 12g	菟丝子 15g
沙苑子 12g	桑寄生 20g	女贞子 12g	旱莲草 20g
玉竹 12g	白薇 12g	知母 12g	砂仁 6g

十四剂，颗粒剂，水冲服，日一剂。

　　药后复诊，尿频已明显减轻，白天已经没有尿频现象，夜间也明显好转，腿沉好转，眼皮发皱感也明显好转，但是口舌生疮，舌依然是红，少苔，脉象涩象不明显。口舌生疮，考虑是骤补之心阳，不得潜藏，予以加用龟板、肉桂，合砂仁、甘草、黄柏成潜阳封髓丹法，去白薇之柔润，牡蛎之收涩，加焦白术补益脾胃。处方：

山药 30g	焦神曲 15g	桂枝 6g	炙甘草 12g
龙骨 15g	肉桂 3g	山茱萸 12g	菟丝子 15g
沙苑子 12g	桑寄生 20g	女贞子 12g	旱莲草 20g
玉竹 12g	龟板 15g	知母 12g	砂仁 8g
焦白术 10g			

十四剂，颗粒剂，水冲服，日一剂。

　　复诊，患者口疮已愈，多年尿频痼疾已彻底根除，稍感眼皮发皱和腿沉，余症已无。舌红，苔薄白，脉仍弦软。转方去焦白术、知母，增秦艽祛风升阳，以对治眼皮发皱和腿沉，北沙参补益气阴，润肺佐金制木，因为眼皮为肉轮，脾胃所主，改炙甘草为生甘草以平补脾胃兼入脾清热。处方：

山药 30g	焦神曲 15g	桂枝 6g	甘草 8g
龙骨 15g	肉桂 3g	山茱萸 12g	菟丝子 15g
沙苑子 12g	桑寄生 20g	女贞子 12g	旱莲草 20g
玉竹 12g	龟板 15g	北沙参 20g	砂仁 8g
秦艽 8g			

十四剂，颗粒剂，水冲服，日一剂。

　　尿频一症，虽是小疾，但如此频繁，也是一件非常苦恼之事，经脏腑辨证，虚实入手，不为常法所禁锢，终或佳效，亦是幸事，岂不快哉！

潴留的胃痛

这是一个典型心胃相通的案例。患者是一位七十岁女性,因为"上腹部疼痛三天"收入了我院外科。刚开始的表现是上腹部胀痛不适,伴有恶心呕吐,全腹部有压痛,尚有排气排便,经查考虑胃潴留合并感染,给予禁食水,抗感染,解痉,胃肠减压治疗后症状稍有改善。

忽一日下午突然症状加重,剑突下正胃脘部疼痛持续不缓解,急查心电图提示广泛前壁导联 ST 段压低,考虑心肌严重缺血,给予速效救心丸服用后症状稍缓解,复查心电图 ST 段压低恢复正常了。像这种心电图动态变化的,心血管问题基本上是跑不掉的。后来急查心肌酶也高了,于是经心内科医师会诊后考虑冠心病、急性冠脉综合征,因为予以转入了我科重症监护室(ccu)。

当日急行冠脉造影检查,结果显示冠状动脉三支病变,因为已经确诊了是急性心肌梗死,病情较重,紧急开通了梗死相关血管前降支,做了支架手术。术后按理说病情已经稳定,症状会逐渐缓解。可是患者胃脘部症状仍然有增无减,终日胀痛不适,哀号转侧难眠,多次查心电图也未见动态变化。很显然这已经不是心脏的问题了。虽然多次请外科会诊,得出的结论也只能是继续抗感染,解痉,对症止痛处理,实在不行就手术或者消化内镜处理,只是这刚心肌梗死,用着大量的抗凝药不说,还有两支未处理的严重狭窄的冠脉血管,手术或者内镜操作都有很大风险。可是一支止痛药下去,患者仅能支撑一会,药力稍过,患者又是痛苦哀号。

因为要求严格禁食水,以免胃潴留加重,所以刚开始也没想到用中药。看患者着实痛苦,于是操起旧业,予以针刺中脘、建里、水分、天枢、足三里、梁丘诸穴,患者疼痛顿时缓解,安然入眠。可怎奈,起针一会儿,患者又胀痛开了。

患者痛苦异常,又让扎针灸,我在一旁也是无可奈何,但总想为患者再做点啥。于是细心审查患者,面色苍黄无泽,表情甚是痛苦,虽一直哀号,但声音却不甚洪亮,略显低沉,查舌红,少苔无津液,脉细数。腹部切诊刚开始张力大,但细心体会腹部实际上比较软。

此种病证,辨证其实很简单,按六经辨证,这个部位很显然在太阴腹部,又是痛证,痛证多寒,但此患者为胃潴留,应排除热闭。如果是热闭,热自然来自胃肠，可患者舌苔却不见有。何况胃中浊邪多着呢，正下不去呢，岂有热蒸腾，又有浊物，不上舌苔之理。所以只能是寒证了。痛而拒按，自然是实，但是若为寒实，下利，口中流涎，此舌竟然红而少苔无津液，寒实断然无此舌象。既然是寒，又不是实寒，自然只能是虚寒了。

可痛而拒按，又有实证，那是怎么回事？

只是这个实是血脉不利，不是脾胃实。自此就很容易辨证为太阴虚寒兼血脉不利实证了。选方自然小建中汤最合适不过了。方以柔肝缓急，通利血脉。可是怎么用药呢。西医方案明确是禁食禁水，我刚开始想要不给灌肠使用。于是把方子还是开了出来，以小建中汤缓解止痛为主，加西洋参以益气滋阴护心，生龙骨、生牡蛎镇肝安神。处方：

| 西洋参 15g | 白芍 30g | 甘草 15g | 桂枝 15g |
| 生龙骨 20g | 生牡蛎 20g | 生姜 15g | 生麦芽 60g |

三剂，颗粒剂，水冲服。

因为考虑到患者进食水的问题，索性开颗粒冲服，这样可以少用些水，以生麦芽代替小建中汤中饴糖。方开以后，巡至患者床旁，忽而有一想法，如果药从胃管而入，一旦药不得下，再给负压吸引回来不就得了，何惧增加胃潴留风险呢。于是与外科医生商议，同意了我的想法，只是人家西医大夫对这个疗效表示怀疑。药配好以后，我多次叮嘱护工少泡些水，温水从胃管打入，夹闭胃管一小时左右看看，如果症状加重，及时打开负压吸引。

一剂药后，患者自觉胃中有一股久违的暖流，竟然忘却了疼痛呼呼睡了起来。一小时后，打开夹闭的胃管，负压吸引竟然无物。我之前悬着的心一下也安定了下来。

药进三剂，患者疼痛已经缓解十之八九，最重要的是患者在服用第二剂药后，肠腑已通，有了大便了。拉出来的是一周前吃的火龙果籽，后据外科大夫描述先前刚下胃管负压引流出来的也是很多火龙果籽。殊不知，火龙果乃是大寒之物，正是此次起病之因啊！

肠腑通，疼痛缓解，后来的问题就简单了，如此调治一周，胃部症状都得以解决。只是后来新增眩晕不适，想是因患者舌红少苔脉细体弱，用增胃液养胃阴之药太多，脾胃不得运化所致。转方投以半夏白术天麻汤续服两剂，诸症即得退。古人所谓"虚热一退，中气便寒"，诚不欺也！古人心病治胃，胃病治心，比比皆是，仲景治疗胸痹心痛方中也不乏其类，实因心胃本就有络脉相通，加之少阴和阳明的关系，就不待详说了。

油风有风

油风俗称"鬼剃头"，实际上就是斑秃，《诸病源候论》记载："人有风邪，在于头，有偏虚处，则发秃落，肌肉枯死，或如钱大或如指大。发不生亦不痒，故谓之鬼舐头。"

这天来了一个头戴黑帽，眼戴墨镜的年轻女患者，打扮得还挺时髦，进门也没打招呼，先关上门，轻轻地坐了下来，摘下帽子和墨镜，我一看就明白了，原始是个治疗油风的。

患者头发浓密乌黑，头顶部和两侧可见三处鬼剃头，如拇指大，局部皮肤白而无发。询之稍有瘙痒，查舌淡黯，苔薄少润，脉右沉尺弦，寸细滑，左弦，寸细滑，尺涩。查舌探脉之后，进一步询问症状，除斑秃脱发外，尚稍有腹胀，大便两三日一行，有时不成形，睡眠自认为尚可，进一步询问得知平素多梦，梦多记不清。月经有时错后，量尚可，无痛经，饮食尚可。

油风之病，古人大多认为是风热兼有血不荣养所致。如《外科大成》"油风则毛发成片脱落，皮肤光亮，痒如虫行者是也，由风热乘虚攻注，血不能荣养所致，宜神应养真丹服之，以培其本，海艾汤洗之，以治其标。"

不过这个患者，本来头发乌黑浓密，显然禀赋肾精尚足。舌淡苔润，月经错后，毫无热象可凭。于是脱离局部，整体思辨。从患者着装来看，妙龄少女，脱发斑秃，心情必当沉闷，脉有弦象，郁证所致，月经错后，眠而多梦，已露血虚之机，阴血源于脾胃，脾胃运化不佳，所以见证食后腹胀，大便不成形。如此一来肝郁脾虚之病机跃然纸上，只是肝郁脾虚多了，斑秃到不常见，所以局部辨证还得进一步求真。

古人既然将此病命名为油风，自然跟风有关系，再者说头为清虚之地，"至高之巅，唯风可到"，不是兼有邪气怎不是整体脱发，而非得是局部脱发呢！有邪当然首先可能是风邪。所以我考虑患者必当兼有风邪。选方予以逍遥散加川芎以散风兼能解郁，加神曲和胃，香附代柴胡以疏肝，实际上这几药一上有种越鞠丸的意思，因为患者左尺脉涩，考虑脾虚日久，肾气独沉，肾阴不充，因此加了女贞子、旱莲草、菟丝子、绞股蓝以补益肝肾。加首乌藤祛风通络兼助当归、白芍补血之用，木香、砂仁行气和胃，路路通、薏苡仁助茯苓、白术健脾利湿。处方：

当归 12g	白芍 15g	茯苓 30g	白术 20g
川芎 15g	香附 12g	焦神曲 15g	薏苡仁 20g
木香 8g	绞股蓝 12g	女贞子 10g	旱莲草 15g
菟丝子 10g	路路通 12g	首乌藤 15g	砂仁 5g

十四剂，颗粒剂，水冲服，日一剂。

药后患者复诊，情绪显然比上次好多了，原来效果不错，头部两侧斑秃之处，可见汗毛新生，头顶处尚不见明显改善。查舌淡黯，苔不润，脉同前，询之近日夜间新生烦热，眠稍差。考虑郁证较前减轻，脾湿得泄，故去香附、薏苡仁、路路通，转而调补气血为主。增熟地、何首乌养血，生侧柏叶以清解夜间烦热。处方：

当归 12g	白芍 15g	茯苓 30g	白术 20g
川芎 15g	熟地黄 15g	焦神曲 15g	何首乌 8g
木香 8g	绞股蓝 12g	女贞子 10g	旱莲草 15g
菟丝子 10g	生侧柏叶 15g	首乌藤 15g	砂仁 5g

十四剂，颗粒剂，水冲服，日一剂。

药后诸症显退，头顶发亦新生，守方续服一月，斑秃痊愈。

后又治一例年轻男性患者的油风，也从健脾除湿养血祛风得效，只是未有此案头发新生之速。想是祛风养血之药调配尚不够这般精妙所致。古人有"治风先治血、血行风自灭"之说，所以那些从瘀血论治油风的也是可以理解的。再者说上案方中川芎一味，不但可祛风，不也是一味活血药么！

平卧发胀的双脚

这是一个奇怪的症状，那就是患者自觉足后跟发胀，平卧时更明显，静坐久时有发胀感觉，平卧时足底自觉发凉，行步或静坐时无发凉感觉，病史已经有五月了。患者此前因为多年的多汗症，找我就诊治疗已明显缓解，因此这个足跟症状又想起了我。希望我能帮忙解决一下这个奇怪的症状。

初诊时，问诊患者并无其他明显不适症状，除了口周易发疹子，还有右眼一侧有黑影三个月了。查患者体壮，面色暗红，油光，语声有力，舌黯红，苔黄，脉左寸关沉弱，尺滑兼涩，右沉弱，尺滑兼涩。

刚开始从虚实入手，从患者眼有黑影、口周发疹，结合舌苔黄，邪实考虑湿热阻滞；虚证从患者两尺脉现涩象，考虑肝肾亏虚。结合患者既往多汗从瘀血治疗入手，考虑双下肢发胀可能与瘀血阻滞相关。时发胀感，总归肝所管，还有就是眼睛症状，湿热邪气能伤至目，也或多或少与肝阳上行撇不开关系。因此，治疗予以补益肝肾，平肝活血除湿为主，处方以桑寄生、女贞子、旱莲草、枸杞子补益肝肾，菊花、青葙子、决明子平抑肝阳，北沙参、浙贝母佐金制木，丹参、忍冬藤活血通络，蒲公英、葛根清热除湿。处方：

桑寄生 30g	女贞子 15g	旱莲草 15g	浙贝母 15g
枸杞子 20g	决明子 15g	青葙子 10g	葛根 30g
菊花 15g	丹参 15g	蒲公英 30g	北沙参 20g
忍冬藤 30g			

十四剂，颗粒剂，水冲服，日一剂。

药后复诊，患者口周发疹已无，余症依然，舌脉无变化。考虑药尚有一定效果，肝阳暂平，所以湿不上行口周，口周发疹得除，故去青葙子、决明子、菊花，仍以补肾活血除湿为主，前方加红花、鸡血藤、络石藤活血化瘀，增桑枝、防己、木瓜化湿通络，添狗脊、生杜仲补益肝肾。但患者足跟发胀不减，予以添入龟板入奇经八脉之品，以引经入络，增黄芪补益托举以期邪从内出。处方：

桑寄生 30g	女贞子 15g	旱莲草 15g	浙贝母 15g
枸杞子 20g	络石藤 30g	桑枝 30g	葛根 30g
鸡血藤 15g	丹参 15g	蒲公英 30g	北沙参 20g
忍冬藤 30g	防己 15g	木瓜 15g	狗脊 20g
生杜仲 15g	红花 10g	生黄芪 30g	龟板 15g

十四剂，颗粒剂，水冲服，日一剂。

谁知药后足胀感未减半分，倒是右眼一侧黑影症状明显好转，但患者自诉黑影倒不是特难受，难受的是足胀，以致不愿平卧，夜间睡眠也受其影响。也不是全然没有改善，毕竟现在足发凉感觉已经没有了。除此之外，大便开始黏滞，伴有乏力，无腹胀，纳可，稍有白黏痰，舌黯，苔灰偏润，脉无变化。

细思其证，平卧足跟发胀，有形之邪似乎只有湿饮可以随体位变化而变化，好比是胸水、腹水或者水肿，自然是下垂位明显，此证平卧明显，也难逃其责，但无任何饮证表现，症状又在肢体末端，考虑湿浊可能性更大。所以索性以祛风除湿为法，以风药胜湿法，方用羌活、防风、独活、秦艽祛风除湿，防己、威灵仙、桑枝、木瓜化湿通络，苍术、黄柏二妙化湿清热，忍冬藤、鸡血藤、络石藤、青风藤、首乌藤五藤祛风胜湿行气通络，合桑寄生补益肝肾，焦神曲和胃化湿。处方：

防风 9g	威灵仙 30g	木瓜 15g	羌活 9g
独活 9g	防己 15g	桑寄生 30g	忍冬藤 30g
络石藤 30g	鸡血藤 30g	青风藤 30g	首乌藤 30g
桑枝 30g	秦艽 15g	焦神曲 20g	苍术 20g
黄柏 8g			

十四剂，颗粒剂，水冲服，日一剂。

本以为已探得病机，药必有效，谁知药后犹如石沉大海，音信全无。好在眼睛症状见减，但患者苦恼五月余的足胀症状不见任何改善。本想求助于我来解决这一疑难症状，现已服药月余不见改善，患者也快没有耐心了。我也表示挠头，闭目沉思也不得解，忽而睁眼瞥见患者面部毛孔粗大，有黑头，此莫非刘渡舟先生所说之水气吗，尤其是患者两颧目下皮肤毛孔粗大异常，考虑此为水气外漏之色，水气归肾所主，肾主闭藏，今现而不藏，必然是肾虚，色黑为寒水之色，所以此处可断为肾阳亏虚。且不论足底平卧发胀是否湿邪，如果肾阳虚，湿气下陷，仅以祛风胜湿法，是怎么也无法解决这个源源不断降下来的水湿的。但仅仅补益肾阳，虽能从上解决水湿流溢于下的问题，但已经流下的湿邪还是不能除去的。

想至此，忽而明了金匮肾气丸中的泽泻、茯苓之用了。患者已经治三次，症状未见缓解，本已无耐心了，所以我想迅速祛除患者下焦之湿邪，非用风药不可。于是处方予以金匮肾气丸补益肾阳为主，方中茯苓、泽泻自然是为去除已降之湿所用，加狗脊、菟丝子、淫羊藿、巴戟天、生杜仲加强补益肾阳之力，羌活、防风、秦艽祛风胜湿助其迅速改善症状，砂仁、焦神曲和胃除湿，添入益母草、三七活血通络。处方：

熟地黄 20g	山茱萸 20g	山药 30g	茯苓 15g
丹皮 9g	泽泻 9g	桂枝 6g	附子 6g
狗脊 20g	菟丝子 20g	淫羊藿 15g	巴戟天 10g
焦神曲 15g	砂仁 6g	羌活 6g	防风 6g
秦艽 12g	生杜仲 15g	益母草 30g	三七 6g

十四剂，颗粒剂，水冲服，日一剂。

药后复诊，终于不负所望，病证十减其六，方继显效，必是切中病机，为防桂、附久用化燥伤阴，予以祛除，仅用狗脊、菟丝子、淫羊藿诸药柔剂养阳足以，加乌药、小茴香调畅下焦气机。处方：

熟地黄 20g	山茱萸 20g	山药 30g	茯苓 15g
丹皮 9g	泽泻 9g	乌药 15g	小茴香 12g
狗脊 20g	菟丝子 20g	淫羊藿 15g	巴戟天 10g
焦神曲 15g	砂仁 6g	羌活 6g	防风 6g

秦艽 12g　　　生杜仲 15g　　　益母草 30g　　　三七 6g

十四剂，颗粒剂，水冲服，日一剂。

药后患者数月之足胀足凉主症已彻底痊愈，患者欣喜来告，右眼视物黑影也是偶有，查舌稍紫，苔薄少，仍感乏力，转方考虑患者下焦气机已畅，去乌药、小茴香，增黄芪补气，续服十四剂后乏力等症状明显改善而停药。

此证最开始从补益肝肾，活血除湿治疗，症状改善不明显，后增龟板、狗脊补益奇经之法，足凉得以改善，但未在意，转而求胜心切，从祛风除湿论治，结果功败垂成。久思后，探查面诊，考虑肾阳不足，方才使用补益肾阳、祛风除湿活血而终获显效。平卧足底发胀，病症虽奇，然终不离四诊合参也。仓促辨证，一效难求，诚不虚也！辨证不易，着实还得下一番苦功夫。

🐉 实实虚虚而眠差

失眠一症，前已论及，此例失眠证型临床也不多见，故记录于此。

患者是一位四十多岁的女性，形体胖壮，面暗红而油垢，主症是失眠六年之久，平素服用半片佐匹克隆，夜间能睡两小时左右，又不敢多服安眠药，担心药物毒副作用。主要是入睡困难，因为夜间几乎不能睡眠，白昼也是昏昏沉沉，头目发胀，终日犯困，无精打采，神疲乏力，时发头痛，严重时恶心呕吐，除此之外，尚有腹胀，便秘，数日一行，夜间易饥饿，腰痛，口干口苦，查足跟皮肤干燥，舌青紫暗，苔薄少，脉左沉弦，尺细滑，右沉细弦。

此证，如从患者主诉来看，神疲乏力，腹胀，体胖，如认为脾虚不运予以健脾益气，那将是大错特错。如果从体质入手，倒是简单，显然患者一派大柴胡汤证体征，体胖壮，面油垢，腹胀便秘，口干口苦诸症都是阳明少阳的柴胡汤证表现，再从患者舌黯，皮肤干燥，考虑兼有瘀血。郁热兼瘀热上蒸，邪实之热扰及神明，因此，睡眠不佳。选方予以大柴胡汤加桂枝茯苓丸加减，合芒硝、浙贝母泄热解结，丹参、牛膝活血引血下行，石斛清养润络。处方：

柴胡 15g　　　枳实 15g　　　赤芍 30g　　　黄芩 12g

清半夏 15g　　大枣 30g　　　酒大黄 6g　　　芒硝 12g

桂枝 12g　　　茯苓 15g　　　桃仁 15g　　　丹皮 15g

石斛 30g　　　牛膝 30g　　　丹参 30g　　　浙贝母 15g

十四剂，颗粒剂，水冲服，日一剂。

药后复诊，患者诉服药一周之内，曾出现心烦呕吐症状。患者深信我所处之方，继续坚持服用，呕吐症状消失。然失眠症状仅较前略有好转，入睡仍困难，但已经停用了安眠药了，勉强能睡着两小时左右。白昼犯困症状较前明显改善，仍是神疲乏力，不过头痛症状未再发作，夜间饥饿症状已经没有了，此前患者是越睡不着越饿，越饿越想吃东西。仍有腹胀，便秘，口干口苦好转，舌脉无啥变化。

古人有久病入络之说，患者久病气滞，瘀血内结，虽经芒硝咸软，大黄利下，亦未得快下，非行气破气之品，不能消其滞，非入阴搜剔之品，不得深入其络。前方去黄芩、石斛、牛膝、丹参、浙贝母等药，以免阴类之药减弱心脉之气化，加木香、焦槟榔、旋覆花行气降气，莪术、川芎、茜草、红花活血，鳖甲入阴搜剔通络，葶苈子强心降逆行水。处方：

柴胡 15g	枳实 15g	赤芍 30g	葶苈子 30g
清半夏 15g	大枣 30g	酒大黄 6g	芒硝 12g
桂枝 12g	茯苓 15g	桃仁 15g	丹皮 15g
茜草 15g	木香 10g	焦槟榔 12g	川芎 12g
鳖甲 15g	旋覆花 15g	红花 10g	莪术 15g

十四剂，颗粒剂，水冲服，日一剂。

药后患者，睡眠明显改善，已能睡眠四五小时，大便改善，腹胀腰痛减轻，晨起略口苦，仍神疲乏力，头痛未发，舌青紫暗，苔薄少，脉左沉软，尺细滑，右沉细弦，尺滑兼涩。久滞之络，经此行气活血软坚搜络之法，已见疏通，实郁之热，得以从既通之络散去，郁热扰神得以减轻，所以睡眠转佳。去酒大黄，以免苦燥滑肠日久伤津，去鳖甲、旋覆花、茜草入络之品，加养血活血之品，以利血脉兼养血脉。处方：

柴胡 15g	枳实 15g	赤芍 30g	黄芩 12g
清半夏 15g	大枣 30g	芒硝 12g	当归 12g
桂枝 12g	茯苓 15g	桃仁 15g	丹皮 15g
茜草 15g	木香 10g	焦槟榔 12g	川芎 12g
红花 10g	莪术 15g	鸡血藤 30g	

十四剂，颗粒剂，水冲服，日一剂。

药后复诊，患者睡眠已复正常，神疲乏力亦明显好转。继续予以行气活血化饮开结为法，去芒硝之咸软，易神曲之和胃，大便也得畅利，调治月余，诸症皆退，神清气爽。

此证睡眠不安，未用一味安神助眠之品，却得良效，实因此病病机为邪实阻滞，郁热扰心，非同往常。而邪实无非痰饮瘀血，久则又入络。

《内经》所谓"阳入于阴则寐"，阳从何处入于阴？

当然是各种络脉。络脉络脉，网络阴阳之脉，络脉闭塞，阳难以入阴，自然不得眠。所以不开其闭，不泻其实，但清其热，安其神，只是隔靴搔痒而已。络脉因痰饮瘀血阻滞而闭塞，治疗当然得以化痰饮祛瘀血之品，只是痰饮瘀血之类，皆属于阴类，当以温药推动，不得多用苦寒之品，此其一。其二，心主血脉，心气强大，足以推动血脉运行，何惧痰饮瘀血阻滞，正所谓"当是之时，勇者气行则矣，怯者着而为病"，心气强大，勇者自然气行，痰饮瘀血不足以阻滞。所以但凡有痰饮瘀血阻滞络脉，必然有潜在的心气不足。强心之品，不用担心，多可加入。所以此患者，二诊去苦寒柔润之品，增葶苈子、木香等强心行气之品，是药后显效的关键。但此证，因实阻滞，但补其心，强其心，不去其滞，不通其络，亦难求一效。总的来说，因虚致实，必先去实，除非过虚不足以自保，又另当别论。